音乐养生

主 编
吴文智　何富乐　谢英彪

副主编
胡美兰　应艳新　马好梦　丁韵怡

编著者
施芳英　章尔雅　吴　臻　陈晗雯
宿晨蕊　姚　飞　董南希　叶咏菊
林支穹　黄　昊　吴梦奕　王颖巨

金盾出版社

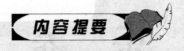

内容提要

全书共分为五章。第一章简述了音乐的概念、起源、历史,以及人对音乐的感受、音乐的功能、音乐基本要素、音乐乐理、体验音乐的魅力、音乐与健康;第二章介绍了中医理论与养生、音乐养生作用与原理、音乐养生实践及养生注意事项;第三章简述了现代音乐治疗,包括音乐治疗基本理论、音乐治疗作用、音乐治疗实践;第四章简要介绍了音乐美容的由来、原理、作用、实施原则、适应证及音乐美容方法;第五章重点介绍了音乐养生在内科、神经精神科、妇产科、儿科、皮肤科、外科及康复科的应用方法。该书通俗易懂,内容丰富,适合广大群众阅读参考。

图书在版编目(CIP)数据

音乐养生/吴文智,何富乐,谢英彪主编.— 北京:金盾出版社,2019.1
 ISBN 978-7-5186-1473-8

Ⅰ.①音… Ⅱ.①吴…②何…③谢… Ⅲ.①音乐—养生(中医)—基本知识 Ⅳ.①R212

中国版本图书馆 CIP 数据核字(2018)第 187777 号

金盾出版社出版、总发行

北京太平路 5 号(地铁万寿路站往南)
邮政编码:100036 电话:68214039 83219215
传真:68276683 网址:www.jdcbs.cn
北京军迪印刷有限责任公司印刷、装订
各地新华书店经销

开本:850×1168 1/32 印张:10.25 字数:255 千字
2019 年 1 月第 1 版第 1 次印刷
印数:1~5 000 册 定价:33.00 元

(凡购买金盾出版社的图书,如有缺页、
倒页、脱页者,本社发行部负责调换)

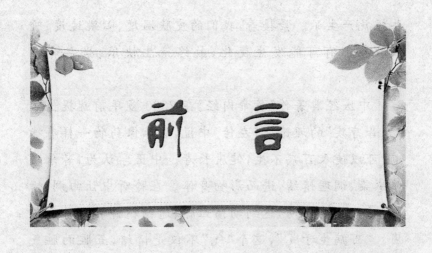

前言

哲人说:在我们身边什么都会背叛,可是音乐不会。哪怕全世界所有的人都背过身去,音乐依然会和我窃窃私语。

音乐是地球生灵的空气和水,任何具有生命的物种都可尽情地享受,这是大自然的恩赐。同一首曲子,不同的人听来会有不同的感悟,即使同一人在不同的心境下听同一首曲子,也会有所差异。所以,听自己喜欢的音乐就足够了。

对音乐的追求能使人的精神得到升华,情操受到陶冶,生活也变得丰富而充实起来。音乐和人体的神秘响应,来自于两者之间节奏的共鸣。音乐的基础之一便是节奏,如果音乐节奏和人体的某些生理节奏和谐,生理共振就产生了。紧接着,我们的皮肤温度、心跳速度、呼吸频率都有可能发生变化,最终产生快乐、兴奋和幸福感。

中医经典著作《黄帝内经》在2000多年前就提出了"五音疗疾"的理论。《左传》中说,音乐像药物一样有味道,可以使人百病不生,健康长寿。中医学认为,音乐可以感染、调理情绪,进而影响身体。在聆听中让曲调、情志、脏气共鸣互动,达到动荡血脉、通畅精神和心脉的作用。"百病生于气",这个"气"不仅是情绪,五脏的脏气也包含其中。根据每个人自身的身体结构不同,五脏在脏气上的差异,配合不同的音乐,就可以使五音防病、养生。

中西方文化和中西医学理论存在明显差异,表现在音乐养生治病方面的理论和技术方法也各不相同。中医传统的音乐养生建立在中医"身心一体"和"天人合一"的基础上,以中医阴阳五行和脏象经络学说为理论基础,采用五音疗疾,以歌、诵、演奏、聆听、导引和情感相胜等方式进行。其主要作用机制是"动荡血脉""通流精神"和"正心",最终目的是使人达到"阴平阳秘"的健康状态和延年益寿。西方国家的音乐治疗是建立在心理学基础上,由于心理学流派不同,采用不同的音乐治疗技术方法,并根据各自的临床实践,对其中所包含的心理意义进行深入探索和阐释,帮助当事人获得对某种心理创伤、情结、原型或交往模式的洞察,让原本处于无意识状态的观念、情绪和冲动等融入意识中来。20世纪末,新兴的音乐治疗体系开始出现,主要表现为:对以往各种理论方法的整合;在原有理论的基础上形成新的流派;通过现代科研方法,建立基于传统音乐治疗理论的新疗法。

全书共分为五章。第一章简述了音乐的概念、起源、历史,以及人对音乐的感受、音乐的功能、音乐基本要素、音乐乐理、体验音乐的魅力、音乐与健康;第二章介绍了中医理论与养生、音乐养生作用与原理、音乐养生实践及养生注意事项;第三章简述了现代音乐治疗,包括音乐治疗基本理论、音乐治疗作用、音乐治疗实践;第四章简要介绍了音乐美容的由来、原理、作用、实施原则、适应证及音乐美容方法;第五章重点介绍了音乐养生在内科、神经精神科、妇产科、儿科、皮肤科、外科、康复科的应用方法。该书通俗易懂,内容丰富,适合广大群众阅读参考。

本书在参阅大量中外音乐治病养生文献的基础上,重点阐述了中国传统的音乐养生理论和实践应用,同时也以较少篇幅简要介绍了西方流行的音乐治疗学。尽管中医传统的音乐养生与西方的音乐治疗学存在着种种差异，但两者在对人类身心健康的贡献上却是异曲同工。衷心希望广大读者开卷有益，能够从本书介绍的养生智慧中受到启迪，过好开心、快乐的每一天。

作　者

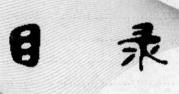

第一章 音乐与欣赏

一、音乐的概念 …………………………………………… (1)
二、音乐的起源 …………………………………………… (4)
　(一)弦乐器 …………………………………………… (4)
　(二)管乐器 …………………………………………… (6)
　(三)中国古典乐器 …………………………………… (6)
三、中国音乐历史 ………………………………………… (8)
　(一)史前古乐 ………………………………………… (8)
　(二)古代音乐 ………………………………………… (9)
　(三)夏、商时期音乐 ………………………………… (10)
　(四)西周、东周时期音乐 …………………………… (11)
　(五)秦、汉时期音乐 ………………………………… (12)
　(六)三国、两晋、南北朝时期音乐 ………………… (15)
　(七)隋、唐时期音乐 ………………………………… (16)
　(八)宋、金、元时期音乐 …………………………… (17)
　(九)明、清时期音乐 ………………………………… (19)

(十)近代音乐 …………………………………… (20)
四、人对音乐的感受 ………………………………… (22)
　　(一)耳郭、外耳道 ……………………………… (22)
　　(二)中耳 ………………………………………… (22)
　　(三)听骨小肌 …………………………………… (23)
　　(四)耳咽管 ……………………………………… (24)
　　(五)耳蜗管 ……………………………………… (24)
　　(六)基底膜 ……………………………………… (25)
五、音乐的功能 ……………………………………… (26)
　　(一)认识功能 …………………………………… (26)
　　(二)教育功能 …………………………………… (28)
　　(三)审美功能 …………………………………… (29)
　　(四)实用功能 …………………………………… (31)
六、音乐的基本要素 ………………………………… (33)
　　(一)节奏与节拍 ………………………………… (34)
　　(二)曲调 ………………………………………… (34)
　　(三)和声 ………………………………………… (37)
　　(四)力度 ………………………………………… (37)
　　(五)速度 ………………………………………… (38)
　　(六)调式 ………………………………………… (38)
　　(七)曲式 ………………………………………… (39)
　　(八)织体 ………………………………………… (40)
　　(九)音色 ………………………………………… (41)
七、音乐的美 ………………………………………… (41)
　　(一)内容美 ……………………………………… (43)
　　(二)形式美 ……………………………………… (45)
八、音乐乐理与乐谱 ………………………………… (47)

(一)音阶 ………………………………………………… (47)
(二)乐谱 ………………………………………………… (48)
九、体验音乐的魅力 ………………………………………… (48)
(一)倾听音乐 ……………………………………………… (49)
(二)音乐表现手段 ………………………………………… (50)
(三)音乐结构 ……………………………………………… (50)
(四)器乐曲的风格特征 …………………………………… (52)
(五)标题音乐与非标题音乐 ……………………………… (55)
(六)为什么人们会喜欢听歌 ……………………………… (56)
(七)通过音乐放松自我方法 ……………………………… (57)
(八)配乐学习显功效 ……………………………………… (58)
十、音乐与健康 ……………………………………………… (59)
(一)音乐对心理的影响 …………………………………… (59)
(二)音乐对生理的影响 …………………………………… (63)
(三)噪声对人体的不良影响 ……………………………… (66)
(四)音乐对身心健康的综合作用 ………………………… (68)

第二章 中医传统音乐养生

一、概述 ……………………………………………………… (72)
(一)音乐养生的古往今来 ………………………………… (72)
(二)中医重视音乐养生 …………………………………… (75)
(三)五音的发音与调式特征 ……………………………… (79)
(四)六律 …………………………………………………… (82)
(五)三分损益法 …………………………………………… (83)
二、中医理论与音乐养生 …………………………………… (86)
(一)五音治病 ……………………………………………… (86)

(二)音乐养生与阴阳 …………………………………… (88)
(三)音乐养生与五行 …………………………………… (91)
(四)音乐养生与五脏 …………………………………… (99)
(五)音乐养生与七情 …………………………………… (104)
(六)音乐养生与气血调和 ……………………………… (106)
(七)音乐调理脏腑的功能状态 ………………………… (109)

三、音乐养生的作用与原理 ………………………………… (111)
  (一)传统观点 …………………………………………… (111)
  (二)现代研究 …………………………………………… (119)

四、音乐养生实践 …………………………………………… (121)
  (一)五音用于诊病 ……………………………………… (121)
  (二)五音用于体质分类 ………………………………… (122)
  (三)音乐防病 …………………………………………… (124)
  (四)古人的音乐治病 …………………………………… (126)
  (五)音乐电针 …………………………………………… (128)
  (六)音乐与导引、养生功相结合 ……………………… (131)
  (七)音乐与擦浴按摩相结合 …………………………… (136)
  (八)四季养生与音乐 …………………………………… (138)
  (九)因人而异选音乐 …………………………………… (140)
  (十)音乐修养身心 ……………………………………… (141)
  (十一)音乐益寿 ………………………………………… (145)
  (十二)想让自己高兴最好听徵音 ……………………… (150)
  (十三)伤心的时候听《二泉映月》 …………………… (151)
  (十四)道教音乐与养生 ………………………………… (152)

五、古琴与养生 ……………………………………………… (157)
  (一)古琴是传统的民族乐器 …………………………… (157)
  (二)古琴修身养性 ……………………………………… (165)

(三)古琴养生与乐、医同构 …………………………… (167)
(四)操琴养生 …………………………………………… (173)
(五)古琴曲的选择 ……………………………………… (179)
六、养生音乐注意事项 ……………………………………… (181)
(一)音乐设备的选取 …………………………………… (181)
(二)适时适地听音乐 …………………………………… (181)
(三)音量要适当 ………………………………………… (182)
(四)睡眠音乐的选择 …………………………………… (182)
(五)听音乐有禁忌 ……………………………………… (182)

第三章　现代音乐治疗

一、概述 ……………………………………………………… (184)
二、国外音乐治疗历史 ……………………………………… (190)
三、音乐治疗基本理论 ……………………………………… (194)
(一)音乐治疗的应用原理 ……………………………… (195)
(二)音乐治疗的基本功能 ……………………………… (197)
(三)音乐治疗的层次 …………………………………… (198)
四、音乐治疗的作用 ………………………………………… (199)
(一)物理学基础 ………………………………………… (199)
(二)生理、心理效应 …………………………………… (201)
(三)音乐与情感、行为 ………………………………… (205)
(四)音乐治疗的人际、社会作用 ……………………… (206)
五、音乐治疗的实施 ………………………………………… (207)
(一)治疗原则 …………………………………………… (207)
(二)实施方法 …………………………………………… (208)
(三)治疗形式 …………………………………………… (209)

(四)治疗方法 ……………………………………………(209)
(五)疗程与环境 …………………………………………(214)
(六)适应人群 ……………………………………………(215)

第四章　音乐美容

一、音乐美容的由来与原理 …………………………………(216)
　(一)音乐美容的由来 ……………………………………(216)
　(二)音乐美容的原理 ……………………………………(217)
二、音乐的美容作用 …………………………………………(221)
　(一)养生延年,益寿驻颜 ………………………………(221)
　(二)防病治病,美化身形 ………………………………(222)
　(三)陶冶情操,美化心灵 ………………………………(223)
三、音乐美容实施原则 ………………………………………(224)
　(一)阴阳相胜 ……………………………………………(225)
　(二)五行生克 ……………………………………………(225)
　(三)补益虚损 ……………………………………………(226)
　(四)顺热利导 ……………………………………………(226)
　(五)三因制宜 ……………………………………………(227)
四、美容音乐的选择与适应证 ………………………………(228)
　(一)美容音乐的选择 ……………………………………(228)
　(二)音乐美容适应证 ……………………………………(230)
五、音乐美容方法 ……………………………………………(231)
　(一)被动疗法 ……………………………………………(231)
　(二)主动疗法 ……………………………………………(234)
　(三)音乐电疗法 …………………………………………(235)
　(四)音乐美容的应用技巧 ………………………………(235)

（五）音乐美容举例 ……………………………………… (238)

第五章 现代临床应用

一、音乐养生在内科的应用 ………………………………… (241)
 （一）呼吸系统心身病 ……………………………………… (241)
 （二）心血管系统心身病 …………………………………… (245)
 （三）消化系统心身病 ……………………………………… (251)
 （四）内分泌与代谢系统心身病 …………………………… (254)
 （五）结缔组织心身病 ……………………………………… (257)
二、音乐养生在神经精神科的应用 ………………………… (259)
 （一）偏头痛 ………………………………………………… (259)
 （二）脑血管疾病 …………………………………………… (260)
 （三）癫痫 …………………………………………………… (263)
 （四）阿尔茨海默病 ………………………………………… (264)
 （五）帕金森病 ……………………………………………… (264)
 （六）神经官能症 …………………………………………… (266)
 （七）精神分裂症 …………………………………………… (269)
三、音乐养生在妇产科的应用 ……………………………… (270)
 （一）音乐胎教 ……………………………………………… (270)
 （二）音乐助产 ……………………………………………… (281)
 （三）原发性痛经 …………………………………………… (282)
 （四）经前期综合征 ………………………………………… (283)
 （五）围绝经期综合征 ……………………………………… (283)
四、音乐养生在儿科的应用 ………………………………… (284)
 （一）儿童孤独症 …………………………………………… (284)
 （二）注意缺陷多动障碍 …………………………………… (286)

(三)儿童遗尿症 …………………………………… (287)
五、音乐养生在皮肤科的应用 ……………………………… (288)
  (一)慢性荨麻疹 …………………………………… (289)
  (二)湿疹 …………………………………………… (290)
  (三)神经性皮炎 …………………………………… (291)
  (四)酒渣鼻 ………………………………………… (291)
  (五)斑秃 …………………………………………… (292)
  (六)银屑病 ………………………………………… (293)
  (七)白癜风 ………………………………………… (294)
  (八)带状疱疹 ……………………………………… (295)
六、音乐养生在外科的应用 ………………………………… (296)
  (一)烧伤 …………………………………………… (296)
  (二)肩周炎 ………………………………………… (297)
  (三)颈椎病 ………………………………………… (298)
  (四)腰腿痛 ………………………………………… (298)
  (五)围术期 ………………………………………… (299)
七、音乐养生在康复医学的应用 …………………………… (301)
  (一)颅脑损伤 ……………………………………… (301)
  (二)脑血管意外 …………………………………… (302)
  (三)失语症 ………………………………………… (305)
  (四)老年痴呆 ……………………………………… (306)
  (五)小儿脑性瘫痪 ………………………………… (307)
  (六)恶性肿瘤 ……………………………………… (308)

第一章 音乐与欣赏

音乐的发展史至今已有四五千年了。由于人们生活在大自然之中,因此上古时代的人类最先接受的娱乐内容必然是大自然的湖光山色,以及风涛倾耳、瀑布欢腾、潺潺流水、虎啸猿啼、空山鸟语、蝉鸣蛙噪等优美的天然乐章,这可以说是最原始的自然音乐了。人们生活在这种环境之中,身心必然要与大自然的天然乐章相协调,如此天长日久地聆听自然音乐之美,就能使他们的心境自然而然地处在良好的状态之中。自然音乐发展到后来就形成了民间音乐和宫廷音乐,所谓《下里巴人》《阳春白雪》就指上面所言。古代帝王为了遣怀畅志,常以宫廷音乐来消除政务烦恼或康复情志疾病。金代医家张从正认为,音乐是一味很好的良药,对于情志、精神郁闷不舒所引起的疾病,只要不断给予"笙笛"一类的音乐"良药",就能治愈。这说明音乐不仅能改善外部环境的美好气氛,也能调节人体的内心世界。

一、音乐的概念

音乐是反映人类现实生活情感的一种艺术。音乐可以分为声乐和器乐两大类型,又可以粗略地分为古典音乐、民间音乐、原生态音乐、现代音乐(包括流行音乐)等。在艺术类型中,音乐是比较抽象的艺术,音乐从历史发展上可分为东方音乐和西方音乐。东方以中国汉族音乐为首的中国古代理论基础是五声音阶(即宫、商、角、徵、羽),西方是以七声音阶为主。音乐让人赏心悦目,并为大家带来听觉的享受。音乐可以陶冶情操。

古代音、乐有别。《礼记·乐记》中说:"凡音之起,由人心生也。人心之动,物使之然也,感于物而动,故形于声。声相应,故生变,变成方,谓之音。比音而乐之,及干戚、羽旄,谓之乐。"音和乐后称"音乐",指用有组织的乐音表达人们的思想感情及社会生活的一种艺术。《三国志·吴志·周瑜传》中说:"瑜少精意于音乐,虽三爵之后,其有阙误,瑜必知之,知之必顾。"《前汉书平话》中记载:"帝至棘门,左翼将徐迈以音乐迎之,送帝至霸陵桥上。"

在西方,"音乐"一词由古希腊神话中的缪斯女神引申而来,因缪斯女神是掌管音乐的。音乐作为艺术门类中最能表达人的思想情感的艺术,被人类广泛接受并利用。战国时期的荀况在《荀子》篇中说道:音乐是"人情之必不免也,故人不能无乐。"音乐是通过有组织、经过加工的乐音形成的,再通过演唱、演奏来产生艺术效果。

音乐是人们抒发感情、表现感情、寄托感情的艺术,不论是唱、奏或听,都内含着关联人们千丝万缕情感的因素。音乐是对人类感情的直接模拟和升华。人们可以从音乐审美过程中,通过情感的抒发和感受,产生认识和道德的力量。为什么音乐能表达人们的感情呢?因为音与音之间连接或重叠,其所产生的高低、疏密、强弱、浓淡、明暗、刚柔、起伏、断连等,与人的脉搏律动和感情起伏等有一定的关联,特别对人的心理能起着不能用言语所能形容的影响作用。广义地讲,音乐就是任何一种艺术的、令人愉快的、神圣的或其他什么方式排列起来的声音。可以肯定,高雅的音乐与低俗的音乐对人的影响是大不相同的。

唐代诗人白居易在他的著名诗篇《琵琶行》中生动地描绘"京城女"的出色琵琶演奏,使"满座垂闻皆掩泣""座中泣下谁最多?江洲司马青衫湿。"落泪最多的是作者本人,诗人的情感被音乐深

第一章 音乐与欣赏

深地打动了,泪水把青色的官服都打湿了,白居易对琵琶女所奏的乐曲产生了强烈的感情共鸣。19世纪,俄国著名文学家托尔斯泰听了柴可夫斯基的第一弦乐四重奏第二乐章《口歌的行板》后,从音乐中感受到俄罗斯人民的苦难,感动地流泪。当人们工作劳累时,听上一首欢乐的音乐,顿时会感到轻松愉快,忘却劳累;当人们正在行进时,听到进行曲会情不自禁地随着音乐的节奏统一步伐、振奋精神;当人们情绪低落时,听上一首优美的音乐会心情开朗,忧伤的情绪得到缓解。

何谓音乐?我国古代音乐论著《乐记》,开篇即说:"凡音之起,由人心生地。人心之动,物使之然也。感于物而动,故形于声。"这就是说:音乐的产生,是由于人类有能够产生思想感情之心,而人类思想感情的变化,是外界事物给予影响。音乐是一种声音的艺术,它是通过有组织的乐音所塑造的音乐形象来表达人们的思想感情,反映社会生活。

音乐起源于劳动,来源于生活,随着社会历史的发展,作为一种社会形态,音乐反映了各个历史时期不同民族、国家的社会生活,以及人们的思想感情,同时又以其富有感染力的音响唤起听众的共鸣,激发听众的情绪,因而具有广泛的社会作用和影响。

孔子说:"兴于诗,立于礼,成于乐。"《乐记》中也说:"乐也者,圣人之乐也,而可以善民心,其感人深,其移风易俗,故先王著其教焉。"对音乐的社会作用给予了充分的估量。任何一种艺术都需要用物质手段来作为艺术表现的基础。文学是以语言为基础,舞蹈是以动作为基础,绘画是以色彩为基础,音乐则是以声音为基础,音乐艺术是听觉的艺术。音乐是在时间中展开,音乐艺术又是时间的艺术。音乐可以诉诸情感,因此音乐艺术又是表演艺术。音乐艺术与其他艺术种类的表现手段和方式不同,它具有自身的特点,具有其他艺术不可替代的特有作用,是一门特殊的艺术。

音乐艺术总体可分为两大类:声乐类和器乐类。

（1）声乐类：包括歌唱艺术、民歌、合唱艺术、歌剧艺术（戏曲艺术）等。声乐以人声分类可分为男声、女声和童声等；以音域分类可分为高音、中音和低音等。歌曲的体裁有颂歌、劳动歌曲、抒情歌曲、叙事歌曲、进行曲等。

（2）器乐类：包括中国民族器乐、西方古典器乐、世界各国各民族器乐等。以演奏方式分类可分为弦乐器、管乐器、弹拨乐器、打击乐器、键盘乐器等。以音域分类可分为高音乐器、中音乐器、低音乐器等。器乐作品的体裁有序曲、协奏曲、奏鸣曲、交响曲、交响诗等。在演奏（唱）方式上有独奏（唱）、合奏（唱）、重奏（唱）、齐奏（唱）等。

音乐艺术历史悠久，与人类生活息息相关。随着人类社会的不断发展、进化，音乐艺术也在不断地发展、变化中。按照音乐所表现的内容，音乐还可以分为：民族音乐、宗教音乐、古典音乐、歌剧、儿童音乐、流行音乐、乡村音乐、说唱音乐、影视音乐、电子音乐、游戏音乐、网络音乐、环境音乐、治疗音乐等。

二、音乐的起源

人类社会开始有音乐的确切时间已无从查考。在人类还没有产生语言时，就已经知道利用声音的高低、强弱等来表达自己的意思和感情。随着人类劳动的发展，逐渐产生了统一劳动节奏的号子和相互间传递信息的呼喊，这应该就是最原始的音乐雏形；当人们庆贺收获和分享劳动成果时，往往敲打石器、木器以表达喜悦、欢乐之情，这便是原始乐器的雏形。

（一）弦乐器

弦乐器是乐器家族内的一个重要分支，在古典音乐乃至现代

第一章 音乐与欣赏

轻音乐中,几乎所有的抒情旋律都由弦乐声部来演奏。可见,柔美、动听是所有弦乐器的共同特征。弦乐器的音色统一,有多层次的表现力:合奏时澎湃激昂,独奏时温柔婉约;又因为丰富多变的弓法(颤、碎、拨、跳等)而具有灵动的色彩。弦乐器从其发音方式上来说,分为弓拉弦鸣乐器(如提琴类)、弹拨弦鸣乐器(如吉他)和击弦鸣乐器(钢琴)。

中国的古琴也是弦乐器,亦称琴、瑶琴、玉琴、丝桐和七弦琴,是一种汉族传统拨弦乐器,有3 000年以上历史,属于八音中的丝。琴的创制者有"昔伏羲作琴""神农作琴""舜作五弦之琴以歌南风"等作为追记的传说,可看出琴在中国有着悠久的历史。《诗经·关雎》有"窈窕淑女,琴瑟友之";《诗经·小雅》亦有"琴瑟击鼓,以御田祖"等记载。古琴音域宽广,音色深沉,余音悠远。自古"琴"为其特指,19世纪20年代起为了与钢琴区别而改称古琴,初为5弦,汉朝起定制为7弦,且有标志音律的13个徽,亦为礼器和乐律法器。

琴是汉文化中地位最崇高的乐器,有"士无故不撤琴瑟"和"左琴右书"之说。位列中国传统文化四艺"琴、棋、书、画"之首,被文人视为高雅的代表,亦为文人吟唱时的伴奏乐器,自古以来一直是许多文人必备的知识和必修的科目。伯牙、钟子期以"高山流水"而成知音的故事流传至今;琴台被视为友谊的象征。大量诗词文赋中有琴的身影。现存琴曲3 360多首,琴谱130多部,琴歌300多首。主要流传范围是汉文化圈国家和地区,如中国、朝鲜、日本和东南亚,而欧洲、美洲也有琴人组织的琴社。

古琴是汉民族最早的弹拨乐器,是汉文化中的瑰宝,是人类口头和非物质遗产代表作。湖北曾侯乙墓出土的实物距今有2 400余年,唐宋以来历代都有古琴精品传世。存见南北朝至清代的琴谱百余种,琴曲达3 000首,还有大量关于琴家、琴论、琴制、琴艺的文献,遗存之丰硕堪为中国乐器之最。隋唐时期古琴还传入东亚诸国,并为这些国家的传统文化所汲取和传承。近代又伴随着华人的足迹遍布世界各地,成为西方人心目中东方文化的象征。

(二)管乐器

中国古代历史记述了距今5 000年前的黄帝时代,有一位名叫伶伦的音乐家,他进入西方昆化山内采竹为笛,当时恰有5只凤凰在空中飞鸣,他便合其音而定律。虽然这一故事也不能完全相信,但是可将其看作是有关管乐器起源的带有神秘色彩的传说。

西洋管乐器有许多分类方法,一般按照发音的方式方法,分为吹孔气鸣乐器、单簧气鸣乐器、双簧气鸣乐器和唇簧气鸣乐器。前三类乐器由于从历史渊源上都起源于芦管乐器,且音色缺乏金属感,所以统称为木管乐器,尽管现在许多乐器都已使用金属、橡胶,乃至合成材料为原材料了。在管弦乐队和军乐队中,这一组乐器被称为木管组;相对应的,唇簧气鸣乐器被称为铜管组(实际上这类乐器也确实是铜制的)。

(三)中国古典乐器

中国最初的帝王——黄帝,是5 000年前创造了历法和文字的名君。当时,除了前述的伶伦之外,还有一位名叫"伏羲"的音乐家。据说伏羲是人首蛇身,曾在母胎中孕育了12年。他弹奏了张有五十弦的琴,由于音调过于悲伤,黄帝将其琴断去一半,改为二十五弦。此外,在黄帝时代的传说中,神农也是一名音乐家,他教人耕作,尝百草发现了草药,他还创造了五弦琴。

在关于远古音乐的传说中,曾提到一些古乐器,其中有鼓、磬、钟、箫、管、篪、笙、琴、瑟等。这些记载难免有若干附会的成分,但从现今某些古文化遗存中发现的原始乐器来看,其中有不少在原

第一章 音乐与欣赏

始时代即已出现的可能性是存在的。如距今有 8 000～9 000 年之久的"骨笛",在河南省舞阳县贾湖村新石器遗址发掘出了随葬的 21 支骨头制的笛子,全部是用鹤类尺骨制成,大多钻有 7 个孔。这是迄今发现的最早的乐器,这也证明了古老的中国音乐在几千年前就已经发展到了相当高的水平。还有江苏省吴江梅堰和浙江省余姚河姆渡出土的骨哨(经测定,河姆渡骨哨为距今 7 000 年左右新石器时代的遗物)。

在一些古文化遗址中遗存较多的古乐器是陶埙,南京安怀村、浙江省河姆渡、陕西省西安市半坡村和山西省万荣荆村等地均有发现。西安市半坡村的埙,经测定是距今 6 700 年左右新石器时代的遗物,一吹孔,一指孔,能奏出和两个音和,相互为小三度关系。山西省万荣荆村出土的 3 个埙,一为仅有吹孔,无指孔,发一个音;另一为一吹孔,一指孔,发两个音和,也是小三度;又一为二指孔,发三个音和,已有小三度、五度和小七度音程。可以看出这时人们对音的观念已在逐渐进步。

出土的原始乐器中还有陕西省西安市长安县客省庄龙山文化遗址出土的陶钟、甘肃省临洮寺洼山出土的陶铃之类,这都预示青铜时代铜钟一类乐器的出现并非偶然。

商、周时期出现的乐器中,对后世影响较广的有笙、竽、琴和瑟。笙的开始出现是在商代。至于琴、瑟类乐器,商代虽已具备了产生的条件(如蚕丝的生产与应用等),但至今尚无实物及文字材料可为确证,只是从它们在《诗经》中的频繁出现,可以看出自西周以来它们已经是经常被使用的了。笙、竽和琴、瑟的出现,对音乐的艺术表现力的提高起了积极的作用。

乐器所取得的上述进展,不仅有力地证明了历史文献中关于春秋时期已经存在七声音阶(七律)和十二律实际应用的记载是确实可靠的,而且它们的出现实际要比这些记载早得很多。同理,相关的乐律理论体系也会在实践中逐渐形成,只是晚些时候才能见诸文字记载,或者早有的记载已经失传,曾侯乙钟的铭文是这一论断的有力证据。奴隶制时代音乐所取得的成就,为中国古代音乐文化揭开了光辉的一页,给以后音乐文化的发展打下了基础,具有深远的影响。

三、中国音乐历史

正式的中国音乐历史文字记载始于周朝。中国音乐从很早已经掌握七声音阶,但一直偏好比较和谐的五声音阶,重点在五声中发展音乐,同时将中心放在追求旋律、节奏变化,轻视和声的作用。中国音乐的发展方向和西方音乐不同,西方音乐从古希腊的五声音阶,逐渐发展到七声音阶,直到十二平均律;从单声部发展到运用和声。所以,西方音乐如果说像一堵厚重的墙壁,上面轮廓如同旋律,砖石如同墙体,即使轮廓平直,只要有和声也是墙,正像亨德尔的某些作品。中国音乐则不同,好像用线条画出的中国画,如果没有轮廓(旋律)则不成其为音乐,但和声是可有可无的。所以,西方人听中国音乐"如同飘在空中的线",而从未接触西方音乐的中国人则觉得西方音乐如同"混杂的噪声"。

(一)史前古乐

从距今7 000~8 000年前的新石器时代出土文物的研究发现,一些图案中已有音乐舞蹈行为,并可以意会到其中的保健治疗意义,如仰韶文化、马家窑文化、龙山文化等。新石器时代,先民们可能已经可以烧制陶埙,挖制骨哨。这些原始的乐器无可置疑地告诉人们,当时的人类已经具备对乐音的审美能力。根据古代文献记载,远古的音乐文化具有歌、舞、乐互相结合的特点。葛天氏之乐的所谓"三人操牛尾,投足以歌八阕"的乐舞就是最好的说明。

第一章 音乐与欣赏

当时,人们所歌咏的内容,诸如"敬天常""奋五谷""总禽兽之极"反映了先民们对农业、畜牧业及天地自然规律的认识。这些歌、舞、乐互为一体的原始乐舞还与原始氏族的图腾崇拜相联系。例如,黄帝氏族曾以云为图腾,乐舞就称为《云门》。关于原始的歌曲形式,可见《吕氏春秋》所记涂山氏之女所做的"候人歌"。这首歌的歌词仅只"候人兮猗"一句,而只有"候人"二字有实意,这便是音乐的萌芽,是一种孕而未化的语言。河南舞阳县贾湖遗址的骨笛溯源于公元前距今 8 000 年左右,是全世界最古老的吹奏乐器。其中的一支七孔骨笛保存得非常完整,专家们进行过实验,发现仍然能使用该骨笛演奏音乐,能发出七声音阶。但中国古代基本上只使用五声音阶。

《吕氏春秋·古乐》中说:"昔陶唐之时……民气郁阏而滞着,筋骨瑟缩不达,故作舞以宣导之。"原始歌舞实际就是一种音乐运动疗法,对舒解郁气、畅达筋脉、调理心身确有好处,而且容易普及施行。

(二)古代音乐

中国古代"诗歌"是不分的,即文学和音乐是紧密相连的。现存最早的汉语诗歌总集《诗经》中的诗篇当时都是配有曲调,为人民大众口头传唱的。

中国古代对音乐家比较轻视,不像对待画家,因为中国画和书法联系紧密,画家属于文人士大夫阶层,在宋朝时甚至可以"以画考官"(其实也是因为宋徽宗个人对绘画的极度爱好)。乐手地位较低,只是供贵族娱乐的"伶人"。唐朝时著名歌手李龟年也没有什么政治地位,现代的人知道他也是因为他常出现在唐诗中,受人赞扬。

中国古代的"士大夫"阶层认为,一个有修养的人应该精通

"琴、棋、书、画",所谓的"琴"就是流传至今的古琴。不过古琴只限于士大夫独自欣赏,不能对公众演出。古琴音量较小,也是唯一地位较高的乐器。

中国古代的音乐理论发展较慢,在"正史"中地位不高,没有能留下更多的书面资料。但音乐和文学一样,是古代知识分子阶层的必修课,在古人的日常生活中无疑有着重要地位,民间则更是充满了多彩的旋律。

(三)夏、商时期音乐

夏、商两代是奴隶制社会时期。从古典文献记载来看,这时的乐舞已经渐渐脱离原始氏族乐舞为氏族共有的特点,更多地为奴隶主所占有。从内容上看,它们渐渐离开了原始的图腾崇拜,转而为对征服自然的人的颂歌。例如,夏禹治水,造福人民,于是便出现了歌颂夏禹的乐舞《大夏》。夏桀无道,商汤伐之,于是便有了歌颂商汤伐桀的乐舞《大濩》。商代巫风盛行,于是出现了专司祭祀的巫(女巫)和觋(男巫)。他们为奴隶主所豢养,在行祭时舞蹈、歌唱,是最早以音乐为职业的人。奴隶主以乐舞来祭祀天帝、祖先,同时又以乐舞来放纵自身的享受。他们死后还要以乐人殉葬,这种残酷的殉杀制度一方面暴露了奴隶主的残酷统治,而在客观上也反映出生产力较原始时代的进步,从而使音乐文化具备了迅速发展的条件。据史料记载,在夏代已经有用鳄鱼皮蒙制的鼍鼓。商代已经发现有木腔蟒皮鼓和双鸟饕餮纹铜鼓,以及制作精良的脱胎于石桦犁的石磬。青铜时代影响所及,商代还出现了编钟、编铙乐器,它们大多为三枚一组。各类打击乐器的出现体现了乐器史上击乐器发展在前的特点。始于公元前5 000余年的体鸣乐器陶埙从当时的单音孔、二音孔发展到五音孔,它已可以发出十二个半音的音列。根据陶埙发音推断,中国民族音乐思维的基础五声音阶出现在新石器时代的晚期,而七声音阶至少在商、殷时已经出现。

(四)西周、东周时期音乐

西周和东周是奴隶制社会由盛到衰,封建制社会因素日趋增长的历史时期。西周时期,宫廷首先建立了完备的礼乐制度。在宴享娱乐中,不同地位的官员规定有不同的地位、舞队的编制。总结前历代史诗性质的典章乐舞,可以看到所谓"六代乐舞",即黄帝时的《云门》,尧时的《咸池》,舜时的《韶》,禹时的《大夏》,商时的《大蠖》,周时的《大武》。周代还有采风制度,收集民歌,以观风俗、察民情。赖于此,保留下大量的民歌,经春秋时孔子的删定,形成了中国第一部诗歌总集——《诗经》,收有自西周初到春秋中叶500多年的入乐诗歌一共305篇。《诗经》中最优秀的部分是"风"。它们是流传于以河南省为中心,包括附近数省的15首民歌。此外,还有文人创作的"大雅""小雅",以及史诗性的祭祀歌曲"颂"这几种体裁。就其流传下来的文字分析,《诗经》中的歌曲以可概括为10种曲式结构。作为歌曲尾部的高潮部分,已有专门的名称"乱"。在《诗经》成书前后,著名的爱国诗人屈原根据楚地的祭祀歌曲编成《九歌》,具有浓重的楚文化特征。至此,两种不同音乐风格的作品南北交相辉映成趣。

周代时期,民间音乐生活涉及社会生活的十几个侧面,十分活跃。世传伯牙弹琴,钟子期知音的故事即始于此时。这反映出演奏技术、作曲技术及人们欣赏水平的提高。古琴演奏中,琴人还总结出"得之于心,方能应之于器"的演奏心理感受。著名的歌唱乐人秦青的歌唱,据记载能够"声振林木,响遏飞云"。更有民间歌女韩娥,歌后"余音绕梁,三日不绝"。这些都是声乐技术上的高度成就。

周代音乐文化高度发达的成就还可以1978年湖北省随州出土的战国曾侯乙墓葬中的古乐器为重要标志。这座可以和埃及金字塔媲美的地下音乐宝库提供了当时宫廷礼乐制度的模式,这里出土的8种124件乐器,按照周代的"八音"乐器分类法(金、石、丝、竹、匏、土、革、木)几乎各类乐器应有尽有。其中最为重要的64件编钟乐器,分上、中、下三层编列,总重量达5 000余千克,总音域可达5个八度。由于这套编钟具有商周编钟一钟发两音的特性,其中部音区十二个半音齐备,可以旋宫转调,从而证实了先秦文献关于旋宫记载的可靠。曾侯乙墓钟、磬乐器上还有铭文,内容为各诸侯国之间的乐律理论,反映着周代乐律学的高度成就。在周代,十二律的理论已经确立。五声阶名(宫、商、角、徵、羽)也已经确立。这时,人们已经知道五声或七声音阶中以宫音为主,宫音位置改变就叫旋宫,这样就可以达到转调的效果。律学上突出的成就见于《管子—地员》所记载的"三分损益法",就是以宫音的弦长为基础,增加1/3(益一),得到宫音下方的纯四度徵音;徵音的弦长减去1/3(损一),得到徵音上方的纯五度商音;以此继续推算就得到五声音阶各音的弦长。按照此法算全八度内十二个半音(十二律)的弦长,就构成了"三分损益律制"。这种律制由于是以自然的五度音程相生而成,每一次相生而成的音均较十二平均律的五度微高,这样相生12次得不到始发律的高八度音,造成所谓"黄钟不能还原",给旋宫转调造成不便。但这种充分体现单音音乐旋律美感的律制一直延续至今。

(五)秦、汉时期音乐

公元前221年,秦灭六国,随着中央集权封建国家的建立,原来那种思想上百家争鸣的局面已经不适应统治阶级的需要。于是,先有秦始皇的"焚书坑儒",继而有汉武帝的"罢黜百家,独尊儒

第一章 音乐与欣赏

术",都极力强化思想上的统治。在音乐思想上也就出现了由百家争鸣而至定于一尊的转变。其明显的标志便是以儒家音乐思想为主干,并杂糅入法、道、阴阳诸家某些思想材料的《礼记·乐记》被作为儒家经典的一部分而受到尊崇,在两汉时期始终居于统治的地位。

始建于秦朝而在汉武帝时得到极大加强的乐府,是中央集权封建国家为实现其对音乐文化的控制而设置的机构。它的建立,对当时音乐文化的发展产生了重大的影响。乐府里集中了1 000多个来自全国各地区、各民族的优秀的音乐家,广泛地采集全国各地区、各民族的民间音乐,并在这基础上进行程度不同的加工提高或改编创作。这些新作,既有《郊祀歌》之类用于郊丘祭祀等典礼的音乐,也有郊庙祭典之外的音乐。它们的运用,使汉代的宫廷音乐呈现出与旧时奴隶主宫廷雅乐迥然不同的面貌。《汉书·礼乐志》中记载:"皆以郑声施于朝廷,常御及郊庙皆非雅声",都说明当时的宫廷音乐深受民间音乐的影响。

乐府继承了周代对采风制度,搜集、整理改变民间音乐,业绩终了大量乐工在宴享、郊祀、朝贺等场合演奏。这些用作演唱的歌词被称为乐府诗。乐府,后来又被引申为泛指各种入乐或不入乐的歌词,甚至一些戏曲也都称之为乐府。

汉代主要的歌曲形式是相和歌。它从最初的"一人唱,三人和"的清唱,渐次发展为有丝、竹乐器伴奏的"相和大曲",并且具"艳-趋-乱"的曲体结构,它对隋唐时的歌舞大曲有着重要影响。汉代在西北边疆兴起了鼓吹乐。它以不同编制的吹管乐器和打击乐器构成多种鼓吹形式,如横吹、骑吹、黄门鼓吹等。它们或在马上演奏,或在行进中演奏,用于军乐礼仪、宫廷宴饮及民间娱乐。今日尚存的民间吹打乐,当有汉代鼓吹的遗绪。在汉代还有"百戏"出现,是将歌舞、杂技、角抵(相扑)合在一起表演的节目。汉代律学上的成就是京房以三分损益的方法将八度音程划为六十律。

公元前7年,汉哀帝下令"罢乐府官",在乐府的829人,裁减了"不应经法"或郑卫之声的441人,意在排除民间音乐的影响和提高宫廷雅乐的地位。乐府的名称虽然取消了,但仍然有相应的机构来替代它的职能。在东汉宫廷中,既有用于郊庙的"大予乐"和用于飨射的"雅颂乐",也有用于享宴的"黄门鼓吹"乐和用于军中的"短箫铙歌"乐。实际已包括了乐府音乐的所有范围,宫廷雅乐并未因此而得到真正的加强,也未能割断它和民间音乐的联系。

先秦时代的《黄帝内经》认为,音乐与宇宙天地和人体气机是密切相通的,把五音引入医学领域,不但与人体内脏、情志、人格密切联系,而且可以用来表征天地时空的变化。《灵枢·五音五味》中把五音所属的人,从性质和部位上,分别说明它和脏腑阴阳经脉的密切关系,并指出在调治方面所应取的经脉。同时又列举五谷、五畜、五果和五味,配合五色、五时,对于调和五脏及经脉之气各有重要作用。

《素问·阴阳应象大论》《素问·金匮真言论》把五音阶中宫、商、角、徵、羽与人的五脏(脾、肺、肝、心、肾)和五志(思、忧、怒、喜、恐)等生理、心理内容用五行学说有机地联系在一起,详细地提出:"肝属木,在音为角,在志为怒;心属火,在音为徵,在志为喜;脾属土,在音为宫,在志为思;肺属金,在音为商,在志为忧;肾属水,在音为羽,在志为恐。"《灵枢·阴阳二十五人》中,根据五音多与少、偏与正等属性来深入辨析身心特点,是中医阴阳人格体质学说的源头。由此可见,辨证配乐的思想。

中医五运六气学说,提出五音健运,太少相生。五运的十干既各具阴阳,则阳干为太,阴干为少。例如,甲己土宫音,阳土甲为太宫,阴土己为少宫,太为有余,少为不足。又如,甲为阳土,阳土必生阴金乙,即太宫生少商;阴金必生阳水丙,即少商生太羽;阳水必生阴木丁,即太羽生少角;阴木必生阳火戊,即少角生太徵;阳火必生阴土己,即太徵生少宫。如此太少反复相生,则阴生于阳,阳生

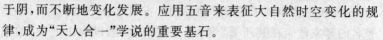

于阴,而不断地变化发展。应用五音来表征大自然时空变化的规律,成为"天人合一"学说的重要基石。

《乐记》是我国最早的一部具有比较完整体系的汉族音乐理论著作,总结了先秦时期儒家的音乐美学思想。凡音之起,由人心生也。人心之动,物使之然也。感于物而动,故形于声;声相应,故生变;变成方,谓之音;比音而乐之,及干戚羽旄,谓之乐也。乐者,音之所由生也,其本在人心感于物也。关于音乐的本质,《乐记》中有着精辟的论述,肯定音乐是表达情感的艺术,它认为:"凡音而起,由人心生也,人心之动,物使之然也。""凡音者,生人心者也,情动于中,故形于声;声成文,谓之音。"相传《乐记》为孔子再传弟子公孙尼子所作。汉成帝时,刘向校《礼记》辑得23篇,以11篇编入《乐记》,包括乐本、乐论、乐礼、乐施、乐言、乐象、乐情、乐化、魏文侯篇、宾牟贾篇、师乙篇等。《乐记》对音乐理论进行系统的整理,把五音(角、徵、宫、商、羽)的理论确定下来,探讨音乐的原本;音乐的产生与欣赏;音乐对社会与个人作用,重视乐和礼的关系。《乐记》中说:"乐者乐也,琴瑟乐心;感物后动,审乐修德;乐以治心,血气以平。"从中可透视出音乐与心身调理的关系。

(六)三国、两晋、南北朝时期音乐

由相和歌发展起来的清商乐在北方得到曹魏政权的重视,还设置了清商署。两晋之交的战乱,使清商乐流入南方,与南方的吴歌、西曲融合。在北魏时,这种南北融合的清商乐又回到北方,从而成为流传全国的重要乐种。汉代以来,随着丝绸之路的畅通,西域诸国的歌曲已开始传入内地。北凉时,吕光将在隋唐燕乐中占有重要位置的龟兹(今新疆库车)乐带到内地。由此可见,当时各族人民在音乐上的交流已经十分普及了。

这时,传统音乐文化的代表性乐器古琴趋于成熟,主要表现为:在汉代已经出现了题解琴曲标题的古琴专著《琴操》。三国时,著名的琴家嵇康在其所著《琴操》一书中有"徽以中山之玉"的记载。这说明当时的人们已经知道古琴上徽位泛音的产生。当时,一大批文人琴家相继出现,如嵇康、阮籍等,《广陵散》《猗兰操》《酒狂》等一批著名曲目问世。

南北朝末年还盛行一种有故事情节,有角色和化妆表演,载歌载舞,同时兼有伴唱和管弦伴奏的歌舞戏,这已经是一种小型的雏形戏曲。

律学上的重要成就包括晋代荀勖找到管乐器的"管口校正数"。南朝宋何承天在三分损益法上,以等差叠加的办法,创立了十分接近十二平均律的新律。他的努力初步解决了三分损益律黄钟不能还原的难题。

(七)隋、唐时期音乐

隋唐两代,政权统一,特别是唐代,政治稳定,经济兴旺,统治者奉行开放政策,勇于吸收外城文化,加上魏晋以来已经孕育着的各族音乐文化融合打基础,终于萌发了以歌舞音乐为主要标志的音乐艺术的全面发展的高峰。

唐代宫廷宴享的音乐,称作"燕乐"。隋、唐时期的七步乐、九部乐就属于燕乐。它们分别是各族及部分外国的民间音乐,主要有清商乐(汉族)、西凉(今甘肃)乐、高昌(今新疆吐鲁番)乐、龟兹(今新疆库车)乐,以及康国(今俄罗斯萨马尔汉)乐、安国(今俄罗斯布哈拉)乐、天竺(今印度)乐、高丽(今朝鲜)乐等。其中龟兹乐、西凉乐更为重要。燕乐还分为坐部伎和立部伎演奏,根据白居易的《立部伎》诗,坐部伎的演奏员水平高于立部伎。

风靡一时的唐代歌舞大曲是燕乐中独树一帜的奇葩。它继承了相和大曲的传统,融会了九部乐中各族音乐的精华,形成了散

第一章　音乐与欣赏

序—中序或拍序—破或舞遍的结构形式。见于《教坊录》著录的唐大曲曲名共有46个,其中《霓裳羽衣舞》以其为著名的皇帝音乐家唐玄宗所作,又兼有清雅的法曲风格,为世人所称道。著名诗人白居易写有描绘该大曲演出过程的生动诗篇《霓裳羽衣舞歌》。

唐代音乐文化的繁荣还表现为有一系列音乐教育的机构,如教坊、梨园、大乐署、鼓吹署及专门教习幼童的梨园别教园。这些机构以严密的考绩,造就着一批批才华出众的音乐家。文学史上堪称一绝的唐诗在当时是可以入乐歌唱的。当时歌伎曾以能歌名家诗为快;诗人也以自己的诗作入乐后流传之广来衡量自己的写作水平。在唐代的乐队中,琵琶是主要乐器之一。它已经与今日的琵琶形制相差无几。现在我国福建省南曲和日本的琵琶,在形制上和演奏方法上还保留着唐代琵琶的某些特点。

受到龟兹音乐理论的影响,唐代出现了八十四调,燕乐二十八调的乐学理论。唐代曹柔还创立了减字谱的古琴记谱法,一直沿用至近代。

(八)宋、金、元时期音乐

宋、金、元时期音乐文化的发展以市民音乐的勃兴为重要标志,较隋、唐音乐得到更为深入的发展。随着都市商品经济的繁荣,适应市民阶层文化生活的游艺场"瓦舍""勾栏"应运而生,在这里人们可以听到叫声、嘌唱、小唱、唱赚等艺术歌曲的演唱;也可以看到说唱类音乐种类崖词、陶真、鼓子词、诸宫调,以及杂剧、院本的表演,可谓争奇斗艳、百花齐放。这当中唱赚中的缠令、缠达两种曲式结构对后世戏曲及器乐的曲式结构有着一定的影响。而鼓子词则影响到后世的说唱音乐鼓词。诸宫调是这一时期成熟起来的大型说唱曲种。其中歌唱占了较重的分量。

在继承隋、唐曲子词的基础上,宋代词调音乐获得了空前的发展。这种长短句的歌唱文学体裁可以分为引、慢、近、拍、令等词牌形式。在填词的手法上已经有了"摊破""减字""偷声"等。南宋姜夔是既会作词,又能依词度曲的著名词家、音乐家。他有17首自度曲和一首减字谱的琴歌《古怨》传世。这些作品多表达了作者关怀祖国人民的心情,描绘出清幽悲凉的意境,如《扬州慢》《鬲溪梅令》《杏花天影》等。宋代的古琴音乐以郭楚望的代表作《潇湘水云》开古琴流派之先河。作品表现了作者爱恋祖国山河的盎然意趣。在弓弦乐器的发展长河中,宋代出现了"马尾胡琴"的记载。

到了元代,民族乐器三弦的出现值得注意。在乐学理论上宋代出现了燕乐音阶的记载。同时,早期的工尺谱谱式也在张炎《词源》和沈括的《梦溪笔谈》中出现。近代通行的一种工尺谱直接导源于此时。宋代还是中国戏曲趋于成熟的时代,标志是南宋时南戏的出现。南戏又称温州杂剧、永嘉杂剧,其音乐丰富而自然。最初的一些民间小调,演唱时可以不受宫调的限制。后来发展为曲牌体戏曲音乐时,还出现了组织不同曲牌的若干乐句构成一种新曲牌的"集曲"形式。南戏在演唱形式上已有独唱、对唱、合唱等多种。传世的三种南戏剧本《张协状元》等见于《永乐大曲》。戏曲艺术在元代出现了以元杂剧为代表的高峰。元杂剧的兴盛最初在北方,渐次向南方发展,与南方戏曲发生交融。代表性的元杂剧作家有关汉卿、马致远、郑光祖、白朴、王实甫、乔吉甫,世称六大家。典型作品如关汉卿的《窦娥冤》《单刀会》,王实甫的《西厢记》。元杂剧对南方戏曲的影响,造成南戏的进一步成熟,出现了一系列典型剧作,如《拜月庭》《琵琶记》等。当时南北曲的风格已经初步确立,以七声音阶为主的北曲沉雄;以五声音阶为主的南曲柔婉。随着元代戏曲艺术的发展,出现了最早的总结戏曲演唱理论的专著,即燕南之庵的《唱论》,而周德清的《中原音韵》则是北曲最早的韵书,他把北方语言分为19个韵部,并且把字调分为阴平、阳平、上声、去声四种。这对后世音韵学的研究及戏曲说唱音乐的发展均有很

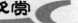

大的影响。

（九）明、清时期音乐

由于明、清社会已经具有资本主义经济因素的萌芽,市民阶层日益壮大,音乐文化的发展更具有世俗化的特点。明代的民间小曲内容丰富,虽然良莠不齐,但其影响之广,已经达到"不论男女,人人习之"的程度。由此,私人收集编辑,刊刻小曲成风,而且从民歌小曲到唱本、戏文、琴曲均有私人刊本问世。例如,冯梦龙编辑的《山歌》,朱权编辑的最早的琴曲《神奇秘谱》等。

明、清时期说唱音乐异彩纷呈。其中南方的弹词,北方的鼓词,以及牌子曲、琴书、道情类的说唱曲种更为重要。南方秀丽的弹词以苏州弹词影响最大。在清代,苏州出现了以陈遇干为代表的苍凉雄劲的陈调;以马如飞为代表的爽直酣畅的马调;以俞秀山为代表的秀丽柔婉的俞调这三个重要流派。以后又繁衍出许多新的流派。北方的鼓词以山东大鼓,冀中的木板大鼓、西河大鼓、京韵大鼓较为重要。而牌子曲类的说唱有单弦、河南大调曲子等;琴书类说唱有山东琴书、四川扬琴等;道情类说唱有浙江道情、陕西道情、湖北渔鼓等;少数民族也出现了一些说唱曲,如内蒙古说书、白族的大本曲。明、清时期歌舞音乐在各族人民中有较大的发展,如汉族的各种秧歌,维吾尔族灯木卡姆,藏族的囊玛,壮族的铜鼓舞,傣族的孔雀舞,彝族的跳月,苗族的芦笙舞等。以声腔的流布为特点,明、清戏曲音乐出现了新的发展高峰。明初四大声腔有海盐、余姚、弋阳、昆山诸腔,其中的昆山腔经由江苏省太仓魏良甫等人的改革,以曲调细腻流畅,发音讲究字头、字腹、字尾而赢得人们的喜爱。昆山腔又经过南北曲的汇流,形成了一时为戏曲之冠的昆剧。弋阳腔以其灵活多变的特点对各地的方言小戏发生重要影响,使得各地小戏日益增多,如各种高腔戏。明末清初,北方以陕西秦腔为代表的梆子腔得到很快的发展,它影响到山西的蒲州梆子、陕西的同州梆子及河北梆子、河南梆子。这种高亢、豪爽的梆子腔在北方各地经久不衰。晚清,由西皮和二黄两种基本曲调构成的皮黄腔在北京初步形成,由此产生了影响遍及全国的京剧。

明、清时期,器乐的发展表现为民间出现了多种器乐合奏的形式,如北京的智化寺管乐,河北吹歌,江南丝竹,十番锣鼓等。明代的《平沙落雁》、清代的《流水》等琴曲及一批丰富的琴歌《阳关三叠》《胡笳十八拍》等广为流传。琵琶乐曲自元末明初有《海青拿天鹅》及《十面埋伏》等名曲问世,至清代还出现了华秋萍编辑的最早的《琵琶谱》。明代末叶,著名的乐律学家朱载堉计算出十二平均律的相邻两个律(半音)间的长度比值,精确到25位数字,这一律学上的成就在世界上是首创。

(十)近代音乐

19世纪末,中国被迫开放南方沿海,开始接触西方音乐和乐器,广东音乐首当其冲,首先吸收西方和声方法,创造了新乐器扬琴和木琴,发展了乐队合奏的音乐,至今广东音乐仍然有其独特的魅力,是中西结合比较成功的典范。

1838—1903年(即狭义的"学堂乐歌"运动兴起前的60多年)教会音乐也对中国现代音乐教育产生了巨大影响。在鸦片战争后,传教士赴华数量增加,西方传教士在中国传教时,往往用唱圣诗来作为辅助方法,因此半音等概念都得到了传播。民间音乐家为中国乐器的演奏发展创造了新的阶段,二胡作曲家刘天华创作了大量的二胡独奏曲,如《良宵》《光明行》《江河水》等,演奏家华彦钧创作了《二泉映月》等二胡和琵琶曲。尽管当时时世动乱,但中国民族音乐不论在独奏和乐队合奏方面都有很大的发展。

1910—1920年的新文化运动期间,很多到海外留学的中国音

第一章 音乐与欣赏

乐家回国之后,开始演奏欧洲古典音乐,也开始用五线谱记录新作品。大城市里组成了新兴交响乐团,混合欧洲古典音乐和爵士乐,在音乐厅和收音机里非常流行。在20世纪30年代的上海达到其鼎盛时期。虽然使用西方的乐器和音乐手段,但通俗音乐仍然是以中国的方式,即旋律为主,五声音阶为主,才能受到大多数人的喜爱。周璇是当时最受欢迎的表演家之一,是当时通俗音乐的代表,被称为"金嗓子"。

中华人民共和国建立之后,除革命歌曲之后,又加入翻译成中文的苏联流行歌曲。各地开始建立交响曲团,演奏西方古典音乐和中国作曲家的新作。中国民族乐队的配器、合奏方式也基本定型,产生了不少成功的民族器乐交响曲。中国台湾的校园歌曲和中国香港邓丽君开创的演唱方式,使中国通俗音乐发展到一个高峰。

改革开放后,流行音乐首先从中国的香港、台湾地区进入内地,尤其是台湾的校园歌曲和邓丽君演唱的歌曲,在内地大受欢迎。近年来,中国的内地、台湾、香港地区,以及全球其他地区的华人流行音乐不断交流,开始出现互相融合、汇聚的趋势,出现"全球华语流行音乐"的总体称谓。流行音乐的特点是较好的娱乐性,一般不具备很深音乐理论和技巧修养,甚至根本没有什么音乐知识的听众都能接受;生活性,它直接宣泄人的情绪和感情;通俗性,歌词大多近似白话,而且表达的内容很贴近生活。

西方现代音乐通过各种途径传入中国内地。音乐青年或多或少地接触到摇滚音乐,并开始组建乐队,进行模仿与创作。随后的中国摇滚乐呈现了非常大的分化趋势,各种乐风依次登场。众多唱片公司在推出新乐手和乐队,举办演唱会中也做出了很多尝试和贡献。

四、人对音乐的感受

音乐是由一定频率、强度和节奏的多种声音组合成的乐曲旋律。音乐有一种天然的情感蕴含其中,总会有那么一首歌让人听了会落泪,它轻轻地叩击着心灵的某个角落,触动着人们埋藏最深的神经,不由自主地发出感慨。浅浅的律动,蓝蓝的忧郁,深深的吟唱,缓缓地动人,真切的感动。一首歌便是一个完整的故事,有的歌曲只能以哀伤换取眼泪,有的则是激起心灵的回音,有的歌声换起心灵的共鸣,还有的歌曲触动人体里那根心弦,使自己感动。这种感动其实源自人的感官,音乐是通过听觉系统被人感受到的。

(一)耳郭、外耳道

耳郭负责收集声波,外耳道把声波传到鼓膜。形似喇叭样的耳郭,有将头部前方及侧方传来的声波能量积聚增大,使作用于鼓膜上的声波震动强度明显增加,驱使鼓膜发生较大的作用。又由于外耳道是一个一端开口的传声通道,具有与声波发生共鸣的作用。其长度为 2.5 厘米,可与波长 4 倍于管长的声波发生共鸣,尤其易与 350 赫兹的声波发生共鸣,致使由外耳道传至鼓膜的声波强度可增加约 10 倍。所以,耳郭、外耳道对声音的集合和共鸣作用,是人体有可能听到外界较弱声音的一种有效生物学扩音措施。

(二)中 耳

中耳至前庭窗间的特殊力学传递系统对声音具有增压作用。中耳包括鼓膜,鼓室,听骨链(由锤骨、砧骨和镫骨连接而成),听骨小肌和咽鼓管。它们能使外耳以空气为介质的声波信息,先转换成上述固有结构为介质的振动信息,后传至内耳的前庭窗。虽然因此能使声波原有的能量衰减99%以上,但由于中耳至前庭窗间的特殊结构组成的力学传递系统,具有增压作用,反而能使声波振动能量增加。之所以如此,一是与鼓膜的结构特征有关。鼓膜的面积为50~90平方毫米,其厚度约为0.1毫米,鼓膜的中心部分突向中耳的内部,其顶端与锤骨柄相连,有较好的频率响应,失真度较小,能如实地与2 400赫兹以下的声波频率发生同步振动。二是与3块听骨构成的听骨链杠杆方向移动至前庭窗。由于鼓膜的平均面积约为55平方毫米,远远大于只有3.2平方毫米的前庭窗面积,这就可使作用于前庭窗的面积上的声波压强增大17倍。此外,锤骨柄较长,为砧骨长突的1.3倍,因而最终能使声波作用于前庭窗上的压强增加22倍。所以,中耳至前庭窗的特殊力学传递系统,是又一种能使人听到外界较弱声音的有效生物学扩音措施。

(三)听骨小肌

听骨小肌的作用是保护内耳免受高强度声波损伤,并增强对低强度声音的敏感性。听骨上附有两条较小的横纹肌,一条附着于锤骨柄近颈部的内侧,称其为鼓膜张肌,受三叉神经支配;另一条附着于镫骨头部,称其为镫骨肌,受面神经支配。

当高强度声波刺激作用于内耳时,可反射性地使鼓膜张肌收缩,牵引镫骨柄和镫骨板向内侧移动,使鼓膜的紧张度增加,振幅减少;同时,又由于它可反射性地引起镫骨肌收缩,牵引镫骨底板前上缘向外侧移动,从而减轻了它对前庭窗的接触作用。这样,就能保证在听取较高强度声音时,不会损伤前庭窗等内耳结构。当再听低强度声音时,听骨小肌又恢复原有的松弛状态,有利于听清较低强度的声音。由此可知,由于这两种听骨小肌的协调舒缩活动,既有保护内耳免受高强度声音损伤的作用,又有维护内耳听觉敏感性的作用。当角膜或鼻黏膜受刺激时,或由于其他原因引起三叉神经和面神经兴奋时,都可反射性地引起这两块听骨小肌收缩,也可使听力减弱,影响一般较低声音的听觉效果。

(四)耳咽管

耳咽管又称咽鼓管,它是连通鼓室与鼻烟部的管道,平时处于闭合状态。耳咽管具有稳压作用,以维护鼓膜形态处于良好的传声状态。其只有在吞咽、打哈欠和打喷嚏时才开放,使鼓室与外界大气相同,鼓室内外压力差消失,处于平衡状态,从而使鼓膜正常形态保持不变,处于良好的传声状态。可见,耳咽管的这种生物稳压作用,有防止在高压、高强度声响及潜水作用下使鼓膜内陷,造成听力障碍的作用。

(五)耳蜗管

耳蜗管具有将声波的物理振动能量转换成神经冲动的换能作用。从耳蜗的横断面上看,可见其中有两种纵行的膜:一种称前庭膜,另一种称基底膜。在基底膜上有能感受声波振动的毛细胞和听神经末梢,两者合称螺旋器。这两种膜,将耳蜗分成三个腔,分别称其为前庭阶、鼓室阶和蜗管三部分。前庭阶与鼓室阶于耳蜗顶处相通,其内充满外淋巴液,蜗管内侧充满内淋巴液。这些结构都与耳蜗的换能作用有着一定关系。现将耳蜗的换能过程分述如下:当声波振动通过中耳的听骨链传递至前庭窗膜上时,能使前庭窗膜发生相应的振动,继而将其压力变化依次传至前庭阶外淋巴液、前庭膜蜗管的内淋巴液、基底膜及鼓室阶和圆窗膜,使它们接连发生振动。此时,圆窗膜主要是起着缓冲耳膜内压力变化的作用,为耳蜗内其他传声结构的振动提供了必要的先天条件。随着基底膜的振动,使毛细胞与盖膜发生相切运动,致使毛细胞弯曲,生成耳蜗电变化。其频率及幅度和声波振动完全一致。在感受器电位的作用下,使毛细胞基底部释放出一定的化学递质。再通过这些化学递质的作用,致使毛细胞周围的耳蜗传入神经发生兴奋,产生动作电位,再经听神经插入通路传递至大脑颞叶的听觉中枢,经听觉中枢对传入的动作电位进行精细的分析综合后,最后就形成了听觉。

耳蜗管除了具有将声波的物理振动能量转换成神经冲动的换能作用以外,还具有初步分析音调的作用。但不同音调听觉的形成主要与基底膜的行波振动方式有关。不同频率振动引起基底膜的行波振动方式不同。

(六)基 底 膜

基底膜由底部到顶部的长度约为 30 毫米,基底膜底部靠近前庭窗处,其上的横行纤维长度只有 0.04 毫米,它能与频率较高的振动发生共振。从基底膜底部越向基底膜顶部移行,其基底膜上的横行纤维就越宽。蜗管顶部的基底膜横行纤维长度约为 0.5 毫米。因该处的横行纤维较长,所以它能和较低频率的振动发生共振。可见高频振动的音波引起的基底膜最大行波靠近其底部,而低频振动引起的基底膜最大行波靠近其顶部。继而使发生最大行波振动的基底膜上的毛细胞和听神经受到最大刺激,形成不同组合形式的神经冲动,然后经听觉传入神经传递至听觉中枢,再经中枢的分析综合后才能辨别音调的高低。研究表明,耳蜗底部受损时主要影响高频听力,耳蜗顶部受损时主要影响低频听力。可见能辨别音调高低感觉的形成,一靠基底膜的初步分析作用,二靠听觉中枢的精细分析功能。前者的作用是生来固有的,后者的功能可随后天训练增强,是可塑的。所以,人们经过长期的听力训练后,可减小对不同频率声音的辨别阈,提高分辨音调的能力。

五、音乐的功能

音乐是一种符号,一种声音符号,可表达人的所思所想,是人们思想的载体之一。音乐是有目的、有内涵的,其中隐含了作者的生活体验,思想情怀。音乐从声波上分析,它介于噪声和频率不变的纯音之间;从效果上讲,它可以带给人美的享受和表达人的情感。音乐对于社会具有审美功能、认识功能、教育功能和实用功能。音乐是一种抒发感情、寄托感情的艺术,它以生动活泼的感性形式,表现高尚的审美理想、审美观念和审美情趣。音乐在给人以美的享受的同时,能提高人的审美能力,净化人们的灵魂,陶冶情操,提高审美情趣,树立崇高的理想。音乐是社会行为的一种形式,反映社会生活,又给予社会以深刻的影响。通过音乐人们可以互相交流情感和生活体验。这在歌曲中这种作用表现得最为突出。除了上述功能外,单纯以各种社会音乐现象为依据,从音乐艺术对人和社会所产生的实际作用中总结出音乐的另一大功能,即实用功能。音乐所表达的情绪或直接激发人们的思想感情,或逐渐渗透到人们的意识之中,人们在感受音乐时潜移默化地接受音乐所产生的作用,音乐的种种作用是相辅相成的,密不可分的。

(一)认识功能

人们通过艺术可以在一定程度和范围内认识现实和历史,认识作者的立场、观点、情感和精神状态。优秀的艺术作品可以开阔人们的视野,丰富人们的知识,增长人们的见识,引导人们追求自由和全面发展的生活。

第一章　音乐与欣赏

　　通过音乐所能获得的关于现实的知识是很有限的、不完全的、不明确的。文学、戏剧、电视、电影可以通过具体的、细节的表象展示概念、判断、结论等逻辑因素。音乐中的认识,是通过间接的、看不见的、非具体的方式来展示。音乐用声音来塑造音乐形象,用音乐的多种表现手段,随时间的运动而呈示、展开、结束,在声音的运动中反映人对客观世界的认识,来表现人的情感。音乐不能展示那些逻辑因素,因为它使用的特殊艺术材料是乐音,只能通过乐音运动,以模仿(直接或近似)、暗示、象征等方法来表现作者的感情和思想。在唢呐曲《百鸟朝凤》、二胡曲《赛马》中,在法国冉康的《鸟之歌》、比利时龚柏特的《巴黎之街》《战争》中,音乐直接模仿客观世界中能发出的相对固定音高的(如鸟语、马嘶、号角声、汽笛声等)各种声音,可以达到逼真或比较逼真的程度。对于客观世界中发出无固定音高声音的事物(如雷鸣、流水、海涛、风啸等),作曲家根据个人的体验、联想、选择一些音型、音响来做出大体相似或近似的模仿。例如,舒伯特的《魔王》中钢琴伴奏的马蹄声,里姆斯基·柯萨可夫的《野蜂飞舞》中快捷十六分音符和半音阶的野蜂上下盘旋、嗡嗡飞舞声。

　　用来表现纯由视觉辨别的事物,如太阳、月光、云彩、高山、大海、森林等,作曲家抓住事物外部形象的特征,借助视觉形象和听觉的联系,渗透个人对事物的认识、态度和感情色彩,选择相应的音型、音响予以暗示、象征。例如,舒伯特的《鳟鱼》中的鳟鱼戏水,斯美塔那的《我的祖国》中的大河沿岸风光,何占豪、陈钢的《梁山伯与祝英台》中的江南水乡美景。

　　欣赏贝多芬的《英雄交响曲》,在听觉上可以了解这部交响曲的主题性质、乐章结构、段落表现,同时还能"认识"贝多芬作品的个人感情反应,个人思想表现,通过了解作品产生的背景,通过了解历史,还能"认识"拿破仑和法国大革命等方面的知识。

　　肖邦的《革命练习曲》作品结构与曲名相称,基本动机是反抗姿态。旋律核心的发展同乐曲的和声、力度、节奏的相互作用,展示了一个非常明确的形象。右手具有强烈的附点节奏上升的旋律、激烈的跳跃;左手逼人的汹涌起伏的音型、力度不断发展,全曲结束时和弦的迸发,这一切都明显地暗示着奋臂反抗的姿态、汹涌澎湃的人群的巨浪……艺术家由于直接投身社会实践,揭示生活本质,真实反映社会生活,他们的作品具有一定的认识作用。人们通过音乐作品,感受到情感和思想,在不知不觉中认识到作品所反映的生活,体会其中含义,认识社会、认识历史、认识世界。

(二)教育功能

自古以来,我国就十分重视音乐教育。孔子把音乐列为"六艺"之一。孔子在他的哲学中,道德与音乐居于同等地位,力图以音乐来提高品德。欧洲一直到中世纪,大学的四学科之一便是音乐。欧洲早期教育家柏拉图把音乐看作是发展青年身心的两种教育科目之一,认为音乐是一种最利于社会和政治的教育工具。

音乐在社会生活中有自己的特定性。音乐教育可以浸润人的心灵,涵养人的精神,陶冶人的情操,鼓舞人的斗志。"音乐当使人类的精神发出火花",这是德国音乐家贝多芬的一句名言。他写出了世界上最成功、最感人、最美的音乐。他的作品反映了人民要前进,社会要革新,人权要解放,反映了当时资产阶级反封建,争取民主革命的热情和理想中的英雄主义。他的《热情奏鸣曲》和第三《英雄》、第五《命运》、第九《合唱》交响曲正是这种思想感情的反映。肖邦是波兰音乐家,他用音乐热情地讴歌祖国和人民,抒发爱国的激情,表现人们反抗斗争的呼声。

我国素有"文明古国,礼乐之邦"的美称,我国的民族音乐有悠久的历史传统,有鲜明的民族特色。在我国历史上,曾多次出现音乐文化繁荣昌盛的时代。在很长的时期中,我国的民族音乐在许

第一章 音乐与欣赏

多方面一直居于世界音乐文化的先进行列。通过音乐使我们了解这些,便会感到作为中华民族的后代、炎黄子孙是应该骄傲的。

音乐对人的情绪有着强烈的激发作用,人们听到不同的音乐,会产生不同的情绪反应。我国旧民主主义革命时期的"学堂乐歌"曾在当时蔚为风气,成为时尚,成为新派人物的重要标志。学堂乐歌的盛行在思想启蒙方面给予当时的青少年学生以深刻影响,对我国现代音乐文化的发展和普及也产生了深刻的影响。五四运动、第一次大革命与土地革命时期,大江南北响彻的"打倒列强除军阀"的《国民革命歌》及《五·四纪念爱国歌》《问》等革命歌曲反映和激励了人民反帝、反封建、要求实行社会改革的爱国进步思想。在烽火连天的抗日战争时期,《义勇军进行曲》《毕业歌》《去当兵》《到敌人后方去》《大刀进行曲》《黄水谣》等一大批抗日救亡歌曲唤起了民众对敌人的更大仇恨,坚定了对敌人斗争的决心,鼓舞了许许多多的进步学生和青年"天下兴亡,匹夫有责"的爱国热情。当我们唱着《歌唱祖国》《社会主义好》《祖国颂》《我们走在大路上》这些充满力量和欢乐的歌曲时,我们会为祖国的飞跃前进,祖国的繁荣而激动。

音乐唤起人民仇恨敌人,团结人民保家卫国;音乐鼓舞人民生产干劲,激励人民热爱祖国;音乐培养人民道德品质,陶冶人民的高尚情操。

(三)审美功能

丰子恺说,世间有"真、善、美"三个真理。人类便追求这三个真理。科学追求真,道德追求善,艺术追求美。人心有三方面活动,即知识、意志、感情。由这三种活动产生三种文化,即科学、道德、艺术。艺术是感情的发现。

审美,即对美的欣赏。人们在欣赏艺术美时,其想象、情感、认识被激发起来,或欢快,或不安,或激动,或紧张,或忧伤,或哀怒……获得精神的满足和愉悦,得到美的享受。

由于音乐独立的特有性,人们在接受音乐的同时,还能提高鉴赏美、表达美、创造美的能力,树立正确的审美观。音乐塑造的各种艺术形象激发人的情感,人们在接受音乐的过程中,需要感受音乐的情感,理解音乐的内容,表现音乐的形象,这样才能激起强烈的共鸣,导致丰富的联想。音乐以其独特的艺术魅力感染着人,使人得到美的享受、美的熏陶、美的教育。要具备感受音乐、理解音乐、表现音乐的条件,我们就要在音乐实践中进行音乐基本能力的培养,进行音准、节奏、强弱、速度的训练。音高的表达,节奏的掌握,力度的控制,速度的变化,这些训练和人的生理、心理、情绪、动作又有密切的联系,对人的情感、意志、性格、风尚逐步得到塑造和自我完善具有一定的、独特的功能。

音乐的审美功能主要体现在它可以使人感到身心愉悦,进而达到陶冶性情,提高人的审美能力与趣味。音乐中的情感包含着美感,它与具体的的风格特点相联系,是时代、民族、个人风格的体现。如果对音乐的风格类型完全不了解,只能引起某种情绪类型上的感受,而不能感受到其中深刻的感情内容。假如,对西方音乐一丝不懂,听贝多芬音乐以后,只会有某种情绪上的感受,但不可能体会到贝多芬音乐中含有的深刻意义。由于生活在不同的时代和民族,人们的审美态度不一。音乐作品中体现出我们熟悉的风格特征,体现出时代和民族的风格,我们在欣赏音乐作品时,才能感受到它的美并获得精神满足。不同的人对不同的音乐有着不同的熟悉程度,音乐欣赏是以音乐作品通过表演为对象揭示展现丰富多样的生活美、思想美、性格美、自然美,使人得到精神享受和满足,把人引向更高更理想的境界。我国古代文艺理论家刘勰在《文心雕龙·知音》中说:"夫缀文者情动而辞发,观文者披文以人性。"意思是说,作者是由于感情的激动而遣词造句,写出作品,读者则是透过作品而深入体验其中所表达的感情。一些比较浅显的音乐作品,具有一定文化知识的人是能欣赏的,但不一定能理解作品的思想内容,体验作品的内在感情,判断作品的美的所在。因此,对音乐欣赏的正确理解与感受是音乐欣赏的重要问题。在欣赏音乐作品时,通过分析、比较,去正确理解与感受作品,去辨别美与丑,明察好与坏,判断正与邪,区分优与劣,能在音乐欣赏过程中发现美、鉴赏美、感受美、理解美、接受美,使审美功能得以充分展开。

要真正发挥音乐的审美功能,一方面,作品本身的质量固然重要;另一方面,听众音乐知识的增强,音乐修养的提高,审美能力的培养也非常重要。因为,欣赏音乐需要有较多的预先准备,特别是欣赏那些非标题性的、体裁大且结构复杂的纯音乐时。

(四)实用功能

音乐的实用功能在集体生产劳动过程中早已被人们发现,如人们在进行体力劳动时,特别在集体劳动时,为了激励劳动情绪和统一步伐,就发出"吭唷!吭唷!"声音,唱着与劳动节奏一致的号子类歌曲。人们在进行放牧、砍柴、摇船、挑担、采茶等长时间重复性的单调劳动时,唱起山歌来调剂精神,减少寂寞,消除疲劳。这种被应用于集体劳动、开发智力、医疗治病、养生健身、工业、商业、农业……的音乐实用功能是广泛的。

音乐可以开发人的智能,丰富人的联想,启示人的思维,升华人的知识。人的大脑在功能上有明显分工,大脑左半球分管逻辑思维,负责处理语言、数学和其他分析功能;大脑右半球除了部分具有逻辑思维能力外,特别对形象思维、直觉信息,如空间图形、色彩、音响等有较强的处理能力。现代研究表明,音乐可以促进人的大脑左右两半球和谐发展,也就是逻辑思维和形象思维的平衡发展,从而大大提高记忆力和思维能力。音乐有助于人的思维力的

音乐养生

丰富、想象力的发展,锻炼人的五官四肢的协调、灵敏,促进人的理解分析力。学习音乐是在大脑、视觉、听觉、触觉几方面联合下同时进行的,相互配合默契,相互交融一体。进行音乐欣赏、创作、表演,是逻辑思维和形象思维的结合,是多路思维、立体思维的交叉,使人想象力增强,反应更为敏捷。在现代科技迅速发展的时代,在高度信息化的社会,音乐与许多学科密切相关,相辅相成,相互渗透。随着物质生活的普遍提高,许多家长都选择音乐作为自己孩子的启蒙教育之一,为的是让孩子智力得到开发,使之变得更聪明。

音乐可以使人安静抑制,使脉搏跳动减速、呼吸减慢、运动神经平衡,这就是医疗保健功能。音乐的治疗作用在古代的中国、印度、希腊早已被人们所采用。4 000年以前的古代埃及,人们就知道通过巫医的咏唱去促进妇女的分娩。第二次世界大战后,音乐治病在西方得到了很快的发展,总结出一套系统的理论和方法,成为一种专门的学科。许多国家成立了全国性的医疗法协会,音乐医疗法在临床中取得许多成果。躺在手术室里的患者,会有十分强烈的恐惧感,这时让他听平缓、柔婉、抒情的音乐,就会产生一定的生理效果,减缓恐惧感,起到镇静的作用。手术后听轻松、愉快、喜悦的乐曲,可以转移患者疼痛的注意力,使疼痛感缓解。对精神病者或心理不太健全者有计划、有步骤地播放相关音乐,可以使精神狂躁者逐渐平静下来,使抑郁症患者在一定程度上开朗起来,使抑郁孤僻者慢慢合作乐群。

科学家达尔文曾在自传中写道:听到皇家学院教堂里的歌声,使他常常体会到一种强烈的快感,以致背上时常感到麻酥酥的。从普通道理上讲,音乐是一种波动,而人体也有各种形式的波动,它们之间可以产生谐振。音乐有各种不同的节拍、节奏、速度,人体也具有各种生理节奏,如呼吸、脉搏、心跳等,它们之间如果配合适当,音乐可以调节人们的生理节奏。人体对音乐节奏具有明显

第一章 音乐与欣赏

的跟随本能,音乐节奏的快慢还可以带动肢体的动作节奏,有的医院将母亲的心跳声录下来供她的婴儿听。曾经有位医生把一张录制了巴赫的音乐唱片和"每日3次,饭后放听"的处方给一个神经性胃病患者,他遵医嘱实施,不久果然病情缓转,胃口大开。在进餐时听一定音乐,能使人赏心怡情,心绪调节,胃口舒适,食欲增加。

声波也是一种能量,作用于植物身上就转化为生物的化学能,因而促进新陈代谢。法国科学家每日给番茄播放3小时音乐,每个竟长到2 000克重。英国人给甜菜听节奏强的进行曲,生产出7 000克一棵的甜菜和20千克一棵的卷心菜。音乐不仅能使植物增产,也能使畜禽增产。印度的一个牛奶场播放古典抒情音乐后,奶牛产量增加不少;韩国的一个养鸡场播放音乐后,母鸡的产蛋量得到增加。

音乐的实用功能可以用于商业广告。在商场播放徐缓柔和的音乐,顾客流动从容不迫,挑选商品十分耐心。在产品宣传中配上适当音乐,可以使这种宣传在听者心中留下有声有色的深刻印象。在推销商品时,唱上一首小曲,可以引起人们注意,招揽生意,如《卖汤圆》《新货郎》《卖报歌》等。为开拓产品,商家设计了音乐童鞋、音乐门铃、音乐生日卡、音乐床、音乐手机等商品。

六、音乐的基本要素

音乐的基本要素是指构成音乐的各种元素,包括音的高低,音的长短,音的强弱和音色。由这些基本要素相互结合,形成音乐的常用的"形式要素",如节奏、曲调、和声、力度、速度、调式、曲式、织体、音色等。

音乐养生

(一)节奏与节拍

音乐的节奏是指音乐旋律进行中音阶、音符或者音节的长短和强弱等,常被比喻为音乐的骨架。节拍是音乐中的重拍和弱拍周期性地、有规律地重复进行。我国传统音乐称节拍为"板眼","板"相当于强拍;"眼"相当于次强拍(中眼)或弱拍。

节奏与节拍在音乐中永远是同时并存的,并以音的长短、强弱及其相互关系的固定性和准确性来组织音乐。节拍就好像列队行进中整齐的步伐;节奏就好像千变万化的鼓点。换言之,用强弱组织起来的音的长短关系,就称为"节奏";有强有弱的相同的时间片断,按照一定的次序循环重复,就称为"节拍"。

(二)曲 调

曲调也称旋律,是音乐的首要要素,是歌唱性的、能够表达一定乐思的或主要的旋律的统称。曲调是指若干乐音经过艺术构思而形成的有组织、节奏的和谐运动。高低起伏的乐音按一定的节奏有秩序地横向组织起来,就形成曲调。曲调是完整的音乐形式中最重要的表现手段之一。曲调的进行方向是变幻无穷的,基本的进行方向有三种:"水平进行""上行"和"下行"。相同音的进行方向称水平进行,由低音向高音方向进行称上行,由高音向低音方向进行称下行。曲调的常见进行方式有:"同音反复""级进"和"跳进"。依音阶的相邻音进行称为级进,三度的跳进称小跳,四度和四度以上的跳进称大跳。

曲调有两个基本要素,即旋律线(或称音高线)和节奏。空间方面:在连续的乐音进行中,由于音高的走向而形成各种直线的或曲线的进行,这些进行类似画面中线条的伸展或起伏,故称为旋律

第一章 音乐与欣赏

线；时间方面：相继发出的不同音高的音（即旋律线）和各种音乐节奏的长短、快慢、停顿等表现职能相结合时，曲调才能形成音乐的种种句法和结构。

生动的语言节奏和丰富的生活节奏是曲调节奏的自然基础；语言的腔调、声音的高低、语势的轻重缓急和声调的抑扬顿挫而形成的韵律，则是曲调旋律线的自然基础。调式、旋律线和节奏的有机结合，并通过一定的音乐结构来加以体现，便是完整的曲调。

曲调是让听众获取音乐内容的主要媒介。音乐内容的表现是靠音乐的整体音响效果。而音乐素养不高的大众基本只能注意到曲调的存在，实际是从音乐的整体音响与歌词（如果有歌词）获取音乐内容。大众在清唱某首歌的曲调时能够感受到一定的音乐内容，其实是与第一听觉印象、演唱者有关。抛开歌词与演唱者，曲调本身几乎没有任何音乐内容。即便是同一个曲调，不同编配方式、速度、节拍、织体所呈现的音乐内容也会不同。所以，好的曲调既是一个让听众更好的理解音乐的重要媒介。好的曲调具有流畅性、连贯性、可记忆性等特征。对于歌曲来说，谱曲时还要考虑如何与歌词进行搭配，合理的搭配能让听者听清歌词，从而更好的获取音乐内容。

由于声乐和器乐体裁各有自己的特点，因此表现在曲调形态上也有所不同。声乐曲调与人的条件和语言习惯有密切联系。一般来说，声乐曲调的音域比较窄，如歌性是它的主要特点。器乐曲调与具体乐器的性能特点有直接关系，随乐器的不同而各有差异。一般来说，它比声乐曲调的音域较宽，曲调进行中可有较多较大的音程跳进，音乐速度和力度的变化幅度也较大，富于节奏性和技巧性。

从曲调本身的发展规律来看，由于音乐思维性质的差别，可约略分为两种类型：即歌唱性（咏叙性）曲调和朗诵性（宣叙性）曲调。前者较强调音乐的逻辑性，注意曲调的流畅、平稳，曲调结构的均衡、对称、完整,善于如歌的表达感情,刻画人物的内心活动;后者较强调语言的特点,其曲调表情,音高起伏和节奏安排也接近人们生活中的口语和表情达意规律。在声乐曲调方面,欧洲作曲家所写的一些朗诵性的宣叙调,由于他们的语言是采用轻重律的,因此对词的音律有相应的轻重要求;字的轻重音必须跟音乐的轻重音相合。所用的节奏比较自由,甚至不受以节拍为单位的小节线限制;曲调线比较单一,可以是断断续续,甚至是同音反复。中国的朗诵性曲调具有自己的独特样式:它固然也讲究语言的轻重音,但并不像外国朗诵调那么严格;可是字音的平上去入、声纽清浊,却有比较严格的要求。这是中国民族吟诵音乐的一个重要准则。

中国的曲调结构和发展有类似的原则,由于民族间的文化传统和审美要求的不同,因而存在着明显的差异。变奏是中国民族民间音乐曲调发展的一个重要方法,它有别于西方音乐的变奏,具有自己的特色。常见的是曲调加花变奏,变奏时结构并不改变,而是扩充或压缩音乐的节拍;另一种变奏形式,是在音乐变奏的同时加以展开或加入新材料,这是一种自由的变奏。有一些乐曲,在前句句尾与后句开头上采用承递的写法,实质上这也是一种变奏方法。在民间音乐的曲调发展中,也常采用一种不间断的曲调对答法来展开乐思。它通过不同的音区、音色、强弱、快慢的对置手法,把乐曲引向高潮。音乐的重复也是中国展开乐思的重要手法,通过曲调的多次重复形成了音乐的力度;在音乐力度的增长过程中,作曲者有意识地把重复的结构逐渐细分,以再次加强音乐力度;在进入音乐高潮时,通常只剩下了一个音作不间断的重复。虽然中西音乐曲调发展都采用了变奏、对比、重复的音乐手法,但各有自己的民族特色。在音乐结构原则方面,中国民族音乐广泛地采用起承转合的音乐结构,通过呈示、巩固、发展、概括来组织乐思。通过对中国古代乐曲的研究和分析,可窥见不少具有民族音乐思维的乐曲结构规律。例如,在宋代民间歌唱体裁"唱赚"的"缠达"中,由轮流交替原则而形成乐曲中的循环结构;从"缠令"中多曲牌结合而构成的联曲结构;唐代大曲中以不同音乐速度展开而构成的"散—慢—中—快—散"等结构。这些具有民族特色的结构原则,在今日的音乐创作中已继承下来,并得到了新的发展。

(三)和　声

和声包括"和弦"及"和声进行"。和弦通常是由3个或3个以上的乐音按一定的法则纵向(同时)重叠而形成的音响组合。和弦的横向组织就是和声进行。和声有明显的浓、淡、厚、薄的色彩作用;还有构成分句、分乐段和终止乐曲的作用。和声在音乐中所起的作用大致有以下3个方面。

(1)声部的组合作用:在统一的和声基础上,各声部相互组合成为协调的整体。

(2)乐曲的结构作用:通过和声进行、收束式、调性布局等在构成曲式方面起重要作用。

(3)内容的表现作用:通过和声的色彩、织体及配合其他因素,塑造音乐形象、表现音乐内容。

和声的处理是音乐创作的重要写作技巧,也是对位、配器、曲式等其他作曲技法的基础。有时,曲调也由和声衍生。

(四)力　度

力度是指曲谱或音乐表演中音的高低强弱。通过力度变化产生的音响可以表达愤怒呼号、疾风骤雨、雄伟悲壮、奔腾豪放、果敢刚烈等强烈的情感,也可以表达低声倾诉、喃喃细语、安慰爱抚、叹息抽泣、甜蜜幸福等内心的微妙感受,还可以表达空谷回声、黄昏钟鸣、高山流水、小溪潺潺等大自然的奇观美景,甚至阳光、月色、云彩、微风等看得见、摸不着的物体。力度的表现力相当丰富,是一种富有"魔力"的音乐要素。

(五)速　度

速度是指音乐进行的快慢。音乐速度一般都会以文字或数字标记于一首乐曲的开端,现代习惯以每分钟多少拍(BPM)为单位。这表示一个指定的音符,如四分音符在一分钟内出现的次数。BPM 的数值越大,代表速度越快。

(六)调　式

音乐中使用的音按一定的关系连接起来,这些音以一个音为中心(主音)构成一个体系,称为调式,如大调式、小调式、我国的五声调式等。调式中的各音,从主音开始自低到高排列起来即构成音阶。

不带半音的五声调式按照纯五度关系产生的五个音所构成的音阶,其调式音列的任何相邻两音均无半音,如 c、d、e、g、a、c 或 c、d、f、g、a、c 等。这种调式音阶不仅在亚洲、非洲的广大地区和美洲的印第安人中普遍存在,而且在欧洲国家(如匈牙利、挪威)和苏格兰及北极的因纽特人中也都存在。在中国民间音乐中,这种不带半音的五声调式应用范围极为广泛;其各音级分别称为宫音、商音、角音、徵音和羽音。各相邻两音之间的音程,除角与徵、羽与宫之间为小三度外,其余均为大二度。五声音阶中任何一音均可作为主音,并构成一种调式;凡以宫音为主音者称为宫调式,而以其他各音为主音者,则分别称为商调式、角调式、徵调式、羽调式。

第一章　音乐与欣赏

（七）曲　式

　　曲式就是乐曲的结构形式。曲调在发展过程中形成各种段落，根据这些段落形成的规律性，而找出具有共性的格式便是曲式。乐段的结构及一部曲式：乐段通常由两个乐句或四个乐句构成。由两个各有四小节（或八小节）的乐句组成的"乐段"在器乐曲中最为常见。其特点是平衡、均称感强。一首乐曲仅由一个乐段构成的称"一部曲式"。

　　曲式有很多种，正如大的宫殿有大的结构、小的屋舍、小的形式一样。无论大小，无论是古典的还是现代的创新之作，都会包含以下三个原则：对比、变奏、重复。

　　（1）音乐的进行、冲突和情绪的改变都来自于对比：强与弱、弦乐与木管、快与慢、大调与小调等，以此推动和展开乐思。对比是由作品中的多个音乐材料造成的，它们在旋律形态、节奏型、情绪特征上的不同给听者带来了新鲜的感觉。一部作品多少总会有些对比的因素，大型作品的对比幅度会比较大，对比的材料会比较多，相对来说小型作品的对比幅度就小些，材料也没有那么多。

　　（2）变奏手法是将一个音乐材料在保留某些特征的情况下进行变化，仍可使人听出原型同时又有新鲜感。比较简单的变奏是基本保持主题的旋律轮廓、节奏型，甚至和声只是添加一些小小的装饰。稍复杂些的，则会将旋律、节奏、调式调性、织体、和声都做较大幅度的改变，甚至只是选取原材料的某个因素加以发展，以至于几乎听不出它们和原型的联系了。音乐作品中的"展开"就属于这种类型的变奏。

　　（3）重复是指音乐材料的再次出现，一发而逝是音乐艺术的特性之一。为了让听者对音乐素材留下深刻印象，重复或者带有变化的重复就是必需的手段。此外，再现也是重复的一种形式，当一个音乐材料呈示之后,有新的因素出现,在新因素后面前述材料的重新出现,称为再现。这种手法可以给全曲带来呼应、对称、稳定的感觉。再现可以是原封不动的,也可加以变化,使之获得一种总结、升华的效果。

音乐的曲式按照传统可以分为小型曲式和大型曲式。小型的包括一部曲式、二部曲式、三部曲式、复二部曲式、复三部曲式;大型的包括变奏曲式、回旋曲式、奏鸣曲式。

(八)织 体

织体是多声音乐作品中各声部的组合形态(包括纵向结合和横向结合关系)。音乐是不可见的,是纯属听觉的。这"空间"怎么来感受呢?实际上,这是借用了视觉印象中的概念,同时它也可以在乐谱上直观地看到。在听觉上,是指在一段时间内,我们听到的音响有多少个层次,这些层次的关系是怎样的。例如,你可以在几十秒之内(假如高度熟练的话,只要几秒钟)就能分辨出此时的音响是单一的旋律线条,还是在旋律下方添加了和声背景的支撑,或是有好几条不同的旋律交错、重叠……这种"空间"结构在音乐中也有个专门术语——织体。

"织体"这个词翻译得很巧妙,可以使人产生形象化的联想。例如,织毛衣,它的结构可以是紧密的、厚实的,也可以是稀薄的、有露孔的;可以是平整的,也可以是有许多类似浮雕的凸起花纹的。在音乐中也有类似的写法,如果打开一份管弦乐队的总谱的某一页,可以一眼就看到,它是音响浓厚的,还是疏朗透明的。音响浓厚的,肯定是谱纸上大多数甚至所有的声部都用音符填写得满满的,而音响疏朗透明的则是只有少数几件乐器在演奏,大部分乐器则是"休止",五线谱上很空。

第一章　音乐与欣赏

（九）音　色

音色有人声音色和乐器音色之分。在人声音色中又可分童声、女声、男声等。乐器音色的区别更是多种多样。在音乐中，有时只用单一音色，有时又使用混合音色。

以人声来说，女高音嘹亮柔美，男高音挺拔高亢。女中音比较暗一些，浑厚而温暖；男中音、男低音则是庄重厚实，给人一种坚定的感觉。乐器的音色种类就更丰富了，小提琴的纤柔灵巧，大提琴的深沉醇厚，双簧管的优雅甘美，小号的英雄气概等。作曲家对于音色的运用非常讲究，这些各种各样的声音特质对他们来说，就像是画家手中的色彩一样，会令他们的旋律、和声、节奏、力度产生鲜明的效果。

每一种音色都有着特殊的意味。假设要写一首描写男子汉英雄形象的进行曲，不大可能选择小提琴、长笛、双簧管这一类音色纤柔的乐器，而会考虑响亮有力的铜管，如小号、长号；若写一首表达缠绵爱情的乐曲，定音鼓、大镲肯定是不行的。由此可见，音色有着特别的表现力。

七、音乐的美

"美是生活"。这是著名美学家车尔尼雪夫斯基的论断，说明现实生活中存在着美。但人们在追求美好的事物，美好的场景，美好的情操，美好的心灵的同时，并不满足现实生活中的美，还要创造一个更加美好的世界，那就是艺术世界。生活美和艺术美两者都是美，但人们并不满足前者而孜孜以求后者。因为艺术家可以将生活中分散的、不完整的美经过选择和提炼，使之集中、完整，构成一个和谐的统一体，以满足人们对美的更高要求。另外，艺术家在创造过程中,会对生活做出审美判断,伴随着强烈的感情活动,将美好的感情和崇高的理想充分体现出来,使人们感受到美的感染,净化心灵,升华情操。

音乐具有一种它所特有的美,音乐之美通过清晰动听的旋律,灵巧生动的节奏、节拍,变化多种的速度、力度,丰富多样的和声、调式、调性,优美的音色,以及不同的音区等来表现展示生活美、自然美、思想美、性格美、理想美。

舒展明快、热情洋溢的《在希望的田野上》,欢腾热烈的《春节组曲》使我们感到日子过得多么的甜美、生活是多么的美好;婉转抒情的《洪湖水浪打浪》,引人入胜;令人陶醉的《春江花月夜》,将家乡美景、江南秀色呈现在面前,使我们感到大自然风光是多么的美妙,祖国的河山是多么的美丽;宁静柔和的《天鹅》,韵味古朴的《高山流水》,使我们获得优美高雅的情趣;咆哮怒吼的《黄河大合唱》和雄壮有力、充满激情的《义勇军进行曲》,使我们感到中华民族崇高之美的性格,坚不可摧的力量。优美的旋律使人愉悦,活泼的舞曲引人起步,欢快的节奏使人年轻,壮美的曲调给人信心。

音乐是人类最伟大、最感人的艺术之一。伟大的音乐家冼星海说过:"音乐是人生最大的快乐,音乐是生活中的一股清泉,音乐是陶冶性情的熔炉。"音乐使人为之动情、为之感奋、为之倾倒。德国古典主义文学的杰出代表诗人歌德曾说:"不爱音乐,不配做人。虽然爱音乐,也只配做半个人。只有对音乐倾倒的人,才可完全称做人。"音乐作为激发人们情感的一种艺术,作用于人们的心灵,唤起人们的联想,通过特有的美,使人们得到享受和精神满足,通过特有的美,净化人的心灵,陶冶人的情操,把人引入五彩缤纷美的世界。

音乐美包括音乐内容的美和音乐形式的美,音乐的内容和形式是不可分开的,内容是形式存在的根据,形式是内容存在的方式,只有两者和谐统一的时候才是完美的艺术。健康的内容与完

第一章　音乐与欣赏

美形式的有机结合、和谐统一是音乐美的具体表现。

（一）内　容　美

内容是艺术家摄取整个的、丰富的、色彩缤纷的、多种多样的生活中的现象而产生的。听众感受到作品中表现的情感与思想，这就是音乐的内容产生了作用。音乐中所含的情感与思想，在任何时候都是社会生活的反映，也就是社会生活中人的生产活动、生产关系和由此而产生的人的地位的反映，所以音乐的内容在每一首作品中都是音乐地具体化了的世界观。

在历史传说中有这样一个故事：在战国时期有一位出色的琴人叫伯牙，有一次伯牙弹琴时遇到一位叫钟子期的樵夫站一旁欣赏，当伯牙用琴来表现巍峨耸立的高山时，钟子期马上就说："善哉乎鼓琴，巍巍乎若泰山。"当伯牙用琴来表现奔腾不息的流水时，钟子期又说："善哉乎鼓琴，汤汤乎若江河。"钟子期能够准确领会伯牙在琴声中寄托的感情，伯牙曰："善者，子之心而与吾心同。"他们一见如故，于是子期成了伯牙的"知音"。子期去世，伯牙为失去知音而万分悲痛，将琴摔毁，再不弹琴。这个传诵千年的高山流水觅知音的故事给我们一个深刻的印象：音乐总是包含着十分明确的现实内容，一个良好的音乐听众应该理解并说出音乐的内容。而那些无法从音乐中听出它所表现内容的人，就是"不明音乐"。在日常生活中，我们确实从音乐中很少能够听到明确的内容，尤其是一些"无标题"的器乐曲，更难使人理解听懂所表现的内容。我们在欣赏作品时，听到内容介绍表现"月亮""春天""大海""早晨""爱情""英雄"的音乐可能或多或少能体验到理解到一些内容，如一旦没有任何介绍时，就会觉得音乐"不知所云"。无法从音乐中感受到乐曲解说的那样明确的内容，是否就"知音难觅"，是否音乐本有明确内容，却不能理解，是否人们理解力普遍不够。这是一个复杂的问题,主要原因是由音乐自身的本质特性决定的。

音乐能够迅速地、直接地引起人的情感反应,甚至支配人的情感。繁杂不止的各种噪声,会令人焦躁烦厌;深夜突来的雷鸣电闪,会使人惊慌不安;军营嘹亮的号角,令人激昂振奋;春天小鸟的鸣啼,可使人喜悦愉快;追悼会上的悲泣,令人忧伤沉痛;节日里的欢笑,使人快乐幸福;密林中野兽的吼叫,则让人恐惧可怕。尤其是人发出的各种声音:愤怒的喊叫声,高兴的欢呼声,痛苦的哭泣声,难受的呻吟声,甜美的嗲语声,幸福的媚笑声,有力的吭唷声……这些无不具有感情色彩。我们不能要求音乐作品像文学作品那样,有具体的人物、具体的环境、具体的时间、有情节、有冲突、有矛盾,描述很具体的内容。如果这样要求音乐,那就失去音乐自身的本质特征。音乐的内容正在于其巨大的情感表现力,它能反映人的愤怒、兴奋、忧伤、愉快、激动、痛苦等,为何而痛苦?激动成什么样?音乐不具有可视的、具体的、固定的形象,也不具有确切的含义。这个不确定性并不是随意性,《渔舟唱晚》不能改名为《骑兵进行曲》,《蓝色多瑙河圆舞曲》不能改名为《摇篮曲》《小夜曲》,《十面埋伏》不能改名为《二泉映月》。因为音乐的内容、表现的感情与曲名应是相符的。音乐以一种特殊的方式——声音来表现内容,反映现实。音乐的思想蕴藏于深刻的感情内容之中,音乐只表达人的思想感情的变化过程。音乐是在时间中展示的听觉艺术,是存在于时间中的声音,基本特性"非空间造型性",本身不具空间形体。我们也不能要求音乐作品像绘画、雕塑那样,直接描摹对象的形体。另外,音乐的声音与人们说话的声音有一个本质的区别,它不能像语言那样,表达着实物或概念等,音乐不具备像语言一样的符号功能,它与现实世界或人的情感、思想之间不存在任何直接的对应关系,这是音乐的另一特性"非语义符号性"。这一特性决定了音乐的音响在听觉过程中不能直接向人们提供任何实物、概念。因此,无法理解音乐内容也不完全是听众的理解能力问题,而

第一章 音乐与欣赏

是有深刻原因的。音乐的内容充满了情感与思想。优秀的音乐作品凝聚着作曲家崇高的思想与意志,美好的愿望和憧憬,不仅能给人美的享受、美的熏陶、美的教育,而且能感染人们,激发人们对祖国、对家乡、对生活的热爱,对理想、对事业的追求。

(二)形 式 美

形式不是指技术,也不是指实践的方式,形式是内容的艺术造型。在艺术作品中,内容与形式之间并没有什么明显的分界线。两者之间有机统一,促成作为整体的每一部艺术作品的严密性,相同的内容可以表现在不同形式中,或在相似的形式中包含着不同的内容。同一内容,在不同种类的艺术作品中的体现方式是非常多样化的,同一内容,由于艺术种类的不同,它同形式的关系是完全不一样的。斯·莫拉夫斯基在《美学基本问题概论》中指出:"不存在完全相同的内容,因为每一种内容在一定程度上都是被与之互相渗透的形式个性化了,每一种内容都是被再创造过了。"在不同的艺术作品中,一些相同的内容本身实际上也是彼此不相同的。同样的感情内容,如爱情的怀念,在舒伯特和舒曼的爱情歌曲中都具有各自不同的形式,甚至于同一个作曲家表现同样感情范畴的歌曲也往往具有不同的形式,各自强调内容总体中的不同形式,各自成为具有特色的作品,甚至为同一首歌词谱曲,在内容、形式上往往也互不相同。

音乐的形式是指整个音乐构成的外部表现特征。音乐的形式既反映了构成音乐的各种基本要素的外部组织及结构关系,同时也反映着音乐自身特殊的内部组织规律。无限复杂多变的物质世界是由一百余种有限的基本化学元素构成,形式各异的音乐是由几个基本的要素,即音高、音值、音强、音色等组成。如果我们把音乐的基本要素看成是认识音乐形式的近景;那么可以将由音乐基本要素结合而成的音乐的基本组织形式看成是音乐形式的中景;音乐的这些基本组织形式就是音乐的旋律、节奏、节拍、调式、和声、复调、曲式等这些音乐的基本组织形式的有机地结合就构成了音乐形式的全景。音乐的这些基本要素及基本组织形式按照一定的规律组织起来,这些规律就是音乐审美中的形式美规律。

音乐所使用的基本材料是那些既无造型性,也无语义性的声音,对这些声音的组合形式有着特殊的审美需求。音乐形式构成的基本规律是与人的听觉心理密切相关的,这首先表现在从听觉的接受心理来看,人们更加自然地倾向于那些听觉上悦耳与和谐的音响,这种自然的心理倾向决定了人们对声音及其结合效果的追求。对声音追求圆润、饱满、优美,对声音的结合以和谐为基本特征。从音高的选择中,按照一定的频率间隔选取音乐中所使用的音高。以440赫兹为例,我国的民间音乐五声音阶仅仅从中选择5个特定频率的音高作为音乐中所采用的音高;而十二平均律,就是将这一频率段平均分为12份,在这一频率范围中,最多只选择12个音作为音乐的音高材料,而不再做音高上的细分。在音乐的发展中,某些现代音乐家曾经探索微分音的创作,但由于人的听觉对音高的过细差异构成了分辨的困难,不具有艺术表现的作用,这种创作脱离了人的审美知觉基础,因而也就没有生命力。

均衡是平衡中追求变化的一种形式。在音乐结构中,交响曲、协奏曲等形式分为3个或4个乐章,一般规律是第二乐章为慢板,前后两个乐章都为快板,并且前后的快板均略有变化和区别。调和与对比,是一对相反而成的"形式美"结构原则。协和音程与不协和音程是和谐与对比的判别。西方音乐史上古典派逐渐离开调性,印象派的德彪西就利用对比来表现月光和云层的变化,现代派完全抛弃调性而强调对比手法。而当今音响效果将音域两极拉得极宽,高的特别高,低的非常低,以示强烈对比的刺激。调和的形式往往构成一种幽雅、抒情、深沉的意境,对比的形式则可表达热烈、高昂、奔放的情趣。节奏是事物发展正常规律的体现,人体呼吸、心脏跳动、日月交替、春秋有序等均为自然的节奏现象。音乐的节奏由声音运动的长短而成,在进行曲、舞曲等音乐中,节奏表现作用尤为明显,多样与统一是一种辩证关系,从构成形式美的关系看,多样的统一是一个基本的规律。形式多样而不统一,使人眼花缭乱、杂异无章,不能激发美感,反之千篇一律过于统一,缺少必要的变化,使人感到单调枯燥,也激发不起美感。多样统一应变中有整,乱中有治。"大弦嘈嘈如急雨,小弦切切如私语。嘈嘈切切错杂弹,大珠小珠落玉盘……"白居易在《琵琶行》诗中描写琵琶弹奏的声音:或流滑,或滞湿;或畅通,或阻塞;或强烈,或微弱;或高亢,或低沉;或刚健,或柔和;或昂扬,或抑郁。这些丰富多彩的音响、节奏、力度、速度、音色、旋律,有机交错结合,相互融汇,既多样又统一,既对立又和谐,交织一体构成琵琶独奏的音乐美。

八、音乐乐理与乐谱

音乐的发展是没有限制与范围的,但是音乐是有时间性的,所以若只靠口耳相传,难免会有一些差错,久而久之,便无法保持原来乐曲的原味。因此,前人便发明了各种音乐符号,利用这些符号组成了乐谱,后人就可以利用这些谱,演奏出与作者意思相同的音乐。而记录在乐谱上的各种符号及规则,就称为乐理。

(一)音 阶

调式中的音,按照高低次序(上行或下行),由主音到主音排列起来就称为音阶。调的结构形态,侧重于就音列内部各音之间音程关系的规格来称为音列。音阶中的每一个音都可以当主音以建立调式,可形成7种不同的七声自然调式。凡是具有趋向平均性质的音阶,在同一音阶中选取不同的音当主音时所形成的调式都相似,内部不能再区分为不同的调式,只是主音的音高可以有所不同而已。

中国古代音乐属于五声音阶体系,五声音阶上的5个级被称为"五声",即宫(do)、商(re)、角(mi)、徵(sol)、羽(la)。例如,著名的中国古代音乐有《广陵散》《高山流水》《梅花三弄》等。

(二) 乐　谱

乐谱是一种以印刷或手写制作,用符号来记录音乐的方法。不同的文化和地区发展了不同的记谱方法。记谱法可以分为记录音高和记录指法两大类。五线谱和简谱都属于记录音高的乐谱。吉他的六线谱和古琴的减字谱都属于记录指法的乐谱。传统的乐谱主要以纸张抄写,现在亦有电脑程式可以制作乐谱。

九、体验音乐的魅力

音乐可以通过几种途径来体验,最传统的一种是到现场听音乐家的表演。现场音乐也能够由无线电和电视来播放,这种方式接近于听录音带或看音乐录像。有些时候现场表演也会混合一些事先做好的录音,如DJ用唱片做出的摩擦声。当然,也可以制作自己的音乐,通过歌唱,玩乐器或不太严密的作曲,甚至耳聋的人也能够通过感觉自己身体的振动来体验音乐,最著名聋音乐家的例子便是贝多芬,其绝大部分著名的作品都是在他完全丧失听力后创作的。

第一章 音乐与欣赏

（一）倾听音乐

由于音乐艺术所具有的特殊性,决定了每个人对音乐的感知、接受、理解,存在着这样或那样的差异,而我们每个人又都能够根据各自不同的欣赏能力倾听音乐,但要真正的理解作品,并引起感情的共鸣,就需经历一个长期聆听和学习的过程。为了便于分析和论述,我们将音乐欣赏分为三个阶段:知觉欣赏、感情欣赏和理智欣赏。

（1）知觉欣赏:是音乐欣赏的初级阶段。音乐直接作用于人的感官,未经大脑仔细思索,就感受到音乐的好听或不好听。即使未经音乐训练的人也可能做到。因为,音乐音响的感染力是一种强大的原始的力量,可将人们带到一种无意识的,然而又是有魅力的心境中去。

（2）感情欣赏:是在知觉欣赏基础上,进一步体验音乐表达的思想感情,引起一定的感情共鸣,有时也可能唤起某些联想。这需要听者有一定的生活经验,有初步的音乐知识。

（3）理智欣赏:是在感情欣赏基础上,进一步理解音乐作品的思想内涵,了解作品产生的时代背景,作曲家的生平,了解音乐的各种表现手段是如何运用和配合,共同塑造音乐形象和表达思想感情。这需要听者有相当的文化素养和一定的音乐理论知识和音乐史知识等。

三个阶段各有特点,又互相关联,互相渗透。由知觉欣赏到感情欣赏再到理智欣赏是渐次进入音乐欣赏较高境界的过程。为此,要有安静地聆听音乐的习惯,逐渐培养音乐的听辨能力和音乐的记忆能力,学会运用听力辨别作品的旋律、节奏、音色、音区、速度、力度等。还要学习有关的音乐理论知识、音乐史知识和其他有关知识。音乐听辨能力和记忆能力的逐渐增强,感性知识和理性知识的结合,就会使听者逐渐体会到欣赏音乐的乐趣、陶醉在音乐的美感之中。

(二) 音乐表现手段

音乐的表现手段(或称基本要素)有旋律、节奏、节拍、调式、调性、速度、力度、音区、音色、和声、织体、曲式等。它是作曲家用来塑造音乐形象,表达思想感情的手段。在音乐作品中它们互相配合,构成不可分割的整体。

作曲家运用音乐表现手段有机地结合,创作出个性鲜明,能表达各种情绪的音乐主题,如抒情性的、英雄性的、欢乐的、悲伤的等。有的作品不止一个主题,在大型作品中,不同主题代表不同的形象;音乐主题的陈述、对比及发展,使内容得到充分揭示,也使作品得以独立完整地呈现音乐形象。

(三) 音乐结构

音乐的结构形式就是曲式。曲式对音乐的构成具有极大的意义。了解曲式的知识,知道它的结构形式,对音乐的欣赏和分析就有了条理性。

(1) 单一部曲式:音乐结构的基本单位是乐段。单一部曲式只有一个终止的段落,是音乐作品中表现相对完整乐思并构成独立段落的最小结构单位,由二句或四句构成的居多。

(2) 单二部曲式:由两个相对独立不同的乐段构成的曲式称"单二部曲式"。其第一部分具有乐思初步陈述的意义,是完整的乐段。第二部分是第一部分陈述乐思的进一步发展。两部分的音乐材料有一定的联系,常用图式"A+B"表示。

(3) 单三部曲式:由三个乐段组成,有两种形式。即带再现的

第一章 音乐与欣赏

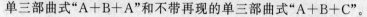

单三部曲式"A＋B＋A"和不带再现的单三部曲式"A＋B＋C"。

（4）复二部曲式：由两大部分组成。其中一部分是单二部或单三部曲式，另一部分可以是乐段，也可以是单二部或单三部曲式。图式："A（单二或单三）＋B（乐段）""A（单二或单三）＋B（单二或单三）"。

（5）复三部曲式：由三大部分组成。三大部分的第一部分是单二部或单三部曲式，第三部分是第一部分再现或变化再现，中间部分结构比较自由与前后两部分形成对比。图式："A（单二或单三）＋B（单二或单三）＋A（完全重复第一部分）""A（单二或单三）＋B（乐段）＋A（完全重复第一部分）"。

（6）回旋曲式：基本主题（称为主部）出现3次以上，中间插入不同性质、结构的对比段落（称为插部），这样的曲式就称为回旋曲式。图式："A＋B＋A＋C＋A＋……A"

（7）变奏曲式：由代表基本乐思的主题的最初陈述及其若干次变化重复或展开（称为变奏）所构成的曲式，称为变奏曲式。图式："A＋A1（第一变奏）＋A2（第二变奏）＋A3（第三变奏）＋……"

（8）奏鸣曲式：奏鸣曲式是器乐作品中结构最复杂，艺术表现力最丰富，适合于表现复杂的戏剧性内容和交响性构思的大型曲式。其结构分为三大部分：呈示部、展开部、再现部。

①呈示部通常有两个主题，称为主部和副部，分别出现在主调和关系调上。它们之间有着鲜明的对比，通常主部主题比较热情、激动、刚毅、严肃，副主题比较抒情、优美、柔和、平稳。

②展开部是奏鸣曲式中最为自由的部分，它把呈示部陈述过的乐思进一步发展，揭示其性格特征，使音乐显得更加生动，同时也可引进新的材料，甚至以新材料为主形成插部。乐曲的高潮也往往在这一部分。

③再现部是再现呈示部开始的音乐形象。它综合了前面主题的对比和冲突，得出结论。再现部的副部必须要归顺到主部主题

的主调上,使主、副部在调性上一致,给人以圆满和统一的感觉。

奏鸣曲式的三大部分,"呈示部"是指出矛盾的、可争论的问题。"展开部"是进行讨论、矛盾冲突、斗争。"再现部"则是统一认识,做出结论。再现部之后带加"结尾"使乐曲稳定结束,"结尾"是总结。

(四)器乐曲的风格特征

器乐曲的风格特征受多方面因素的影响,而影响较大的有下列因素。

(1)不同乐派:18世纪后,随着资本主义的形成和发展,欧洲艺术音乐迅猛发展,不同历史时期,不同地区形成各种乐派,各乐派具有不同风格特征。

①古典乐派。产生于18世纪下半叶至19世纪20年代,正值欧洲资本主义蓬勃发展时期。代表作家有海顿、莫扎特、贝多芬,他们不同程度地受了欧洲资产阶级启蒙运动的思想影响,具有资产阶级上升期积极向上,追求光明与民主,敢于向封建势力做斗争的进步倾向。作品反映了新兴市民阶层生气勃勃,乐观向上的气质。音乐上继承了文艺复兴时期和巴洛克时期的优秀传统。作品以非标题音乐为主,多采用交响乐、奏鸣曲、室内乐等体裁,音乐风格崇尚哲理性,结构严谨。

②浪漫乐派。产生于欧洲18世纪末19世纪初,法国资产阶级遭受挫折,封建君主复辟,两种势力反复较量的时期,这是资产阶级革命进程中的一个黑暗时期。音乐家和广大平民一样,处于封建复辟势力的重压下,有的苦闷、彷徨,在黑暗中找不到出路;有的执着地追求理想,向往着幸福的未来。音乐上继承了古典乐派的传统,强调音乐与诗歌、文学、戏剧等姐妹艺术的结合,提倡器乐创作的标题性。音乐风格上着力于人的内心刻画,抒情性强,富于

幻想,题材新颖,体裁灵巧,结构自由。早期以韦柏、舒伯特为代表,晚期有勃拉姆斯、门德尔松、柏辽兹、舒曼、瓦格纳等。

③民族乐派。产生于19世纪中叶。第一次世界大战后,欧洲民族解放运动高涨,导致各国民族文化运动和音乐上民族乐派的兴起。民族乐派强调发展本民族的音乐传统,体现民族的愿望、性格和精神。作品常以本民族的斗争史诗、传说故事和现实生活为题材,形式上多采用民间的歌曲、舞曲等为创作素材。民族乐派继承了古典乐派和浪漫乐派的传统,并以个性鲜明的音调和节奏表现出独特的民族风格和气派。主要作曲家有俄罗斯的格林卡和强力集团(穆索尔斯基、鲍罗廷、巴拉基列夫、居伊、里姆斯基·科萨柯夫),捷克的斯美塔那、德沃夏克,挪威的格里格等。有的作曲家兼有浪漫乐派和民族乐派的特征,如波兰的肖邦,匈牙利的李斯特,俄罗斯的柴可夫斯基等。

④近现代乐派。产生于19世纪末到20世纪以后,资本主义发展到帝国主义的阶段。这是一个各类矛盾激化的时期,在音乐上呈现了纷繁复杂的现象,古典传统被突破,各种新的改革、流派、风格产生,名目繁多,有真实主义歌剧、印象主义、表现主义、微分音流派、噪声主义和未来主义等。例如,印象主义(也称印象派)是20世纪在欧洲象征派诗歌和印象派绘画影响下产生的音乐流派。以法国德彪西为代表,在题材上远离现实生活,着重描绘大自然的景色,追求朦胧、恬静的意境。音乐上继承并突破了传统和声,追求新奇手法,讲究音色的美、纤细柔美的气质和朦胧闪烁的气氛。

(2)不同国家和民族:音乐是有民族性的,世界上每个国家和民族创造和发展了自己的音乐文化。作曲家生活在不同国家和民族之中,作品在不同程度上有意和无意,或明或暗地都带有某种不同的民族性,即使是18世纪为宫廷音乐所束缚的海顿的作品中也体现了德国的民族因素,他经常采用农民和平民喜爱的曲调进行创作,而被教会和皇室视为异端。贝多芬作品中的主题、旋律节奏等和德国民歌及民间舞蹈有密切联系。舒伯特的艺术歌曲有奥地利和德国民歌的因素,他的《野玫瑰》《菩提树》《鳟鱼》等歌曲,后来都被当成德国民歌广为流传。波兰作曲家肖邦的钢琴曲不仅表现了波兰的民族气质,也充分运用和发展了波兰民间舞蹈曲《玛祖卡》《波洛涅兹》等体裁。虽然自我民族的民族性例子不胜枚举,但作曲家运用非我民族的音调创作具有非我民族风格的乐曲也是常见的。

(3)不同时代和历史背景:作曲家生活在一定的阶级、时代之中,他们的思想必然受到时代和阶级的影响与制约,这种影响常以作曲家个人的感受反映在作品中。贝多芬生活在欧洲资产阶级革命蓬勃发展时期,他是革命的支持者,他的第三交响曲、第五交响曲和《埃格蒙特序曲》等反映了人民革命的英雄主义,具有强烈的戏剧性和宏伟的气魄。舒伯特生活在欧洲资产阶级革命遭受挫折的低潮时期,他的作品不可能表现出贝多芬式的英雄性和戏剧性,只可能是苦闷、彷徨、悲愤、探索的抒情性。所以,不同时代的历史背景和社会条件对于作曲家风格的形成有相当的影响。

(4)作曲家的个人风格特征:作曲家生活的时代、国家、民族、社会环境的不同,以及个人的经历、素养、性格和艺术趣味的不同,形成了作曲家个人的风格特征。贝多芬的《第九交响曲》和舒伯特的《未完成交响曲》是同一时期的作品,但风格不同,第九交响曲则犹如一部宏伟悲壮的戏剧,而未完成交响曲则是一首哀婉动人的浪漫主义抒情诗。肖邦和李斯特、聂耳和冼星海都是同时期的作曲家,但各有不同的创作风格。即使同一作曲家一生中不同时期的创作风格也可能发生变化。美籍俄罗斯作曲家斯特拉文斯基是现代音乐的重要代表之一,他的创作早期是俄罗斯风格,中期是新古典主义风格,晚期采用十二音体系成为序列主义风格。

(5)不同体裁:体裁是文艺作品的表现形式,正如文学中有诗歌、散文、小说、戏剧等体裁一样,音乐也有很多不同的体裁。音乐

第一章 音乐与欣赏

体裁是在人类音乐发展的漫长历史过程中,人们(民间的或专业的音乐家)根据自己的生活体验和音乐经验逐渐提炼出来的。有些音乐体裁和某些特定生活相联系。如《劳动号子》《进行曲》《摇篮曲》《舞曲》《小夜曲》等,生活赋予此类体裁基本的风格特征。有的音乐体裁是按照演奏形式和乐曲结构特征划分的,如《奏鸣曲》《交响曲》《室内乐》《协奏曲》等,一般表现较重大的题材,内容较复杂、概括、凝练,风格多样。因此,不同体裁往往也表现出不同的风格特征。

(五)标题音乐与非标题音乐

广义地说,凡借标题来说明乐曲内容的,就是标题音乐。早在16世纪欧洲已有,当时较多的局限于模拟音乐,至19世纪因浪漫乐派的提倡而得到发展。欧洲标题音乐的标题大致有以下三种情况。

(1)标题来自文学、戏剧、绘画等的题材:这类作品不但有标题,有的还有分段(或曲)小标题或文字说明。音乐和某些故事情节有联系,借标题易于唤起听众的联想。例如,贝多芬的《埃格蒙特序曲》、格里格的《培尔·京特组曲》、穆索尔斯基的《荒山之夜》《图画展览会》、圣桑的《动物狂欢节》和柏辽兹的《幻想交响曲》等。

(2)标题具有写意或写情的性质:此类作品着重表现某一概括的乐思,不具有情节性,凭借标题及其准确的音乐形象,听众能从自己的生活感受中引起比较自由的联想。例如,德彪西的《月光》、马斯涅的《沉思》、门德尔松的《春之歌》等。

(3)说明体裁的标题:如《摇篮曲》《小夜曲》《小步舞曲》《进行曲》《波罗涅兹舞曲》等。准确地说,这些并非乐曲的标题,只是体裁的名称,但有时被误认为是标题。有些体裁,本身就和一定的生活有联系,且具有某些典型的音乐特征,因此有助于听众理解乐曲。

在近代轻音乐中,常见用声乐曲改编的器乐曲,沿用了原有标题,其内容一般和原曲有联系,但不局限于原曲。

标题音乐按标题创作构思,在艺术手法上除表达感情外,有些具有一定的情节性、描写性,听众可借标题的启发,引起联想以理解乐曲。

凡不带有文字标题,仅有体裁名称的器乐曲就是非标题音乐,如《e小调小提琴协奏曲》《f小调浪漫曲》《第八交响乐》等。这类乐曲音乐的概括力强,艺术手法定型,结构严谨,它依靠音乐形象的准确、鲜明来感染听众,听众则凭借个人的生活经验、文化修养、音乐素养,不受约束的进行较为自由的联想来理解乐曲。

中国传统的民族器乐曲多数是有标题的。有两类标题:一类是标意性标题,标题和乐曲内容一致,可以启发、引导听众理解曲意,如《百鸟朝凤》《十面埋伏》《春江花月夜》《流水》等。另一类是标名性标题,此类标题来源于古代的词牌或曲牌(戏曲、说唱或歌舞),或以乐曲的结构特征、乐曲的用途或其他命名,如《浪淘沙》《柳青娘》《夜深沉》《八板》《行街》等。标题只能说明乐曲名称,不能说明曲意,曲意要由音乐本身来说明。

(六)为什么人们会喜欢听歌

大部分人看某个电影,看完一次后就不想看第二次,然而对于"音乐",他们却会"一遍又一遍"的听"很久很久"。这里面包含了什么秘密吗?这是因为客观世界中"物体"可以发出各种"声音",而这些物体又与我们的"切身利益"和"安全"紧密相关,于是那些"物体"的各种"声音"也同"危害与利益"等联系到了一起,而我们的"喜怒哀乐"又是与事物对我们的"危害与利益"相关联的,那么当我们听到类似的"声音"时,就会产生"情绪"上的变化(相当于条

第一章　音乐与欣赏

件反射）；同理，各种"声音"也可以引发各种"思考"。既然"音乐"可以帮助我们"加强情绪"和"思考"各种事物，那么我们自然会喜欢它。对于"电影"来讲，人们更多的是看"情节"，并吸取里面的"经验"，一旦看完了，一般不会有兴趣看第二遍了。而对于"音乐"来讲，人们是要通过"音乐"来感受各种"情绪"或"思考"各种"问题"，所以自然就会反复地"倾听"了。还有一种原因就是没有事情做，听音乐打发无聊的时间。

所以，可以依此推理出：人们在悲伤、烦恼时最喜欢一些伤感音乐，从而扩大自己相对应的情感，而这些情感又会产生一些解决问题的"动力"（就像恐惧时，产生很大的逃跑动力，慈母超常动力救子一样），进而解决相对应的问题。人们在思绪凌乱、烦躁不安时会喜欢听一些平静的轻音乐，从而引发各种"平静"和"调理顺畅"的感觉和情绪，进而有利于理智的解决问题和维持心理的健康。人们在愉快、有激情的时候，会喜欢听一些欢快、动感的音乐。喜欢思考一些奇怪或特别事物的人，就会听比较另类的音乐。各种电影片段配上相对应的音乐，创造出各种相对应的情绪氛围，会让我们更有感觉。

（七）通过音乐放松自我方法

选取自己喜欢的比较正面的音乐，自我放松，沉浸在音乐中，想想自己愉快的生活记忆，不用太认真地去听，在放松的时候可以浮想联翩。

闭目养神听着音乐，通常会唤醒比较好的记忆，让自己走神，开始想象、回忆美好的景象、生活经历等，像做白日梦，怎么高兴怎么来。人在听音乐时，身体进入了一种放松状态，心跳减缓、呼吸减缓、皮肤及肌电位下降、内啡肽增加、5-羟色胺增加，这都是生理进入了放松状态的标志，加上美好积极的想象回忆，实际上是给自己充电,提高生命活力。有些人在此时突然领悟到生活的哲理,找到解决问题的方法。这是人最佳、最具有创造力的生命状态。但如果心情不好,不要去听那种伤感的音乐。

(八)配乐学习显功效

养成在音乐中思考问题、阅读或写作业的良好习惯,因为音乐有掩蔽性,它可以挡住外来的音响对大脑的干扰,也可以阻止大脑内部其他信号的传递。音乐会提醒人们不要分散精力。

音乐声波的能量,本身就能对大脑的理疗和脑神经元的修复进行有益的补偿。它是一种美的信息,它通过声波刺激中枢神经,产生良好的安静的情绪,这种良好情绪可以焕发精神,刺激智力活动。

在有配乐的学习过程中,可以把人的注意力提高到这样的新水平:人在认真思考问题时,可能根本没有听到音乐,虽然它是那样悠扬地在耳边流淌过。人们可以体验一下:开始时,可明显地感受到音乐的力量,接着开始思考问题,这时只有一种美的感受,而且这样的美并不妨碍人的思考或写什么,再隔一会儿,不知为什么听不见音乐了,也听不见其他的一切,只知道正在思考的问题,而且思考得津津有味,思路也很开阔。停下来时,又会突然地听到音乐。再思考时,又会出现上面提示过的过程。最后,思考和学习有了成绩,人也不感觉累。特别应当指出的是,在思考一个段落后,音乐正在为人的大脑做"音乐体操"。

好的音乐是与生命同步、与宇宙同步的、有格式的、有规则的、组织严密的音响艺术品。在这个过程中,它给大脑以规范性的影响,人们能在音乐声波中有节奏地深度呼吸,不但可使人们的身体充满活力,而且可使人的智能和大脑充满活力。通过有节奏地深度呼吸,人可以使自己与大自然一起和谐地振动,同时开发出自己的潜能。当人进入了与大自然同步状态之后,人将具有更多的智力和其他能力,其中包括抵御疾病的能力。

十、音乐与健康

音乐对健康的功能表现在以下几个方面:一是声,通过"耳闻"与"神听"被大脑感知作用于人体;二是情,音乐作品表达的情绪悲、欢、喜、乐、安宁、平静、开阔、奔放、雄壮、高昂等直接作用于思维和人的机体,产生养生健身效果;三是意,即音乐的旋律、和声、配器、节奏、速度、调式与调性表现的整体效果,使听者产生想象和追逐,将听者带入一种现实的意境中,如高山、流水、森林、草原、清晨、风雨、阳光、月夜等不同的意境之中,使人获得满足和享受,达到调节思维和机体的效果;四是速,即音乐具有的快慢节奏和轻重缓急特性,快而强的音乐使人听之欲动,安静而祥和之音可使人心绪平和安闲,雄壮有力之乐使人精神抖擞,对人的思维与反应产生直接影响;五是波,即音乐声波产生的能量,会直接影响人的血脉跳动和脑细胞思维频谱。因此,音乐能量及音乐语言被人接收后会对神经系统、消化系统、血液循环系统和五脏六腑产生直接影响,同时作用于思维,影响心理与情绪变化,达到健身治病的效果。

(一)音乐对心理的影响

音乐具有调节躯体内脏各组织器官功能活动的作用。其实,音乐对人的生理与心理的调节作用,早为古人所注意。《礼记》中记载了音乐与人的心理活动的关系。古希腊人也已认识到音调对不同人的情绪影响是有差异的。例如,当时认为 A 调高扬,B 调哀怨,C 调和爱,D 调热烈,E 调安定,F 调淫荡,G 调浮躁。亚里士多德最推崇 C 调,认为 C 调最适宜陶冶青年人的情操。现代研究表明，不同的音乐对调节人的情绪会产生不同的效果，如A调柔情，B调恬静，C调果敢，D调热烈，E调舒缓，F调和悦，G调平静。在我国的五声音阶中，宫音悠扬和谐，可助益饮食；商音热烈奔放，可制止躁怒；角音安舒流畅，可助人入眠；徵音激情咏越，可通调血脉；羽音透彻柔和，可启迪心灵。当人们听到某种乐曲时，往往可激活记忆中枢系统，引起人们对往事的回忆，沉醉在回忆的情景之中。

康德说过："音乐是高尚机智的娱乐，这种娱乐使人的精神帮助了人体，成为肉体的医疗者。"悦耳的音乐可以改善神经、心血管、内分泌和消化系统的功能，促进人体分泌有益于健康的激素、酶、乙酰胆碱；可以调节血液流量、神经传导、胃肠蠕动、肌肉张力和新陈代谢；可以增强呼吸功能，提高应激能力，调整神经系统，提高大脑灵性。

情感的诱发往往与主体接受外来事物的刺激有着直接关系，听觉、视觉、触觉都可能引起对感觉器官的刺激。在缺少刺激物的情况下，主体自身的心理活动也可以促使其产生不依赖于外部刺激的情绪和情感体验。作曲家在音乐创作的过程中经历了情感激发的过程，或者称之为情感积累、情感塑造等，也就是在内心激发、建立起一种情感体验。然后通过知情会意的联合而复杂的作用，用音乐的要素和形式表达出来。演奏者以音乐活动引发并表达内心的情感体验，且表演者的情感体验随着练习的增加而不断变得深刻、细腻、习惯化。最终，情感、表现技巧和音乐文本融合为一体，巧夺天工。对音乐欣赏者来说，情感激发则是心理活动的主要内容。欣赏者跟随音乐的引导进入一种相应的情感体验状态，引发相应的生理变化，打击乐令人亢奋，轻音乐让人放松，缓慢的中国古典音乐则让人沉静。

音乐欣赏以音响为情感的触发点，以听觉为基本条件，以想象为基础。由音乐激发起来的情感具有一定的时间性、波动性、善变

第一章 音乐与欣赏

性、模糊性和流动性,因而欣赏适当的音乐能够起到良好的心理净化、自我调节、情感平衡、压力缓解和移情作用。音乐情感的产生通常经历由无到有、由弱到强、再由强到弱的过程,基本分为发生、高潮、结束三个阶段。情感达到高潮时,往往会产生一定的情感冲动反应,并且经常伴随有动作表现,心理学家把这种现象称为"表情动作",就是所谓的"闻乐生情""手舞足蹈"的现象。

音乐除了与喜、怒、哀、乐等个人性情感相互作用之外,还和人的高级情感,如道德感、责任感、理智感、美感等有深刻的关联。这些情感又称为社会性情感,它们更多地与人的经历和信念系统相关,影响到人对音乐的创作、体验和评价。在音乐与个人情感的交互作用中,仍然可以清楚地看到情感的自我控制在音乐中的作用。一个因悲痛而放声痛哭的人与表达悲痛的艺术家的区别在于情感表达的心理过程中是否经过了意识的选择、控制和调整。放声痛哭的人用眼泪、哭号和捶胸顿足等基本方式表达着自己的情绪,处在强烈的情绪之下,并被这种情绪占据着,注意范围缩小,意识功能降低,语言表达功能减弱,自控力降低。音乐家通过音乐表达情感的过程实际上是对情感的超越和整合,是一种复杂而具有自愈作用的心理过程。

人们听到不同的音乐时的感受往往是不一样的。有的乐曲能使人心情舒畅,精神得到休息;有的乐曲则能激动人心,增加生命活力;有的乐曲缺乏趣味,往往能催人入睡;有的乐曲却令人感到声音杂乱刺耳,难以忍受。这些乐曲之所以使听众产生不同的感觉,其原因可能与乐曲的好坏,表演者的技能,听众音乐素养及心情状态等因素有关。音乐不仅作用于听觉中枢局部,产生听觉效果,还作用于有关情绪的其他神经中枢,已知下丘脑与情绪反应的关系密切。研究表明,如果将猫间脑以上的大脑切除,只保留下丘脑以下的中枢部分时,就会出现张牙舞爪的搏斗动作,好像人类愤怒时的应激性躯体反应一样。这说明下丘脑内有调控情绪反应的中枢,也说明正常动物的大脑对下丘脑情绪反应中枢有抑制作用。除下丘脑与情绪反应有关外,大脑皮质上的海马、穹隆、叩带回、岛叶的前部都有调节情绪反应的作用。

当我们听到慷慨激昂的乐曲或如泣如诉的乐曲时,随着音乐的变化,就会引起人体情绪的变化,随着情绪的变化,就会引起躯体与内脏也发生相应的变化。不同情绪对躯体和内脏的作用是不同的。由于我们对人类各种微妙情绪形成的机制认识得还很不清楚,所以至今仍很难控制各种情绪和相应的躯体反应去很好地进行某种比赛活动,取得优秀的比赛成绩。在这里我们仅从中选择出几种对人体心理、情绪起主要作用的有效因素进行讨论。

音乐是由一定声波频率、幅度和节奏等因素组合成。若改变其中任何一种因素,就可使其发生变化,从而形成不同的音乐效果。人们能听到的声波频率介于16~20 000赫兹。不同频率的声波,都需要达到一定强度时才能被人感受。这种能引起听觉的最小声波振动强度,称为听阈。随着声波振动在一定范围内的增强,听觉的感受程度也会相应地有所增强。但是,当声波振动的强度升高到一定限度时,常会因鼓膜振动过强,使人产生疼痛感觉。我们把这个声波振动强度,称为最大可听阈。不同频率声波振动强度各有独特的听阈和最大可听阈。两者间的范围,称为听域。正常人听到的最敏感的声音频率范围介于1 000~3 000赫兹。平常人们说话的声音频率较低,约为中等强度。频率高的声波,其音调就高。高音调的乐曲,容易使人心情激动,情绪高涨。频率低的声波,其音调就低。低音调的乐曲,常能使人从烦躁情绪中解脱出来,使心情变得安定镇静或进入沉思状态。

由于声波振幅的不同,才能使人感到声音的强弱。通过乐曲中音符强弱的节奏变化,就容易使人的心情产生与乐曲旋律发生共鸣的感觉和行为表现。例如,当听到圆舞曲强弱的节拍变化时,往往能使听众情绪奔放,闻声起舞。

第一章 音乐与欣赏

声波频率与其幅度,往往是结合在一起作用于人体的。音色也是能被人感受的又一种声波因素。自然界物体振动产生的声音,往往是由多个纯音正弦波组合成的复合音。每个纯音,包括振幅较大、频率最低的基音和若干个振幅较小、频率较快的泛音组成的。由于其中泛音的频率和振幅不同,所以不同物体振动产生的声音,虽具有同一音调和强度,但各自的声音特性不同,这种声音特性称为音色。例如,用小提琴、二胡、钢琴等乐器同时演奏同一首乐曲时,人们仍然能从中辨别出各种乐器发出的声音。不同音色的声音,具有不同的音乐效果,小提琴能发出多种动情的旋律,二胡能产生柔情绵绵的声音,钢琴能产生激情奔放的旋律。各有各的特色,当把它们共同组在一起时,就能编织成一首音色多彩、美妙动听的乐曲。

(二)音乐对生理的影响

音乐对的生理反应主要表现在脉搏、皮肤电反应、呼吸频率、血压、肌肉紧张度、皮肤温度、激素分泌、脑波等方面的变化。

(1)心率或脉搏:音乐欣赏对人体心率或脉搏的影响可以是增加、减少或者保持不变。研究发现,当使用的刺激为刺激性的音乐,例如进行曲风格的音乐、节奏性旋律、高响度状态、白噪声、快速的刺激性节奏和突然的声音刺激,可导致心率的上升;而使用的刺激为镇静性的音乐,如"压抑"的音乐、慢速或放松的音乐、安静的古典音乐、柱式和声等,可导致心率的下降。

(2)皮肤电反应:又称为皮电反应,通过测量皮肤导电系数得到结果。其方法是通过两个金属电板置于皮肤上,对两点之间的微小电压进行测量。其生理过程是由自主神经活动引起的皮肤内血管的收缩或舒张,以及受交感神经节前纤维支配的汗腺活动变化。研究表明,皮肤电阻的变化与被试者对音乐的喜好及激动情绪存在相关性。

(3)呼吸频率:指人体每分钟的呼吸次数。研究表明,音乐和音量的刺激可有效地引发呼吸频率的增加,如在欣赏大声的音乐或大调音乐时,呼吸频率可增快;欣赏活泼且充满动力的古典音乐时,呼吸频率可增快;欣赏柔和的爵士乐和舒缓的古典音乐片段时,会出现呼吸增加。也有研究发现,通过听觉节奏暗示可成功地形成呼吸同步现象,如反复听摇篮曲时,会有呼吸同步现象出现。

(4)血压:研究表明,使用刺激性音乐时,听者的血压会上升;使用镇静性音乐或是"自选的"音乐时,血压会下降。还有研究显示,当听者通过欣赏音乐感到松弛和抚慰时,血压是下降的。

(5)肌肉紧张度:研究表明,选用了镇静性音乐或者放松的音乐,显示出肌紧张的显著变化,如镇静性音乐更容易使肌肉放松,而刺激性较强的音乐会引起肌紧张的增加;痉挛性脑瘫的成年人在欣赏镇静性器乐演奏时,上臂及手指的伸展肌的紧张程度有较大幅度的下降。通过改变音乐节奏观察肌电图的变化,结果显示肌电图在平均节奏的情况下变化减少,而不同的节奏情境下两块拮抗性肌肉的肌电图图形变化产生了显著的效应。

(6)手指或边缘皮肤温度:研究发现,在大多数情况下欣赏音乐时手指温度显著提升,如听镇静性音乐、自己喜好的音乐或是轻松的音乐时,手指温度显著提升。

(7)内分泌、激素、细胞免疫:由于音乐产生的影响在一定程度上并非是单一的,这种影响可能出现在任何复杂的交互作用中,由此人们逐渐认识到,音乐能引起诸如内啡肽、皮质醇、促肾上腺皮质激素、白介素、分泌性免疫球蛋白等生化成分的变化。通过对唾液、尿液或者血清中的激素水平进行测量,发现音乐与激素水平有一定的关系。有研究显示,在给龋齿患者及外科手术患者治疗中播放音乐,对被试者进行血样采集分析,结果发现促肾上腺皮质激素与对照组相比有明显改变。还有研究显示,在一定的音乐想象

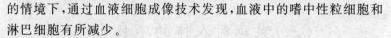

的情境下,通过血液细胞成像技术发现,血液中的嗜中性粒细胞和淋巴细胞有所减少。

(8)脑电图:由于神经元的活动,大脑表现出稳定的电活动状态,这些活动性质的变化取决于有机体当前的状态。临床上可根据脑电图来监控大脑的电活动。当人在紧张状态下,大脑产生的是β波(14~30赫兹);当人感到睡意蒙眬时,脑电波就变成θ波(4~7.5赫兹);进入深睡时,脑电波形成δ波(0.3~3.5赫兹);当人的身体放松,大脑活跃,灵感不断的时候,就导出了α脑波(8~13赫兹)。在研究音乐与脑电图的关系时,被试者在执行音高辨别任务中,当间隔为1/4音程时,脑电图显示被试颞区的脑电波振幅降低。当莫扎特音乐的节奏强烈的部分出现时,α波就会出现;在脑电图中α波形的最高点随着音乐节奏的变化而变化。但也有研究发现,在振奋性(较快的)音乐和镇静性(较慢的)音乐之间,α波的出现差异不显著。

音乐是否对大脑的结构造成影响,是科学家们一直有研究的课题。通过研究大脑影像资料发现:经过一段时间学习的乐器组成员比对照组胼胝体矢状面面积明显增加,同时音乐训练强度和胼胝体前部面积增加呈正相关。利用磁共振成像技术进行的研究进一步证实,专业音乐被试者的左颞平面较非专业音乐被试者更加偏左。7岁前就开始音乐训练的专业音乐被试者,或者那些拥有绝对音高辨别能力的被试者,其左颞平面比其他专业音乐被试者和非专业音乐被试者要大。研究人员认为,这些区别与早期的双手训练相关。另外,在弦乐演奏者和非弦乐演奏者之间,弦乐演奏者的右初级躯体感觉皮质更大,总神经元活动更活跃。而且弦乐演奏者开始学习器乐的年龄越早,这种变化就越明显。

（三）噪声对人体的不良影响

音乐种类繁多,不一定都是悦耳动听的。只有那些具有适当强度,频率和节奏的声音或两种以上频率成整数比的和声,才能使人产生悦耳的感觉和有益的健康的良好情绪。有些乐曲虽然也自称其为音乐,但是其声音强度过大,频率过高,节奏杂乱无章,使人不堪入耳,心烦不快,产生不良的情绪反应。这种有损于健康的情绪反应称之为略性情绪反应。这种音强、音高和节奏混乱不协和的声音,不应称其为乐音,而应称其为噪声。当人们听到这些噪声时就会产生焦虑不安的情绪,在这种情绪的影响下可使排便次数增频。在忧虑状态时,可使消化液分泌增多。在悲伤时易流泪,愤怒时可引起心搏和呼吸频率增快,血压升高。过分惊吓时反而可使心跳过缓。如果长期处于紧张情绪状态时,往往会使自主神经功能紊乱,甚至可能诱发疾病。

（1）噪声会伤害耳蜗的感觉发细胞:一旦感觉发细胞受到伤害,则永远不会复原。感觉高频率的感觉发细胞最容易受到噪声的伤害,因此一般人听力已经受噪声伤害了,如果没有做听力检验却往往不自觉,直到听力丧失到无法与人沟通时,却为时已晚。早期听力的丧失以 4 000 赫兹最容易发生,且双侧对称。病患以无法听到轻柔高频率的声音为主。除非突然暴露在非常强烈的声音下(如枪声、爆竹声等),听力的丧失也是渐进性的。人短期处于噪声环境时,即使离开噪声环境,也会造成短期的听力下降,但当回到安静环境时,经过较短的时间即可以恢复,称为听觉适应。如果长年无防护地在较强的噪声环境中工作,在离开噪声环境后听觉敏感性的恢复就会延长,经数小时或十几小时,听力可以恢复,称为听觉疲劳。随着听觉疲劳的加重会造成听觉功能恢复不全。因此,预防噪声性耳聋首先要防止疲劳的发生。一般情况下,85分

第一章 音乐与欣赏

贝以下的噪声不至于危害听觉,而 85 分贝以上则可能发生危险。统计表明,长期工作在 90 分贝以上的噪声环境中,耳聋发病率明显增加。

(2)急性噪声暴露常引起高血压:在 100 分贝的急性噪声中暴露 10 分钟,肾上腺激素分泌升高,交感神经被激动。在动物实验上,也有相同的发现。虽然流行病学调查结果不一致,但最近几个大规模研究显示,长期噪声的暴露与高血压呈正相关。暴露噪声 70~90 分贝 5 年,其患高血压的危险性高达 2.47 倍。

近年来,一些专家提出了"环境激素"理论,指出环境中存在着能够像激素一样影响人体内分泌功能的化学物质,噪声就是其中一种。它可使人体内分泌紊乱,导致精液和精子异常,长时间的噪声污染可以引起男性不育;对女性而言,则会导致流产和胎儿畸形。在其他方面的研究到目前仍无结论,尚待进一步的探讨。

(3)噪声会影响睡眠:人类有近 1/3 的时间是在睡眠中度过的。睡眠是人类消除疲劳、恢复体力、维持健康的一个重要条件。但环境噪声会使人不能安眠或被惊醒,在这方面,老年人和患者对噪声干扰更为敏感。当睡眠被干扰后,工作效率和健康都会受到影响。研究结果表明:连续噪声可以加快熟睡到轻睡的回转,使人多梦,并使熟睡的时间缩短;突然的噪声可以使人惊醒。一般来说,40 分贝的连续噪声可使 10% 的人受到影响;70 分贝可影响 50%;而突发动噪声在 40 分贝时,可使 10% 的人惊醒,到 60 分贝时,可使 70% 的人惊醒。长期干扰睡眠会造成失眠、疲劳无力、记忆力衰退,以致产生神经衰弱症候群等。在高噪声环境里,这种病的发病率可达 50%~60%。

(4)噪声对语言交流的影响:轻则降低交流效率,重则损伤人们的语言听力。研究表明,30 分贝以下属于非常安静的环境,如播音室、医院等应该满足这个条件。40 分贝是正常的环境,如一般办公室应保持这种水平。50~60分贝则属于较吵的环境,此时脑力劳动受到影响,谈话也受到干扰。当打电话时,周围噪声达65分贝则对话有困难;在80分贝时,则听不清楚。在噪声达80~90分贝时,距离约0.15米也得提高嗓门才能进行对话。如果噪声分贝数再高,实际上不可能进行对话。

在高频率的噪声下,一般人都有焦躁不安的症状,容易激动的情形。有人研究发现噪声越高的工作场所,意外事件越多,生产力越低,此项结果仍有争论。

不少人认为,20世纪生活中的噪声是造成心脏病的原因之一。长期在噪声环境下工作,对神经功能也会造成障碍。在实验室条件下进行的人体实验证明,在噪声影响下,人脑电波可发生变化。噪声可引起大脑皮质兴奋和抑制的平衡,从而导致条件下反射的异常。有的患者会引起顽固性头痛、神经衰弱和脑神经功能不全等。症状表现与接触的噪声强度有很大关系。例如,当噪声在80~85分贝时,往往很易激动、感觉疲劳,头痛多在颞额区;95~120分贝时,作业个人常前头部钝性痛,并伴有易激动、睡眠失调、头晕、记忆力减退;噪声强到140~150分贝时不但引起耳病,而且发生恐惧和全身神经系统紧张性增高。

(四)音乐对身心健康的综合作用

音乐之所以对身心健康产生作用,主要是通过"声波振动"的形式,刺激人体"共振"而发生作用的。人体内的细胞在生命运动中都在做微小的振动,称为"微振"。而大脑皮质中的细胞这种"微振"显得更加活跃,在其"指挥"下,人体周身所有细胞都按照一定的节奏做"共振"运动,以此维持人体各自成分发挥其功能作用,因此说"人的生命在于运动"。

音乐是经过加工、组织后的乐音而形成的,再通过演唱、演奏

第一章 音乐与欣赏

产生艺术效果。那些具有适应其个体并能对其身心健康产生激励作用的音乐不妨称为"良性音乐",通过音乐者的演唱、演奏,以声波的形式传递到大脑皮质。当这种音乐的节奏通过旋律美感作用于大脑皮质时,大脑功能心理感受就会发生"响应",并转化成生理反应;当音乐的节奏与人体生理的"微振"节奏合拍时,就会出现"共振",人体内"微振"加强,导致人心理情绪兴奋,产生快感。同时,音乐容易使人进入冥想之中,处于暂时的忘我状态,从而使人达到深度放松的效果,这样就能减少或降低人的焦虑、紧张、压抑等负面情绪,心理感受则能转化为正面效应。人的五官七窍都通于大脑,而大脑是客观事物转化为心理现象的生理机制。也就是说,心理现象是大脑的功能。此时,大脑皮质接收到激励信息后表现为心理暗示,全身各系统受其暗食指挥,迅速调整状态,积极响应,呈良性功能运转,使人在心理和生理上都处于一个最佳状态。

人是通过对音乐的心理感受再将信息传递给大脑皮质的,大脑皮质根据这些信息发出指令,通过中枢神经系统下达给人体各个系统,从而平衡调节各系统的"统一行动"。不论什么人,对于音乐来说都有着共同的接纳感,差异只是因性格、性别、年龄、爱好及所处的特定环境和情绪影响其接纳度不同而已。同时,不同的人对音乐的类型、风格、形式及节奏、旋律认同程度和要求也不一样。也就是说,不同的音乐对不同的人产生的作用也会不同。因此,对于每个人来说都有其自己在特定环境、时间内的"良性音乐"。这样的音乐才能对其产生激励作用,从而起到调整中枢神经兴奋与抑制作用,并使之趋于平衡,达到消除紧张、解除疲劳、稳定情绪,使内分泌、免疫、心血管、消化等人体各系统发挥最佳功能运转,延缓人体的重要器官的衰老进程,提高防御疾病侵蚀的免疫力,使生命质量得到提升,寿命得到延续。一旦人的中枢神经系统失衡,就会产生萎靡不振、心情烦躁、情绪恶化等心理学现象,甚至导致人

音乐养生

体其他重要系统功能出现紊乱。

音乐以同频声波激励人的神经系统,起到调节平衡作用,再通过人的神经系统调控人体其他系统、器官、组织的功能,来促进人体的身心健康。

旋律实际上是音乐的灵魂,它塑造音乐的具体形象。人随着旋律线条的起伏,发生情感反应,把聆听者带入音乐王国的想象世界之中。旋律是人类感情的表现,一首旋律十分优美的抒情乐曲,能使人体产生多种感受和反应,相当于"补药",人们通过音乐表现的美感,感受到生命的美好,情绪得到"补位"调整,心理上表现积极向上,生理上反映新的生机活力,中枢神经的兴奋与抑制出现平衡,人体各大系统积极"响应",人体功能进行正常运转。因此,一首旋律优美的乐曲适用于任何疾病患者的治疗和保健。

音乐以多种节奏来表现乐曲不同的意境,同时对人体也会产生各不相同的作用。一般情况下,人对快节奏音乐感受是欢愉、乐观、兴奋,因此对心情忧郁、情绪悲观及消化系统疾病患者有积极的治疗保健作用;而人对慢节奏乐曲感受则是多重的,慢节奏乐曲既能驱除疲劳、消除紧张,又能抑制兴奋、狂躁情绪,因此心情忧虑、情绪压抑的人不宜多听。

音乐通过强弱的变化来表达乐曲情感,人体也会随之感受发生情感变化,甚至出现入迷状态。这对心理疾病患者及长期保持一种心态的人能起到调节心态、平衡节律的作用,但心脏病患者不宜听强弱差过大的乐曲。

大多音乐的风格都离不开民族性,曲调的风格实际上是展现民族风格的。而我们生活在地球上的每个人都具有各自的民族情结,只要听到"乡音"都会产生一种特有的感受,就有一种周身热血沸腾的感觉现象。这是因为神经系统接到特定信息后产生的特殊感受而发生作用。因此,神经系统疾病患者多听"乡

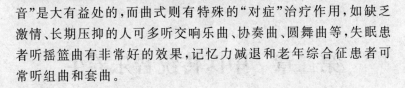

音"是大有益处的,而曲式则有特殊的"对症"治疗作用,如缺乏激情、长期压抑的人可多听交响乐曲、协奏曲、圆舞曲等,失眠患者听摇篮曲有非常好的效果,记忆力减退和老年综合征患者可常听组曲和套曲。

第二章　中医传统音乐养生

一、概　述

(一) 音乐养生的古往今来

人类很早就已经认识到，音乐与疾病治疗有着密切的联系。实际上，音乐是人类最古老的治疗方法之一。在人类社会早期，关于音乐治疗疾病的观念，是通过迷信仪式反映出来的。我国古籍《群经音辨》中有"乐，治也"之说，明确了音乐是一种治疗疾病的手段。运用音乐来调剂人们的精神生活，改善人们的精神状态，从而起到预防、治疗某些心理情志疾病的作用，这在我国已有很早的文字记载了。战国时代的公孙尼在《乐记》中说："凡音之起，由人心生也，物使之然也。"明代医学家张景岳在《类经附翼》中说："乐者音之所由生也，其本在人心之感于物。"这就是说，音乐首先感受于人心，而心在中医生理学中又主宰着人的神与志。一曲活泼欢快的乐曲能使人振奋精神，激发情趣；而一首优美雅静的乐谱却让人畅志抒怀，安定情绪。相反，一曲悲哀低沉的哀乐，却能催人泪下，悲切不已。这就是所谓外因通过内因来调节心理上的不平衡状态。音乐对于人的心理具有康复情志、娱乐养生的意义。

音乐养生、治病的历史至少可以追溯到春秋战国时期。中国人讲求人与自然相统一，通过阴阳、五行等认识世界的方法，将音

第二章 中医传统音乐养生

乐与人的生理、病理、治疗联系起来,借助音乐的特殊功能,在人体脏腑、气血中建立一种阴阳平衡的和谐关系,达到"乐与人和"的目的。音乐的作用这样巨大,就像《左传·襄公十一年》中所说:"如乐之和,无所不谐。"金元时期的张从正在《儒门事亲》这本影响深远的医著中写道:"好药者,与之笙笛不辍。"

中国人在远古时代就创造了音乐。《吕氏春秋·古乐》中有这样一个故事,"帝尧立,乃命质为乐。质乃效山林溪谷之音以作歌,乃以麋鞈冒颠而鼓之,乃拊石击石,以像上帝玉磬之音,以致舞百兽"。故事说的是尧称帝时,让一名叫质的人作乐,于是质模仿着山林溪谷中的各种各样大自然的声音做成音乐,并且把捕获的兽皮蒙起来做鼓敲打、用石块相击来伴奏,还装扮成各种各样的动物和着音乐跳舞。这个故事说明在那样遥远的时代,就已经有了原始音乐和舞蹈。

我们的先人在劳动和生活中模仿着大自然的声音,仿效"凤凰之鸣"而成音律,仿效"山林溪谷之音"而成歌。他们用"天籁""上帝玉磬之音"这样的字眼来描述大自然中优美的音响。《易经》中记载:"同声相应,同气相求",说明我国音乐养生的历史悠久,它比俄罗斯学者 Altshuler 在 50 多年前才提出,而后被各国音乐治疗家所认同的"共振原理(ISO Principle,ISO 源自希腊字 isos,原意为相同、相近、均等的意思,所以也有人译为同质原理)"早了好几千年,而且含义更加深刻。医和大概是我国历史上有记载的最早音乐治疗专家,春秋时代,秦医和为晋平公诊病,就对音乐与健康的关系做过深刻论述。医和说:"先王之乐所以节百事也,固有五节,迟速,本末以相及。中声以降,五降之后不容弹矣;于是有繁手淫声,堙心耳,乃忘平和,弗听也;物亦如之,至于烦,乃舍也已,无以生疾。君子之近琴瑟,以仪节也,非以心也;天有六气,降生五味,发为五色,徵为五声,淫生六疾。"对于音乐治疗中如何选用音乐的问题医和已说得较为清楚。孔子、庄子、荀子、韩非子作为一代思想家，也都对音乐养生有自己的独到见解。孔子提倡音乐应"中声以节"；庄子的"无听之以耳，而听之以心，无听之以心，而听之以气"的精辟论述其实已涉猎了音乐欣赏心理。荀子提倡礼乐治人、治国。

自唐宋以来，音乐空前繁荣，音乐的养生和治疗作用被人所知晓，利用音乐治疗疾病已较广泛地应用于临床。深谙音乐之理的伟大诗人白居易在诗篇中有很多关于音乐养生的诗句。《好听琴》诗曰："本性好丝桐，心机闻即空，一声来耳里，万事离心中；清畅堪销疾，恬和好养蒙，尤宜听'三乐'，安慰白头翁。"诗句强调了音乐对人的心理调节功能。北宋大文豪欧阳修在《欧阳文忠公集》中说：他曾因忧伤政事，形体消瘦，屡进药物无效。后来，孙道滋以"宫声数引"治愈了"幽忧之疾"。欧阳修深有感触地说："用药不如用乐矣。"这可以算是我国历史上以音乐治病的典范事例之一。

金元时期，张子和善用音乐治病，如在《儒门事亲》中记载："以针下之时便杂舞，忽笛鼓应之，以治人之忧而心痛者"等。张子和还提出"好药者，与之笙笛"，提倡学习乐器，以提高音乐素养来冲淡疾病的痛苦。

至明清时期，音乐养生得到了进一步的发展，对音乐治病的机制研究有了进一步的认识。明代的张景岳对音乐养生推崇备至，并对其治病机制研究颇深，他在《类经附翼》中对音乐养生有专篇《律原》进行了论述，提出音乐"可以通天地而合神明"。明代龚居中提出"歌咏可以养性情"。清代名家吴师机尤其重视音乐养生的作用，他说："七情之为病也，看花解闷，听曲消愁，有胜于服药者矣。"医家徐迪、万全、张潮均有关于音乐疗疾的病例记载。清代医书《医宗金鉴》更进一步深入地将如何发五音，五音的特点与治病的机制作了详细描述。

第二章 中医传统音乐养生

（二）中医重视音乐养生

《黄帝内经》中，有心、肝、脾、肺、肾等五脏的生克关系，结合宫、商、角、徵、羽五音和喜、怒、忧、思、悲、恐、惊七情，对人体发病的病因病机及治疗有过如下的论述："宫为脾之音，大而和也，叹者也，过思伤脾，可用宫音之亢奋使之愤怒，以治过思；商为肺之音，轻而劲也，哀者也，过忧伤肺，可用商之欢乐使之高兴，以治过忧……"中医学认为："天有五音，人有五脏；天有六律，人有六腑"。《黄帝内经·素问》中说："脾在音为宫，肺在音为商，肝在音为角，心在音为徵，肾在音为羽。"那么，为什么五脏能与"五音"相应呢？这要从中医"形神统一"的整体观加以理解。朝鲜金礼蒙的《医方类聚》中说："脾好音乐，丝竹（乐器）才闻，脾即磨矣。"研究表明，音乐确能促进消化液的分泌和吸收功能。从脏腑学说来说，五音合五脏，从五行学说理解，心属火、脾属土。音乐感受于心，然后根据五行生克规律，即"火能生土"，故心受之能对脾胃产生影响。其他各脏的原理也基本如此，都是通过音乐所产生的精神意识活动来使"五脏以应五音"的。所以，《晋书·律历上》中说："是以闻其宫声，使人温良而宽大；闻其商声，使方廉而好义；闻其角声，使人恻隐而仁爱；闻其徵声，使人乐养而好施；闻其羽声，使人恭俭而好礼。"说明音乐不但影响感情变化，而且也包括情志变化。

音乐养生在现代医疗中也已被广泛采用，它对人心理的影响可直接而迅速地表现出来，它对生理的影响（如心率、血压、血流、胃肠蠕动等）也显而易见。一曲节奏明快、悦耳动听的乐曲会把人带入音乐之中，拂去心中的不快，乐而忘忧，此时体内的神经体液系统处在最佳状态，从而达到调和内外、协调气血运行的效果；一曲威武雄壮、高昂激越的乐曲，可使人热血沸腾、激情满怀，产生积极向上的力量；而一哀怨缠绵的乐曲，会令人愁肠百结、伤心落泪。

音乐养生

因而老年人欣赏音乐,应该选择那些健康、高雅、曲调优美、节奏轻快舒缓的音乐,达到消乏、怡情、养性的目的。不少医院和疗养院采用为患者播放优美轻音乐的办法,治疗高血压、心脏病、哮喘等疾病,取得了较好的效果。

说到音乐,就不能不提到戏曲。好戏能把人唱醉。戏剧有角色,有情节,能感人肺腑,动人心灵,可以使人哭,也可使人笑,是治疗七情为病的良药。当然,观看戏剧必须根据不同情形、不同心情有所选择。凡情绪低落、忧郁的人,应当选择热闹、欢快的喜剧或结果使人欣慰的戏,因热闹戏有振奋精神、增补元神的作用。凡情绪狂躁、亢奋的人,则应当看恬静充满柔情的戏,才能刚柔相济,有利于养生。

唱歌也是一种很好的养身的方法。唱歌能锻炼心肺功能,又能宣泄人的感情,吐出心中郁闷,增加呼吸量,增加胸廓扩张的程度与心脏搏动的频率,对人很有好处。中医学认为,"脾之志忧,中气郁结,长歌以泄郁"。歌唱还和养生功一样,有促进全身气血流通的作用。各代养生功家更于实践中观察和总结出不同发音对身体能产生不同的作用,创造了多种吐音练气法。歌唱和养生功的"吐音法"一样,让人处于精神高度集中的状态,杂念全无,姿势端正,腹式丹田呼吸,发出各种长短高低不同的声音,对调节情志,舒通气血自然有很好的作用。现代医学在临床上让患者唱歌来治疗咽喉炎、气道阻塞、气管炎、哮喘病等,常收到药物达不到的效果。

1984年,湖南省马王堆疗养院创建了我国第一所心理音疗室,运用音乐这一艺术手段,对数百名心理失调和心身疾病患者进行治疗。结果表明,音乐对于头晕、失眠、多梦、心烦、心悸、胸闷、肌颤、腹胀等症状有良好的疗效。

人在欣赏和创造音乐美的过程中,人体的功能得到训练。诺贝尔生理学、医学奖获得者,美国神经生理学家罗杰·斯佩里的研究发现,人的逻辑思维的控制中枢在大脑左半球,人的形象思维的

第二章　中医传统音乐养生

控制中枢在大脑右半球,在欣赏和创造音乐美的过程中,常常使左手得到锻炼的机会,使大脑皮质形成新的兴奋点,从而加强右半球的训练并使两个半球协调发展,使原来处于紧张状态的部分得到抑制和休息,使大脑各部趋于平衡,有利于调节各系统、各器官的功能。人在精神愉快时体内可分泌有益于健康的酶和乙酰胆碱等化学物质,以调节血流量和兴奋神经细胞,这对神经系统疾病有较好的预防和治疗作用。研究表明,优美的音乐能使人体分泌一些有益于健康的物质(如激素、酶等),可起调节血流量与神经细胞兴奋的作用;音乐能使胃的蠕动变得有规律,并能促进唾液的分泌,对溃疡病、胃肠神经官能症、高血压病、神经衰弱、癔症、脑外伤后神经官能症、绝经前后诸症、老年痴呆、智力发育障碍、癌症等有辅助治疗作用;音乐能够益智养生,延年益寿,正所谓"听曲消愁,有胜于服药矣"。心理学家巴甫洛夫早期曾专门研究过消化过程,发现音乐与消化功能密切相关,如果音乐能够引起愉快的情绪,将促进消化液的分泌,有助于食物的消化。胃、肠道蠕动都是有规律的运动,会受音乐节奏的影响,人们在用餐时听一些柔和、缓慢、声调不高、能引起愉快反应的音乐,则有益于人体食物的消化吸收。孕妇欣赏轻快柔和的乐曲,不仅可以使胎儿大脑发育良好,同时可以减少孕妇怀孕期间的诸多不适感,还有助于分娩,减少疼痛。儿童多听优雅的乐曲,可以促进大脑的发育,提高想象力。老年人欣赏古今雅曲,有助于推迟大脑的老化,哼唱年轻时喜爱的乐曲,还能唤起失去的记忆。无论男女老少,在悠扬的抒情曲和轻音乐中休息,都能迅速消除疲劳,使人身体轻松,心情愉快,而起到防病治病的作用。

　　元代名医朱丹溪说:"乐者,药也",不仅表明了"乐"和"药"的繁体字在字音、字形上的同源,也暗示了两者对人的生理和心理的相同影响。明代张景岳在《类经附翼》中说:"律乃天地之正气,人中之声也……律历之数,天地之道也。"中国文化是一个有机生成的整体,在"天人合一""阴阳五行"等理论的浸润下,古代音乐养生思想显示出的"养生生活化""治未病""形神共养""养心养德"等思想和中医养生文化表现出一种同声相应、同气相求的文化呼应。

挖掘中国传统音乐养生思想的精华,不仅可以丰富中医养生思想,拓展中医养生视野,而且提供了更为多样的中医治疗手段,如音乐结合针灸治疗法。在针灸过程中,对脑瘫患儿实施音乐疗法,针刺15分钟,能明显缓解脑瘫患儿针刺治疗中的焦虑、疼痛感,使之心率更趋稳定。现代研究表明,音乐包含了可以听到的声音(听觉刺激)和可以感觉到的声波振动(触觉刺激),不同的音乐可以使人产生不同的生理反应:它不仅可以引起心率、脉搏和血压的变化,而且还可以引起皮肤电位反应、肌肉电位和运动反应;同时,还可以引起内分泌和体内活性物质(肾上腺素、去甲肾上腺素、内啡肽、免疫球蛋白)及脑电波等发生变化。

研究发现,古琴音乐的旋律接近脑电波"α波"的波长,即波动频率在每秒7～12次,因此能诱导被称为"放松波"的"α波"出现,并可分泌β-内啡肽这种使人产生愉快感的化学物质。

医学史上说"巫医同源",音乐史上说"巫舞同源"。早在几百万年以前,"巫、医、舞"便同为一体,在传统文化这个大的体系中,医学和音乐显示出同声相应的文化共振,同样深邃的人文关怀,殊途同归的终极目标——以人文本,对人的终极关怀。"以乐养形"注重音乐对人的生理功能的改变和影响,属于生物学范畴;"以乐养神"强调音乐调节精神情志的作用,属于心理学范畴;"以乐养德"不仅体现了人类在道德上的自我完善,也是人们用音乐调节人与人、人与社会的关系,属于社会学范畴。这正符合了"生物-心理-社会"的现代医学模式,即1948年世界卫生组织提出的全新的健康概念,"健康是身体上、精神上和社会适应上的完好状态,而不仅仅是没有疾病和无虚弱,以乐养气",是古人以音乐艺术为载体积极主动的去调节人与自然的关系,其侧重点在于顺应自然,追求

第二章　中医传统音乐养生

音乐与天地同和的境界,这是一种极为广阔的视野,将人类健康置于宇宙、气象、地理等环境中观察,以期达到与自然环境和谐相处、保持自身与环境的和谐发展。古代音乐养生思想与当下提出的"生态医学"思想不谋而合。

音乐养生要因人而异,因症而异。要用之得当,才能起到好的养生的作用。

(三)五音的发音与调式特征

在古代,音乐家和医学家们已经认识到,每一个发音既有音频高低的不同,又有发音器官及作用部位深浅的差异,将之与内在脏腑功能、五行归属等联系在一起,从中可以得到一些规律,即正常五音的特征:"宫"音,舌体居中,气流在口腔后部引起声带振动,产生共鸣,发出声音的特点多为浑厚沉浊;"商"音,始音卷舌,靠近上颚,随音开口张颚,音从口腔中部发出,发出的音较之宫音略见清晰;"角"音,舌尖先向上齿龈后部卷起,随着舌体后撤发出,其音不清不浊,和缓条畅;"徵"音,由舌尖点齿而发出,其音清晰嘹亮;"羽"音,发音时口唇靠近,重点放于口腔前部,发出的音较徵音为高,而柔咽尖利。

对于宫、商、角、徵、羽五音的特点,明代医学家张景岳在《类经》中描述最为简洁:"宫音,五音之首,其声极长,极下,极浊;商音,徵所生,其声次长,次下,次浊;角音,羽所生,其声在长短、高下、清浊之间;徵音,角所生,其声次短,次高,次清;羽音,商所生,其音极短,极高,极清。"

人体患病后,内在脏腑组织器官发生变化,会在不同程度上影响语言。例如,风寒或风热之邪侵犯肺金,咽喉不利,而见声音沙哑,甚至"金实不鸣";脾虚久泻者,多面色萎黄,少气懒言而语音沉浊;肝风内动,以致舌卷短缩,则因发音部位不准确,而见语言晦涩,吐字不清;高热神昏谵妄者则因舌体强硬,活动不利,而见语音高亢,语无伦次且吐字不清;久病重病之人,肾气衰微,可见语音时断时续,低微无力,这是由于缺乏动力,即阳气衰败的表现。

五音是五音音阶的五个音级,它们之间在音频高低上存在着一定的关系,但它们在音乐中所处的地位并不是一成不变的,在这种复杂的变化中就产生了调式。因此,五音同时还可以代表以其为主音的不同调式,即宫调式、商调式、角调式、徵调式、羽调式。在每一个调式中,总是以它的主音作为音乐发展变化的中心,这样就能充分体现出该主音的典型的、特有的性格。而只有在这种情况下,调式才可能有它相对固定的特征,从而表达或引起不同的心理状态、生理状况,这一特点古人也早有认识。《战国策》中在讲述荆轲刺秦王的故事时说:"荆轲入秦,太子宾客知其事者,皆白衣冠以送之……高渐离击筑,荆轲和而歌,为变徵之声,士皆垂泪涕泣。"荆轲刺秦王,是怀着必死的信念出发的,此时他唱了一首"变徵"调式的歌来表达此行悲壮的情感,使送行者无不感动得垂泪痛心。随后荆轲又唱了一首羽调式的歌曲则"多为羽声慷慨"。可见,羽调式所表达的是一种慷慨激昂的情感。

每一调式都具备其各自主音的特点,可以表达不同的情感。宫音具有脾土冲和之性,其音多浑厚沉浊,给人以敦厚、端庄、贤静之感,如"冲和令"是"阳春"一曲的引曲,它生动地表现了冬去春来,大地复苏,万物向荣,勃勃生机的初春景象。商音具有肺金清肃之性,其音多清澈悠扬,给人以肃静、清爽之感,如"白雪",该曲与"阳春"相传都是师旷所作,他以商音(白雪)接传宫音(阳春),意欲取其凛然清洁,雪竹琳琅的意境。角音具有肝木疏达之性,其音多和缓调畅,给人以柔和宣散之感,如"箕山秋月""苍梧怨""列子御风"等。徵音具有心火活泼之性,其音多清晰嘹亮,给人以兴奋、热烈之感,如"凤求凰""山居吟""樵歌"等乐曲。羽音具有肾水凉润之性,其音柔细尖利,给人以哀婉或奔放之感,如"雉朝飞",该曲

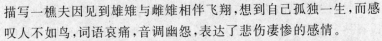

第二章 中医传统音乐养生

描写一樵夫因见到雄雉与雌雉相伴飞翔,想到自己孤独一生,而感叹人不如鸟,词语哀痛,音调幽怨,表达了悲伤凄惨的感情。

古代中医理论中的宫、商、角、徵、羽五音,不仅与五脏相通,还与人的精神情绪及四季、方位、色彩等客观事物密切相关,而只随着阴阳变化,五行生克,它也会发生转变。由此对见,五音一旦介入医学领域,就不仅仅局限于原来的音乐范畴中,而是更为深入到人体、自然界的变化中去了。

据《左传·昭公元年》中记载,春秋时医和就提出了"中声"这一观点。所谓"中声",是相对于太声、少声而言的,指五声既不过高,也不过低,而是中正平和相互谐调,即"中和之声"。《吕氏春秋·适音》中说:音乐也有个适宜的问题,而且它与人的情绪是相互作用的。声音过大就会使人心志摇荡,声音过小就会使人心志得不到满足,声音过清就会使人心志高扬,声音过浊就会使人心志低下。反之,以动摇之心听巨大的声响,心志就会震撼;以不满足之心听微小的声音,就会感到欠缺;以高扬之心听轻清之普,就会因空虚疲因而兴趣情致大减;以低下之心听重浊之音,就会因不能凝聚而动气。因此,只有"中和之声"才是合乎正常状态和规律的音乐,才能使人保持正常的生理和心理状态,这样的音乐才是美的,才能促进身心的健康。而"淫乐",即太过的音乐,会"淫生六疾",导致人体疾病的发生。

一位心理学家曾对3个不同的交响乐队的208名队员进行调查和分析:以演奏古典乐曲为主的乐队成员,心情大部平稳愉快;演奏现代乐曲为主的成员,70%以上的人有神经过敏症,60%以上的人急躁,22%以上的人情绪消沉,常失眠、头痛、耳痛、腹泻。而对一些音乐爱好者的调查也发现,在经常欣赏古典音乐的家庭中,人与人的关系相处和睦,而热衷于嘈杂的现代派音乐的家庭中,成员之间常争吵不休。这是因为某些"现代派"音乐音调怪诞,声音嘈杂刺耳,节奏疯狂,失去中和之性,长期听这种"淫声",使人神经系统受到强烈刺激所导致的。那么,怎样才是适宜的音乐呢?《吕氏春秋·适音》认为,声音大小清浊适中,就叫适宜。而以适宜的心情听适宜的声音,就会和谐,以此来修身养性,便能长寿驻颜。

(四)六　律

"律",在古代指的是律管,后来作为测量音高的方法。在音乐发展中,律管的数目和长度有了一定比例,逐渐形成了十二律。《尚书·舜典》中说:"律和声",指的是用律来调节和规范声音的高低。

古人将一个八度划分为十二部分,称为十二律。古书所说的六律,通常是就阴阳各六的十二律而言的。六律是我国古代的一种律制,古乐的十二调。十二调是按照乐音的高低的标准,把乐音分为六律和六吕,合称为十二律。从低音算起,十二个音阶中,排列奇数的六个调叫律,排列成偶数叫吕。

"律"为定音器(竹管),共有十二个,各有固定的音高和名称:阳律有六:黄钟(C)、太簇太簇(D)、姑洗(E)、蕤宾(♯F)、夷则(♯G)、亡射(♯A),阴律有六:大吕(♯C)、夹钟(♯D)、中吕(F)、林钟(G)、南吕(A)、应钟(B),合称十二律。其中,奇数(阳)称六律,偶数(阴)称六吕,合称律吕。

五音只表示乐音的相对高度,十二律则是乐音的绝对音高。五种音阶的五个调式,用十二律来定音,可得六十调。

《周礼·春官·典同》中说:"凡为乐器,以十有二律为之数度。"《吕氏春秋·古乐》中说:"次制十二筒,以之阮隃之下,听凤凰之鸣,以别十二律。其雄鸣为六,雌鸣亦六,以比黄钟之宫,适合。"《资治通鉴·后周世宗显德六年》中说:"昔黄帝吹九寸之管,得黄钟正声,半之为清声,倍之为缓声,三分损益之以生十二律。"胡三省注:"三分其一而损益之,上生下生而十二律备矣。"

第二章　中医传统音乐养生

由于律吕的发音,阴阳相生,左右旋转,能发出许多声音,周而复始,循环无端,所以用六律来比拟十二经脉在周身循环的统一性。《灵枢·经别》中说:"六律建阴阳诸经,而合之十二月、十二辰、十二节、十二经水、十二时、十二经脉。"

明代医学家张景岳在《类经附翼》中用"律吕相生卦气图"来显示律吕变化的规律,把阴阳、五行、五音六律这许多宇宙自然,音乐现象有机的联系在一起。他还说:"十二律为神物,可以通天地而合神明。"这里的神明,指的是人的心神。

(五)三分损益法

三分损益法又称五度相生律,是我国古代用来计算音律的一种方法。根据某一标准音的管长或弦长,推算其余一系列音律的管长或弦长时,须依照一定的长度比例,三分损益法提供了一种长度比例的准则。

今天的人们都知道,乐音的音高是由发声乐器震动的频率所决定。如果一个声音的震动频率为a;另一个声音的震动频率是2a的话,那么后一个声音就是前一个声音的纯八度高音。同理,如果一个声音的频率为a,另一个声音的频率为a的1/2(a/2),那么后一个声音就是前一个声音的纯八度低音。

中国古人虽然不懂得震动发音的物理学理论,但是他们却总结出了与现代发声理论完全一致的道理。一件圆径固定、长度固定的发声器所发出的声音是一个定值,如果另一件圆径相同发声器的长度是这件发声器长度的1/2的话,那么另一件发声器所发出的声音,就是一个纯八度的高音。同理,如果另一件发声器的长度是原来发声器长度的2倍,那么另一件发声器所发出的声音,就是一个纯八度的低音。中国古人所使用的音阶是"五声音阶",即"宫、商、角、徵、羽"五个音。其中,宫相当于西洋音阶的1(dou),

商相当于2(re),角相当于3(mi),徵相当于5(sol),羽相当于6(la)。当然,除了这五个基本音阶之外,后来也出现"变徵"等其他的几个音阶,但这已经是秦汉以后的事情了。

在中国古代的音乐理论中,"宫、商、角、徵、羽"这五个音阶,相互之间的关系是怎样的呢?中国古代关于这个内容的律学理论,叫作"三分损益法"。三分损益法认为,"宫"是基本音,有了基本音"宫"之后,经过几次的"三分损益",其他的四个音阶也就产生了。最迟到春秋中期,古代音乐理论"三分损益法"就已经形成了。在《国语》《管子·地员》《吕氏春秋·音律》中,分别记述了三分损益法的一些内容。《史记·律书》和《汉书·律历志》中的理论,均出自《管子》《吕氏春秋》《淮南子》中的相关内容。

三分损益法的记载最早见于春秋时期《管子·地员》,是与五音的记载联系在一起的;到《吕氏春秋·音律》,又开始与关于黄钟、林钟等十二律长度规范的记载联系在一起。按三分损益法生律的次序,求上方五度音之律,古代称为"下生";求下方四度之律,古代称为"上生"。从一律出发,下生5次,上生6次,便可得出十二律。但《吕氏春秋》只有生律方法而无具体数据,《淮南子》后者延续这个方法并计算了十二音的数据。然而这些数据于生律方法不尽相符。通过分析,可以解释《淮南子》中所呈现的这个矛盾,其实更符合书中所阐释的哲学观。在自先秦以来浩繁的乐律学文献中,这组数据是个孤例,1985年发现的天水放马滩秦简,则不仅为淮南律数提供了更早的源头,也反映了当时人们已经拥有的乐律学认识。

三分损益包含"三分损一""三分益一"两层含义。三分损一是指将原有长度作3等份而减去其1份,即:原有长度×(3−1)/3=生得长度;而三分益一则是指将原有长度作3等份而增添其1份,即原有长度×(3+1)/3=生得长度。两种方法可以交替运用、连续运用,各音律就得以辗转相生。

第二章 中医传统音乐养生

这两种生律方法所形成的长度关系、音程关系及其古代称呼，三分损益法与古希腊毕达哥拉所用的定律法，阿拉伯人所用的"量音学"，在数理上是相通的、一致的，近现代统称之为"五度相生法"。但三分损益法，只包括生出高五度与低四度的律，不包括生出低五度与高四度的律，而五度相生法则兼指两个方向的相生。

三分损益法的基本原理是：以一段圆径绝对均匀的发声管为基数——宫(1)；然后，将此发声管均分成3段，舍弃其中的一段保留2段，这就是"三分损一"，余下来的2/3长度的发声管所发出的声音，就是"宫"的纯五度高音——徵(5)；将徵管均分成3份，再加上1份，即徵管长度的4/3，这就是"三分益一"，于是就产生了徵的纯四度低音——商(2)；商管保留2/3，"三分损一"，于是得出商的纯五度高音——羽(6)；羽管"三分益一"，即羽管的4/3的长度，就是角管，角管发出羽的纯四度低音——角(3)。这样，在有了基本音"宫"之后，经过2次"三分损一"和2次"三分益一"，"宫、商、角、徵、羽"五个音阶就生成了。宫生徵，徵生商，商生羽，羽生角，由于是"五五相生"，因此乐律家们说起五个音阶来，他们不说"宫、商、角、徵、羽"，而是说成"宫、徵、商、羽、角"。

文献记载中，管仲实际只相生出了宫、商、角、徵、羽五个音。继管仲之后，《吕氏春秋》的"音律篇"在管仲五音的基础上又继续相生了11次，也就是相生到"清黄钟"，使十二律的相生得到完成。但当相生到第11次（即到十二律）后的"清黄钟"时，"清黄钟"不能回到原出发律上，使十二律不能周而复始，这一问题没有得到解决。在此后的近2 000年中，我国历代都有一批有识之士对这一律学问题进行了不懈的探索，三分损益法在各个时期都有不同的解决办法。

中国明代音乐家朱载堉于1584年首次提出"新法密率"，推算出以比率将八度音等分为十二等份的算法，并制造出十二平均律律管及律准，是世界上最早的十二平均律乐器。这一问题才得到解决。

三分损益法每制出新的律管与原律管的音高都是上方五度,再下方四度,又上方五度,再下方四度……的关系,但需要再按音高次序调整排列,才能得出十二律,所以它又叫"五度相生律",亦有称之为"五度相生法"。《管子·地员》中的相生方法是先"益"后"损"。

三分损益法理论是世界上最早制定的十二律的理论,比古希腊哲学家、数学家毕达哥拉斯的律制要早一个世纪左右。

二、中医理论与音乐养生

中国传统音乐是表达中和之道的艺术,强调和谐、自然,不追求强烈,非常宜于治疗,平衡身心,协调人与自然的关系。古老的中国音乐表达朦胧、超越的艺术意境,与人类精神心理世界紧密相连,而其中音乐与情绪的相关性是比较容易把握的。七情过激可以引起气机的过度变化。中医学认为,"怒则气上,恐则气下,惊则气乱,喜则气缓,忧则气聚,悲则气消,思则气结"。气机的变化可导致体内功能失衡,是引起情志因素疾病的主要因素。中医学关于情志理论的描述与人的状态相结合,更为直接和生动,并直接指导临床各种方法的运用。

(一)五音治病

中医早在2 000多年前的《黄帝内经》中就已探讨了音乐与人体生理、病理、养生益寿及防病治病的关系。《灵枢·邪客》中说:"天有五音,人有五脏;天有六律,人有六腑。"认为角为木音通于肝,徵为火音通于心,宫为土音通于脾,商为金音通于肺,羽为水音通于肾。于是便沟通了五音、五脏和气的五种运动方式的内在联

第二章 中医传统音乐养生

系。五音各有其功效。

（1）正角调式：角为春音，属木主生。正角调式能促进全身气机的展放，调节肝胆的疏泄，兼有助心、疏脾、养胃的作用。用于养生保健，可养肝畅气，肝不足者，春季宜多听；用于练功，可促进经脉的疏通；用于脑力劳动，可提神醒脑，困倦而又必须继续工作时宜听用；用于体育运动，可提高兴奋性；赛前竞技状态较差时，边做准备活动边听；可防治肝气郁结、肝气犯胃、肝气犯脾、胁胀胸闷、食欲缺乏、嗳气泛酸、腹痛泄泻、性欲低下、月经不调、胆小易惊、心情郁闷、精神不快、烦躁易怒等病症。

（2）正徵调式：徵为夏音，属火主长。正徵调式能促进全身气机的提升、调节心脏功能、兼有助脾胃、利肺气的作用。用于养生保健，可养心阳、助心气，夏季宜多听；用于练功，可促进气血运行；用于脑力劳动，可振奋精神，提高效率，注意力不集中时宜听用；用于体育运动，可激发斗志、提高兴奋性、准备活动后期至出场参赛前宜听用。可防治心脾两虚、中气下陷、内脏下垂、头晕目眩、神疲力怯、神思恍惚、心悸怔忡、胸闷气短、情绪低落、形寒肢冷等病症。

（3）正宫调式：宫为长夏音，属土主化。正宫调式能促进全身气机的稳定，调节脾胃升降，兼有保肺气、利肾水的作用。用于养生保健，可调和脾胃，脾胃较弱者，长夏宜多听；用于练功，可平和气血，促进入静；用于脑力劳动，可稳定心理，需深思熟虑，缜密思考时宜听用；用于体育运动，可提高稳定性，对于需要发挥技巧的比赛项目，赛前过度紧张，心理不稳定者宜听用；可防治脾胃虚弱、升降紊乱、恶心呕吐、腹泻、饮食不化、脘腹胀满、消瘦乏力、神衰失眠、肺虚气短、小便短少等病症。

（4）正商调式：商为秋音，属金主收。正商调式能促进全身气机的内收，调节肺气的宣发和肃降，兼有保肾抑肝作用。用于养生保健、肺气较虚者，秋季宜多听；用于练功，可促进聚气贮能；用于脑力劳动，可宁心静脑，对于用脑过度、兴奋不已、不能自控者宜听用;用于体育运动,可降低兴奋性,在运动后需放松并消除疲劳时宜听用;可防治肺气虚衰、气血耗散、自汗盗汗、咳嗽气喘、心烦易怒、头晕目眩等病症。

(5)正羽调式:羽为冬音,属水主藏。正羽调式能促进全身气机的下降,调节肾与膀胱的功能,兼有助肝阴制心火的功效。用于养生保健,肾气较虚者,冬季宜多听;用于练功,可促进贮能化精和丹田运气;用于脑力劳动,可安神,对于大脑疲劳、气血上冲、头涨脑热、难以入眠者宜听用;用于体育运动,可抑制兴奋,对于赛后休整、减少能量消耗、恢复体力时宜听用;可防治咳喘呕逆、虚火上炎、心烦失眠、夜寐多梦、腰酸腿软、性欲低下或阳痿早泄、肾不藏精或小便不利等病症。

(二)音乐养生与阴阳

阴阳学说是中国古代的哲学思想,它用来说明万物既对立又统一的辩证关系及一切事物变化现象的属性,正所谓阴阳者,万物之能使也。孤阴不生,独阳不长。阴与阳在相互依存、相互制约、互根互用、相互消长中维持着动态的平衡关系,以成阴在内,阳之守也;阳在外,阴之使也之格局。阴平阳秘,精神乃治,作为贯穿整个中医体系的一个基本脉络,阴阳平衡是身心健康的基础。古人认为,太极是天地万物之本源。《易经·系辞上》中说:"易有太极,是生两仪,两仪生四象,四象生八卦。"这就是说,万物之源"太极"生有"阴阳"两气,阴阳结合而生象征春、夏、秋、冬的"四象",并由此而出现天、地、风、雷、水、火、山、泽八种自然现象,即八卦。在八卦中,最重要的为乾、坤两卦,阳势为乾,象天;阴势为坤,象地。乾、坤的对立与依存引申出宇宙万物。阴阳学说就万物的属性做出归类划分,并且对事物相互联系及其作用方式做出探索。

东汉《太平经》运用阴阳学说解释音乐的起源和养生意义,认

第二章 中医传统音乐养生

为音乐的发展是顺应宇宙万物阴阳相生、动静相应的规律的。对音乐的阴阳之理,我们可诠释为:高为阳,低为阴;大调为阳,小调为阴;强为阳,弱为阴;刚为阳,柔为阴;金革之声为阳,丝木之声为阴等。音乐养生,恰是针对机体阴阳偏胜偏衰的属性,用音乐的阴阳属性来补偏救弊,从而协调阴阳平衡。如对阳虚寒证患者,可温阳散寒,选用活跃、欢快、兴奋、激情的音乐进行欣赏。由于阴阳的相对性,也必须根据人们的性别、年龄、文化程度、艺术修养等诸多因素因人因地制宜。

音乐本身有其自己的规律,这种规律在一定程度上也可以用阴阳学说加以解释。例如,就和弦构成而言,若以小三度为阴,则大三度为阳,而三和弦可比作"四象",七和弦则恰与八卦相符。同样,调式音阶之色调变化规律亦与八卦相符。至于音乐中其他各种参数,诸如音域高低、音色清浊、音量强弱、层次疏密、结构繁简等,均符合阴阳变化的规律。

在音乐世界里,音乐之旋律或音阶也可适用于阴阳学说,于是产生出"阴施法""阳施法"的对立概念。譬如"1是阴而3是阳"。1之音重而浊,乃为阴;而3之音轻而清,乃为阳,阴阳相合为2。又如,7月是阴阳合体之月,如阴气向上升乃至阴阳不顺则为变易的月,"所以要吹大风,五谷之遭损"。因此,要使气候安稳,阴要移于阳,大家乃广挂灯笼,进行舞蹈,使阳气不失去而能有五谷收成。因此,7月的演剧舞蹈与阴阳是有关系的。

中国古人认为,音乐是"阴阳变化"的产物。《吕氏春秋·大乐》中说:"音乐之所由来者远矣,生于度量,本于太一。太一生两仪,两仪出阴阳,阴阳变化,一上一下,合而成章……万物所出,造于太一,化于阴阳。萌芽始震,凝寒以形,形体有处,莫不有声。声出于和,和生于适,先王定乐,由此而生……先乐,天地之和,阴阳之调也。"宇宙中的任何事物都可以用阴阳理论来描述,音乐是阴阳变化的产物,任何具有高低、长短、强弱、音色的音乐都可以用阴

音乐养生

阳来归类。

早在2000多年前,《黄帝内经》已将音乐的五声音阶与人体的五脏及阴阳五行联系起来,用来判断疾病的发生、发展和转归,以及疾病的诊断和治疗。以后,历代医家对此均有发展,并有不少专论问世。

我国长沙、天津等地的一些医学工作者在学习了国外的音乐治疗方法后,结合我国的实际情况,发掘中医学的宝库,采用了以五行理论为指导思想的音乐疗法。具体的疗法可分为心理疗法和针灸疗法。音乐治疗的指导思想是以和为贵,重视非智力因素,协调阴阳诊治疾病。这样,不管是主动治疗还是被动治疗,都便于操作。

用音乐来协调阴阳,首先应该知道不同音乐对人的生理、心理、社会行为的不同影响。《晋书·律历上》中说:"闻其宫声,使人温良而宽大;闻其商声,使人方廉而好义;闻其角声,使人恻隐而仁爱;闻其徵声,使人乐而好施;闻其羽声,使人恭俭而好礼。"在配方选曲时,要注意患者的生活经历、知识结构、民族、职业、兴趣爱好、生活习惯等因素。作为治疗用乐曲,一般选中国民族乐曲和外国古典主义、浪漫主义作品。

中医音乐处方的选择根据八纲辨证应以阴阳调节为首要原则,中国音乐处方常常是阴阳两两相对,如镇静(催眠、降压等)、兴奋(鼓舞精神等)分属阴阳,用以调治和保健。如以镇静为目的,可选《春江花月夜》《寒江曲》《平沙落雁》;以催眠为目的,则选《二泉映月》《烛影花红》《绿岛小夜曲》《梦幻曲》;以舒畅心情为目的,可以选择《江南好》《姑苏行》《化蝶》;用以缓解抑郁,可选择《喜洋洋》《春天来了》《心花怒放》;而《步步高升》《娱乐升平》《金水河》《天花板》是用以鼓舞振奋精神的;《假日的海滩》《矫健的步伐》《锦上添花》可用以缓解疲劳,《良宵》《汉宫秋月》《渔舟唱晚》可用以降低血压,《花好月圆》《欢乐舞曲》可用以增进食欲。

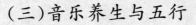

（三）音乐养生与五行

五音是中国古代的音乐分类方法,中医学将五音(角、徵、宫、商、羽)纳入五行五脏诊病系统。临床具体运用时,可根据患者发音的清浊、缓急、高低、振响、嘎声等,来帮助诊断疾病。《素问·阴阳应象大论》中将五音与天、地、身、心相联系,将角、徵、宫、商、羽分属木、火、土、金、水,从而五音与五脏相通,有了"五脏相音"学说,即宫声入脾,商音入肺,角声入肝,徵声入心,羽声入肾。

在《左传》《国语》《管子》等史籍中也可看到五音与阴阳五行的关系。与五行的相生、相克相似,五音也是对立统一的,宫生徵、徵生商、商生羽、羽生角、羽属水、角属木。它们之间于调式上为主属关系,此为相生;而商、角属金、木,徵、羽属水、火,均为大二度,系不协和音程,在传统音乐中属相克。音乐的内蕴是以人的情感为轴心的,古人就将五音各调所发出的精神效应进行归类,"宫音和平雄厚,庄重宽宏;商音慷壮哀郁,惨怆健捷;角音圆长通澈,廉直温恭;徵音婉愉流利,雅而柔顺;羽音高洁澄净,淡荡清邈"。由五音的精神效应所决定,故"闻宫音,使人温舒而广大;闻商音,使人方正而好义;闻角音,使人恻隐而爱人;闻徵音,使人乐善而好施;闻羽音,使人整齐而好礼"。

"五脏相音"学说在音乐养生中具有重要意义。正如《黄帝内经》中所指出,宫为脾之音,大而和也,叹者也,过思伤脾,可用宫音之亢奋使之愤怒,以治过思;商为肺之音,轻而劲也,哀者也,过忧伤肺,可用商音之欢快使之高兴,以治过忧……这也就是说,属本脏之音均可用于治疗本脏病,当然我们还可根据五行生克的规律,用于治疗他脏之病。一般来说,宫调式和徵调式色彩明亮,具有健脾、养心的作用,羽调式和角调式色彩上较暗淡,具有补肾、疏肝的作用,商调式介乎两者间,可使人感欣慰而有清肺之功效,因此根据不同的症情,依据五行学说选用适当的音乐可获得较好的养生效果。

五音与五脏的相配:脾应宫,其声漫而缓;肺应商,其声促以清;肝应角,其声呼以长;心应徵,其声雄以明;肾应羽,其声沉以细,此为五脏正音。相当于现在简谱1(do)、2(re)、3(mi)、5(sol)、6(la)。音韵学家根据字母的发音部位不同,把声母分为喉音、牙音、舌音、齿音、唇音五类,即"五音"。梁顾野王的《玉篇》卷末附图《沙门神珙四声五音九弄反纽图》及宋陈彭年等的《广韵》卷末附《辨音五字法》都是这种分法。前者分为喉、舌、牙、齿、唇、牙,所谓自内向外;后者分为唇、舌、齿、牙、喉,所谓自外向内。

(1)宫:为五音之一。通常相当于今首调唱名中的 do 音。"宫"音为五音之主、五音之君,统帅众音。《国语·周语下》中说:"夫宫,音之主也,第以及羽。"《礼记·乐记》中说:"宫为君、商为臣、角为民……"宋张炎《词源·五音相生》亦说:"宫属土,君之象……宫,中也,居中央,畅四方,唱施始生,为四声之纲。"宫调(式)又为众调(式)之"主"、之"君",即就其今所谓之"调高"而言。《隋书·音乐志》中说:"每宫应立五调;牛弘遂因郑译之旧,又请依古'五声五律'旋相为宫:'雅乐'每宫但一调,惟'迎气'奏五调,谓之'五音';'缦乐'用七调……"此所谓"宫",与"均"通。有以宫音为主音、结声构成的调(式)名。唐段安节《乐府杂录·别乐识五音轮二十八调图》曰:"宫七调第一运正宫调……第六运仙吕宫,第七运黄钟宫。"张炎《词源》亦曰:"十二律吕各有五音,演而为宫为调……黄钟宫(均):黄钟宫(调式)、黄钟商(调式)、黄钟角(调式)、黄钟变(变徵调式)、黄钟徵(调式)、黄钟羽(调式)、黄钟闰(闰宫调式)。"

(2)商:为五音之一。通常相当于今首调唱名中的 re 音。"商"音为五音第二级,居"宫"之次。古人认为,"商属金,臣之象","臣而和之"。有以商音为主音、结声构成的调(式)名。如唐段安

第二章 中医传统音乐养生

节的《乐府杂录·别乐识五音轮二十八调图》中的"入声商七调"。

（3）角：为五音之一。通常相当于今首调唱名中的 mi 音。"角"为五音之第三级，居"商"之次。古人认为，"角属木，民之象"。有以角音为主音、结声构成的调（式）名。如唐段安节的《乐府杂录·别乐识五音轮二十八调图》中的"上声角七调"。在古代的调（式）中，有以角音为调之角调，或有以闰宫为角之角调。

（4）徵：为五音之一。通常相当于今首调唱名中的 sol 音。"徵"为五音之第四级，居"角"之次。古人认为，"徵属火，事之象"。有以徵音为主音、结声构成的调（式）名。

（5）羽：为五音之一。通常相当于今首调唱名中的 la 音。"羽"为五音之第五级，居"徵"之次。古人认为，"羽属水，物之象"。有以羽音为主音、结声构成的调（式）名。如唐段安节的《乐府杂录·别乐识五音轮二十八调图》中的"平声羽七调"。

（6）变徵：为古音阶中的"二变"之一。角音与徵音之间的乐音。《史记·荆轲传》中说："高渐离击筑，荆轲和歌，为变徵之声，士皆垂泪涕泣。"宋人亦有称变为闰，曰闰徵。在十二律中，通常指较徵音下一律之音（相当于♯fa）；也有较角音上一律之音（即清角，相当于fa），又《隋书·音乐志》引郑译与苏夔俱云"今……'清乐'黄钟宫（均）以小吕（仲吕）为变徵"。有以变徵为主音、结声构成的调（式）名。《隋书·音乐志》记载，苏夔曰："每宫（均）应立五调（式），不闻更加变宫、变徵二调（式）为七调（式）。"郑译答之："周有七音之律……今若不以'二变'为调曲，则是冬夏声阙，四时不备。是故每宫（均）须立七调（式）。"众人从之。在宋张炎《词源·八十四调》十二宫（均）下，皆有七调（式），列"变徵"之"调式"。

（7）变宫：为古音阶中的"二变"之一。羽音与宫音之间的乐音。宋人有称其为"闰宫"者。在十二律中，有指较宫音下一律之音（相当于si），如《后汉书·律历志》云："黄钟为宫……应钟为变宫"；亦有较羽音上一律之音（相当于♭si），如《晋书·律历志》云

"清角之调（音阶）以姑洗为宫……太簇为变宫"。有以变宫为主音为结声构成的调（式）名。

《律历志》中说："宫者，中也，居中央畅四方，唱始施生为四声之径。商者，章也，物成事明也。角者，触也，阳气蠢动，万物触地而生也。徵者，祉也，万物大盛蕃祉也。羽者，宇也，物藏聚萃宇复之也。"这是对五音其义的解释，并从自然生化角度予以说明、从听觉感觉来说。则是宫音浑厚较浊。长远以闻；商音嘹亮高畅，激越而和；角音和而不戾，润而不枯，征音焦烈燥怨。如火烈声；羽音圆清急畅，条达畅意；五音又与五行有密切的联系。《乐纬》中说："孔子曰：丘吹律定姓一言得上曰宫，三言得火曰徵，五言得水曰羽，七言得金曰商，九言得木曰角，此并是阳数。"则进一步明确了宫为土、徵为火、羽为水、商为金、角为木的配比关系。宋朝沈括说："一律含五音，十二律纳六十音也、尾气始于东方而左行。音起于西方而右行，阴阳根错而生变化、所谓气始于东方者。四时始于木，右行传于火，火传于土，土传于金，金传于水，所谓音始于西方者，五音始于金，在旋传于火，火传于木，木传于水，水传于土。"实际上。五行是顺四季之气而生。五音刚逆五行之序而传。相反相成，错综变化。《蠡海集》说："万物之所为以生者，必由气。气者何？金也。金受光顺行则为五行立体，逆行则为五行之用。顺行为五行之体者，金生火，水生木，木生火。火生土，冬至起历元，自冬而春。春而夏，夏而长夏，长夏而归于秋。返本归原而收敛也。逆行为五行之用者。金出矿而从革。于火以成材，成材则为有生之用。然火非木不生，必循木以继之，木必依水以滋荣，水必托上以止畜。故木而水，水而土，是则五行之类，土以定位。"这是从取类比象的角度来说明五音逆行之因。其实，五音逆行之理，是祖还易象之意，亦即先后天八卦之理、下面，可以从先天图及后天图中予以说明。先天八卦图中，乾兑居首属金，次以离属火。又次震巽属木，又次之以坎属水。终于艮坤属土。为什么开始于金结束于土，是

第二章 中医传统音乐养生

取乾始坤成之意。金取天之刚,土取地之柔,火附于天,水附于地,而未以生气居中,所以五音逆五行本于先天八卦之序。后天八卦图中,也是乾居首而逆转,自韩兑之金旺于西方,次转为离火旺于南方,又次转为震巽之木旺于东方,再次转为坎水旺于北方,而土旺于四季,所以退艮坤以后终,因此五音逆五行亦合于后天八卦之序(图 2-1)。

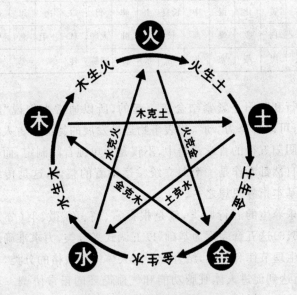

图 2-1 五行相生相克图

"五行"是中国古代认识客观世界的重要概念,指的是木、火、土、金、水五种物质,认为宇宙间一切事物,都是由这五种物质的运动、变化构成。五行是一个体系,音乐、人、自然都溶在这个体系之中。这实际上是在不同性质的事物中,建立了一种抽象的联系。在五行体系中,不同物质可以相互匹配(表 2-1)。

表 2-1　不同事物在五行体系中的配属关系

自然界						五行	人体					
五音	五味	五色	五化	五气	五方	五季		五脏	六腑	五官	形体	情志	五声	变动
角	酸	青	生	风	东	春	木	肝	胆	目	筋	怒	呼	握
徵	苦	赤	长	暑	南	夏	火	心	小肠	舌	脉	喜	笑	忧
宫	甘	黄	化	湿	中	长夏	土	脾	胃	口	肉	思	歌	哕
商	辛	白	收	燥	西	秋	金	肺	大肠	鼻	皮毛	悲	哭	咳
羽	咸	黑	藏	寒	北	冬	水	肾	膀胱	耳	骨	恐	呻	栗

　　五行和阴阳是紧紧结合在一起的,所以通常人们说"阴阳五行"。行可以解释为"动",代表事物运动发展的特征。古人将五音配属于阴阳五行的哲学范畴中,不仅是为单纯音阶制定,而是将音乐、人、自然都看作是一个对立统一运动着的整体,这是传统音乐养生的基本指导思想之一。

　　音乐养生的五行归类,就是根据宫、商、角、徵、羽(分别对应1、2、3、5、6)这五音表现为基础,以五调式来分类,力求准确地符合五脏的生理节律和特性,结合五行对人体体质人格的分类,分别施乐,从而达到促进人体脏腑功能和气血循环的正常协调。土乐以宫调为基本,风格悠扬沉静、淳厚庄重,给人有如"土"般宽厚结实的感觉,根据五音通五脏的理论,宫音入脾,对中医脾胃功能系统的作用比较明显。金乐以商调为基本,风格高亢悲壮、铿锵雄伟、肃劲嘹亮,具有"金"之特性,根据五音通五脏的理论,商音入肺,对中医肺功能系统的作用比较明显;木乐以角调为基本,风格悠扬,生机勃勃,生机盎然的旋律,曲调亲切爽朗,舒畅调达,具有"木"之特性,角音入肝,对中医肝功能系统的作用比较明显;火乐以徵调为基本,旋律热烈欢快、活泼轻松,构成层次分明、情绪欢畅的感染

第二章 中医传统音乐养生

气氛,具有"火"之特性,徵音入心,对中医心功能系统的作用比较明显;水乐以羽调为基本,风格清纯,凄切哀怨,苍凉柔润,如天垂晶幕,行云流水,具有"水"之特性,羽音入肾,对中医肾功能系统的作用比较明显。

从五音与五行的结合来看,宫音雄伟宽宏,具土之特征,可入五脏中的脾;商音清静、肃穆,具有"金"之特性,可入肺;角音属木,可入肝;徵音属火,可入心;羽音属水,可入肾。五音和五脏这两个看似截然不同的概念,经由五行而彼此产生作用。东方人将所谓恰当的音乐环境归结为依据体质去选取。例如,火型人宜选水乐来减少浮躁的情绪,水型人宜听火乐可增强肾功能,木型人处事缺乏决断,可听金乐鼓励自己。民歌就具备养生的功效,如金乐可采用中国西北的传统民谣,木乐可采取西南地区的民歌,水乐可取材自《塞上曲》和《苏武牧羊》,火乐可用江南丝竹乐,《春江花月夜》的部分曲调和土乐相符。还有大家熟悉的黄梅调,通过研究可以促进人的健康。西方古典音乐里,舒伯特的音乐能助失眠者入睡,巴赫的音乐可减轻消化不良,莫扎特的音乐所具有的神奇魅力甚至可减少人们在电脑打字时打错字,员工劳累时可起到消除疲劳、振作精神的作用,经研究发现甚至能减轻风湿性关节炎的疼痛。音乐只要对听者合适,就能使受众从感官到性情由外到里得到陶冶,刺激身体内啡肽天然鸦片制剂的释放,这种内啡肽能达到舒缓身心和纾解疼痛的效果,还能增强受者的艺术感染力,使小孩子更合群、更懂事、更懂礼。生理上,音乐对于呼吸、血压、心脏跳动、血液流量的变化起引导的良好作用。

随着基于五行理论的养生音乐的发展,中国音乐学院编制的中国天韵五行音乐是比较符合中医五行理论的系列音乐(表2-2),并结合不同患者体质或证型给予安排设置,可初步应用于辨证施乐,身心调理。

表 2-2 中国天韵五行音乐

理论依据	曲 目	调式	意 境	功 效	适 应 证
脾属土,在音为宫,在志为思	黄庭骄阳	阳韵	骄阳似火 湿气尽消	温中健脾 升阳益气	食少腹胀,神疲忧郁,腹泻,脏器下垂等
	玉液还丹	阴韵	清泉润泽 清凉甘甜	清火和胃 清积导赤	胃脘胀痛,内火郁积
肺属金,在音为商,在志为忧	晚霞钟鼓	阳韵	晚霞满天 钟鼓振荡	补益肺气 宽胸固表	喘咳无力,自汗怕风
	秋风清露	阴韵	秋月清朗 清露寒爽	滋阴清热 润肺生津	干咳少痰,身心烦热
肝属木,在音为角,在志为怒	玄天暖风	阳韵	春风和暖 阳光明媚	万物葱荣 补益肝气 散寒解郁	眩晕耳鸣,夜寐多梦,肢体麻木
	碧叶烟云	阴韵	春风清寒 绿叶青翠	清肝泻火 平肝潜阳	头晕胀痛,烦躁易怒,面红目赤,失眠多梦
心属火,在音为徵,在志为喜	荷花映日	阳韵	夏日炎炎 荷花清香 四溢	补益心阳 养心安神	心悸不安,胸闷气短,失眠多梦
	雨后彩虹	阴韵	雨后爽洁 彩虹明丽	清心降火 安神定志	心胸烦热,面红口渴
肾属水,在音为羽,在志为恐	伏阳朗照	阳韵	冬日正午 阳光温暖 寒中见暖	温补肾阳 固精益气	腰膝酸软,畏寒肢冷,滑精,阳痿,宫寒带下
	冰雪寒天	阴韵	冰雪清寒 天地纯净	清心降火 滋肾定志	心烦意乱,眩晕耳鸣,梦遗,闭经

第二章 中医传统音乐养生

（四）音乐养生与五脏

古代医家认为，五音六律与人体五脏六腑是紧密相连的，即"宫"音与脾相通，"商"音与肺相通，"角"音与肝相通，"徵"音与心相通，"羽"音与肾相通。五音与五脏对应则激发不同的情感德行，即《史记·乐书》中所说："宫动脾而和正圣，商动肺而和正义，角动肝而和正仁，徵动心而和正礼，羽动肾而和正智。"同时，五音对五脏还分别具有不同的调节作用：宫音悠扬谐和，助脾健运，旺盛食欲；商音铿锵肃劲，善制躁怒，使人安宁；角音条畅平和，善消忧郁，助人入眠；徵音抑扬咏越，通调血脉，抖擞精神；羽音柔和透彻，发人遐思，启迪心灵。

古代医家虽然将五音分别落实到五脏上，并确立了对应于五脏调养的种种关系，但是并不能过于拘泥在这种配属关系之中。中医学认为，声音的发出是由阳气推动而形成的，这与肺、肾的关系最为密切。中医有肺为气之主，肾为气之根的观点，认为肺主一身之气，肺通过有节律的一呼一吸来调节气机的升降出入运动。肾主纳气，肺所吸入的清气必须下及于肾，由肾受纳于丹田之处。方可完成正常的呼吸。喉为肺之门户，声音是由于阳气推动冲出喉门而发出的。肺气直接参与发出声音，而声音的大小、强度则与肾气的充盈与否有关。故有肺为声音之门户，肾为声音之根本的说法。虽然每一个音的发出由于发音的鼻腔共鸣、胸腔共鸣、腹肺共鸣等内在功能活动及个体差异的存在而表现不同，但是，对于脏腑功能正常的人来说，所表现出的声音清晰洪亮、音调抑扬顿挫、和畅自然等方面是共同的。

音乐养生是一门涉及音乐学、心理学、医学、哲学、美学等多门学科的综合性科学，而从源远流长的祖国文化中溯源音乐养生之旨，更能体验"乐者，心之动"，"乐者，德之华"之妙。音乐是一种旋律，一种语言，一种心境，是欢乐、悲哀、忧郁、幽默、愤怒等情绪以声音形式的体现，音乐的魅力可以抵达人的心灵、拨动人的神经，让人在流动的、玄想的体验中浇注心灵的药方，音乐以独特的形式反映了宇宙的本质，也反映了人类的心灵状态，它能广泛而深刻地影响人的身心，具有独特的养生功能，故产生了以音乐保健医疗为内容的"音乐养生"，亦称为音乐医疗。

音乐可以深入人心，在中医心理学中，音乐可以感染、调理情绪，进而影响身体。在聆听中让曲调、情志、脏气共鸣互动，达到动荡血脉、通畅精神和心脉的作用。生理学上，当音乐振动与人体内的生理振动（心率、心律、呼吸、血压、脉搏等）相吻合时，就会产生生理共振、共鸣。

（1）心：五脏中的君主。心脏通常不会偷懒，它一刻不停地搏动完全符合属于火的特性。心脏掌控着精神和血液的循环，然而现实的生活和工作压力、不断减少的睡眠、很少运动的身体……无一不在伤害我们的心，所以很容易引起心脏的不适。心的常见不适有失眠、心慌、心胸憋闷、胸痛、烦躁、舌尖部溃疡。属心的音阶为徵音，相当于简谱中的"5"。徵调式音乐的旋律热烈、欢快、活泼、轻松，如火焰跃动、热力四散。火为古琴、小提琴等丝弦音乐，入心经、小肠经，主理心脏和小肠的健康。古琴、古筝弹奏出远古的回音，有轰然绵延的背景音乐，突出古琴的清朗悠扬舒缓的旋律，逐步加快节奏，清脆悦耳的打击乐的叮咚声出现，展现出长河落日的远景。雁过翎翅声、鸣叫声声由远及近，由近而远去，风生水起，云蒸霞蔚，表现出中国远古文化长河优美的回音和片段，令人发思古之幽情。听徵乐，使人乐于行善，并且爱好施舍。火是万物的动力，代表心脏，有热量，丝弦的声音可以拨动人的心弦。《黄帝内经》中说：火通心经，疏导小肠经，丝弦音调理神志，疏导血脉，平稳血压，疏通小肠，祛毒疗伤。聆听火音乐可以使心、小肠处在沉稳和谐的生理状态之中。徵调式乐曲有《喜洋洋》《步步高》《喜

第二章　中医传统音乐养生

相逢》《金色狂舞曲》《步步高》《解放军进行曲》《卡门序曲》等各种吹打乐。徵调起振奋精神的作用,用于情绪悲观的时候和情绪悲观的人。"火"乐对青少年益智、启迪思维方面有极佳的辅助作用。性格"暴躁"的人在五行中属"火",这类人做事干净利落,但爱言过其实,好胜心强,遇事稍有波折极易意志消沉,失去信心。平时病情未发作时,应向好的方面引导,听一些徵调音乐,如《新春乐》《步步高》《狂欢》《解放军进行曲》《卡门序曲》等,这类乐曲旋律热烈欢快,适合这些人的性格特征,能使人奋发向上。对于"忧伤"的患者,也可听徵调式音乐,如古琴曲《流水》《喜洋洋》、小提琴协奏曲《梁山伯与祝英台》《春节序曲》等。其旋律轻松愉快、活泼,能补心平肺,摆脱忧愁与伤感。在情绪浮躁时,则应用水来克制。可选择的最佳曲目为《紫竹调》,听音乐时心气需要平和,《紫竹调》这首曲子中,运用属于火的徵音和属于水的羽音配合很独特,补水可以使心火不至于过旺,补火又可使水气不至于过凉,利于心脏的功能运转。最佳欣赏时间是21:00~23:00。中医最讲究睡子午觉,所以一定要在子时之前就要让心气平和下来。

(2)肝:五脏中的将军。肝比较喜欢爽朗、豁达。我们如果长期被一些烦恼的事情所困扰,肝就会使我们体内的本该流动的气处于停滞状态,时间稍久,就会逐渐消耗肝的能量,产生种种不适。肝常见不适有抑郁、易怒、乳房胀痛、口苦、痛经、舌边部溃疡、眼部干涩、胆小、容易受惊吓。属肝的音阶为角音,相当于简谱中的"3"。角调式音乐描绘了大地春回、万物萌生、生气蓬勃的画面,曲调亲切清新。木在五行中的特性,为可曲可直、舒畅、条达、生长升发等。角调式音是古箫、竹笛、木鱼等演奏的音乐舒展、悠扬、深远,使人飘逸欲仙;高而不亢,低而不臃,绵绵不断,好似枯木逢春,春意盎然。入肝胆之经,可以疏肝利胆,保肝养目,平和血压,清血质,夜间休息时听有助益安魂入睡,对于疑神疑鬼、精神不安的人,也有很好的理疗效果,其他如夜晚受到惊吓、盗汗、心中忧郁的也相当有益。多听木音,可以转移性情,增强精神,安定魂魄,消除失眠,让身心合一,重新找到原始平和的人性。听角乐,使人有恻隐之心,且能慈悲爱人。角调式音乐象征东方苍龙,被认为是能够消灾避祸祛病的吉祥物,象征着强大、健康、向上。鼓舞东方巨龙从大地上缓缓腾空而起,应着角声,朝着太阳,遨游长空。角调式乐曲有《姑苏行》《鹧鸪飞》《春风得意》《春之声圆舞曲》《蓝色多瑙河》《江南丝竹乐》《江南好》。愤怒生气时,愤怒的情绪极易伤肝,肝喜条达,易疏泄,应多听角调式乐曲,疏肝理气,如《春之声圆舞曲》,《克莱德曼》现代钢琴,《春风得意》《江南好》等,曲调亲切清欣,生气蓬勃,能疏导发泄愤怒的情绪,以疏肝理气。在愤怒至极,大动肝火时,应听商调式乐曲,如德沃夏克的《自新大陆》,艾尔加的《威风堂堂》《天上太阳红彤彤》、云南彝族《跑月歌》等,以佐金平木,用肺金的肃降制约肝火的上亢。当遇到"挫折",精神受损时,应听角调式音乐,此类乐曲生机勃勃,清丽俊逸,能使其从悲伤受挫的精神中解脱出来。可选择的最佳曲目为《胡笳十八拍》。肝顺需要木气练达,这首曲子中属于金的商音元素稍重,刚好可以克制体内过多的木气,同时曲中婉转地配上了较为合适的属于水的羽音,水又可以很好地滋养木气,使之柔软、顺畅。最佳欣赏时间为19:00~23:00。这是一天中阴气最重的时间,一来可以克制旺盛的肝气,以免过多的肝气演变成火,另外可以利用这个时间旺盛的阴气来滋养肝,使之平衡、正常。

(3)脾:五脏中的后勤部长。脾是我们身体里的重要能量来源,身体活动所需要的能量,几乎都来自脾胃,经过食物的消化吸收,才能转化成能量供应给各个脏器。暴饮暴食、五味过重、思虑过度等,都会让我们的脾胃承担过重的负担而停产。脾常见不适有腹胀、便稀、肥胖、口唇溃疡、面黄、月经量少色淡、疲乏、胃或子宫下垂。属脾的音阶为宫音,相当于简谱中的"1"。宫调式乐曲风格悠扬沉静,淳厚庄重,有如"土"般宽厚结实,可入脾。可选择的

第二章　中医传统音乐养生

最佳曲目为《十面埋伏》,听音乐时脾气需要温和,这首曲子中运用了比较频促的徵音和宫音,能够很好地刺激我们的脾胃,使之在乐曲的刺激下,有节奏地进行对食物的消化、吸收。最佳欣赏时间是在进餐时,以及餐后一小时内欣赏,效果比较好。

(4)肺:五脏中的宰相。肺在身体里是管理呼吸的器官,全身的血液里携带的氧气都要通过肺对外进行气体交换,然后再输送到全身各处。也正因为肺和外界接触频繁,所以污染的空气、各种灰尘、致病细菌,会在人体抵抗力稍低的一刹那,占领肺部。肺的常见不适有咽部溃疡疼痛、咳嗽、鼻塞、气喘、容易感冒、易出汗。属肺的音阶为商音,相当于简谱中的"2"。商调式乐曲风格高亢悲壮,铿锵雄伟,具有"金"之特性,可入肺。可选择的最佳曲目为《阳春白雪》,听音乐时肺气需要滋润,这首曲子曲调高昂,包括属于土的宫音和属于火的徵音,一个助长肺气,一个平衡肺气,再加上属于肺的商音,可以通过音乐把你的肺从里到外彻底梳理一遍。最佳欣赏时间为15:00~19:00。太阳在这个时间段里开始西下,归于西方金气最重的地方,体内的肺气在这个时段是比较旺盛的,随着曲子的旋律,一呼一吸之间,里应外合,事半功倍。

(5)肾:五脏中的作强之官。肾在身体的五脏之中,被认为是人体的储蓄机构,我们身体里所有其他脏器产生的能量,在满足日常消耗后,都会把多余的能量转存到肾中,将来身体里的其他器官缺少足够的能量时,通常会从肾中抽调。长此以往,肾中的能量总的来讲还是处于一种匮乏状态。肾的常见不适有面色暗、尿频、腰酸、性欲低、黎明时分腹泻。属肾的音阶为羽音,相当于简谱中的"6"。羽调式乐曲:风格清纯,凄切哀怨,苍凉柔润,如天垂晶幕,行云流水,具有"水"之特性,可入肾。可选择的最佳曲目为《梅花三弄》,听音乐时肾气需要蕴藏,这首曲子中舒缓合宜的五音搭配,不经意间运用了五行互生的原理,反复的、逐一的将产生的能量源源不断输送到肾中。一曲听罢,神清气爽,倍感轻松。最佳欣赏时间为7:00~11:00。这段时间在一天里是气温持续走高的一个过程,人和大自然是相互影响的,在这个时间段,太阳在逐渐升高,体内的肾气也蠢蠢欲动地受着外界的感召,如果此时能够用属于金性质的商音和属于水性质的羽音搭配比较融洽的曲子来促使肾中精气的隆盛。

(五)音乐养生与七情

《素问·阴阳应象大论》中说:"人有五脏化五气,以生喜、怒、悲、忧、恐""百病生于气,怒则气上,喜则气缓,悲则气消,恐则气下,惊则气乱,思则气结",喜、怒、忧、思、悲、恐、惊,即被称为七情。人非草木,孰能无情,而这"情"字,不外乎七情,它是人的心灵动态的一个概括。而"曲调的变化模仿心灵的动态",音乐恰与人的心灵感受相融合。对于在七情所致疾病中,音乐所起的独特作用,医家张子和颇有见地:"以悲治怒,以怆恻苦楚之音感之;以喜治悲,以谑戏狎之言误之;以恐治喜,以迫遽死亡之言师之;以怒制思,以污辱欺罔之事能之;以思治恐,以虑彼志此之言夺之。凡此五者,必诡诈谲怪,无所不至,然后可动人耳目,易之视之。"七情和悦乃健康长寿之基,音乐正是通过意识情感的作用,对五脏的生理病理产生影响,用音乐"雪其躁心,释其竞心",追求"淡泊宁静,心无尘翳",达到养生的目的。

中医养生学认为,音乐与自然和人体是相互协调的,这就是"乐与人和"。音乐所以能够养生、疗疾,就是在于它将人体的阴阳两方面相互协调并与宇宙自然的阴阳变化相统一。优美旋律释放出的信息,可以转化成物质力量而达到调和人体的功效。音乐可以调理脏腑的功能状态,即音乐与脏腑相和。音乐是一种综合信息,不同的乐音、节奏、速度、力度,不同频谱的乐器音乐,随着音响的振动传输到机体中去,使脏腑功能趋于自然协调。音乐兼有养

第二章 中医传统音乐养生

身养性之功。

荀子在《乐论》中说:"夫乐者,乐也,人情之所必不免也,故人不能无乐;乐则必发于声音;故乐行而志清,礼修而行成,耳目聪明,血气和平,移风易俗,天下皆宁,美善相乐。"意思是说,音乐,是人的情感绝对不能缺少的东西。欢乐了就一定会在歌唱吟咏的声音中表现出来;要使人们耳聪目明,感情温和平静,改变风俗,天下都安宁,没有什么比音乐更好的了。

音乐养生讲究清、静、淡、远的意境,与中医提倡顺应自然、"恬淡虚无"的法则如出一辙。这种思想并不是远离社会"超尘脱俗",而是一种通过施乐使人的性情归于安和、安宁,达到身心健康的措施。音乐可以通过节制法、疏泄法、移情法、以情制情法等多种方法来调畅情志。

节制法是用音乐节制、弱化不良情绪,是保持心理平衡,维持机体内环境的安和统一,精神得以调畅的重要途径。当你感到情绪过激时,应及时打开音响,让风格典雅、节奏舒缓、旋律优美的传统音乐来安抚你的心灵。

疏泄法是利用音乐将积聚、抑郁在心中的不良情绪宣达发泄出去,从而尽快恢复心理平衡。忧伤的乐曲能带走悲哀,快节奏的音乐能平抑过度兴奋的情绪,抒情安宁的乐曲能解除烦躁焦虑。

在生活中移情的方法有许多,而音乐产生的移情作用和练习书画一样,讲究绝虑凝神,心平气和,调整情绪,消除疲劳,防止"七情"劳损,达到现代人们所追求的陶冶性情,促进心理健康的境界。孙思邈在《备急千金要方》中说:"弹琴瑟,调心神,和性情,节嗜欲。"音乐的移情作用,能使人如入"身外无事""出有入无"的境界。

以悲制怒,选择凄切感人的乐曲来缓解过怒的情绪;以喜制悲,选择旋律明快流畅、曲调轻盈优美的乐曲来化解悲哀的情绪;以恐胜喜,选择柔和、清润、阴性、凉意的音乐来安定心神;以怒胜思,选择热情开朗、节奏明快的乐曲来化解思虑;以思胜恐,选择温厚、中和、沉稳的乐曲以对恐惧心理起到抚慰和治疗作用。

(六)音乐养生与气血调和

在古人眼里,世界是物质性的整体,是阴阳相反相成、对立统一的结果。根据阴阳对立统一的观点,人体就是一个阴阳对立统一的整体,人体的组织结构都可以根据阴阳来分,人的生理功能亦用阴阳来概括。人体的内外、表里、上下各部分之间,包括机体的物质与物质、功能与功能及物质与功能之间,必须经常处于协调、和谐状态,才能维持正常的生理活动。因此,中医学把阴阳的相对协调、和谐视为健康的标志,而疾病的发生及病理过程,就是因某种原因所导致的阴阳失去平衡。阴阳失衡是中医对疾病发生和发展的高度概括。

人与自然、人体自身都处于一个相协调的阴阳平衡的整体中。自然环境、社会因素、体内各种物质、心志情绪,其阴阳平衡的关系一旦受到破坏,就很有可能成为致病因素,从而危害人体。例如,自然界的六种气候,风、寒、暑、湿、燥、热(火),如果发生异常变化,就会成为致病因素;气血、津液为人体之基本物质,如若运行失常,津液停滞则为痰湿,血溢脉外则成瘀血。喜、怒、忧、思、悲、恐、惊七情是人的正常精神活动,如若太过,超过生理活动范围亦能致病。

从表面上看,人体所患的某种疾病都是以各不相关的局部症状表现出来的,但如果用阴阳、脏腑、经络来分析,就可以发现,凡病都是全身和局部的综合病机表现,不存在单纯的局部病变,也不存在没有局部病变的全身性疾病。人体各脏器不仅存在着生理上相互关系,而且在病理上也相互影响。

无论疾病的病理变化是如何复杂,在中医学中都归于阴阳的偏盛偏衰。一般来说,阴阳中的任何一方偏衰,即自身的抗病能力

第二章　中医传统音乐养生

下降,体内阴阳双方相互制约关系就受到破坏,而导致另一方的相对虚性的亢奋;或者是任何一方绝对的亢盛,超过正常生理限度,则导致另一方的相对不足。由于阴阳双方同处于一个整体之中,所以疾病发展又可引起阴阳俱损。

阴证一般是指阳气不足,功能低下,阴气偏盛,寒象明显的一般证候,多表现为形寒肢冷,口淡不渴,神倦乏力,声音低怯,面色暗淡,小便清长,脉象沉迟或细弱,舌淡苔白或灰黑滑润;阳证是指病变以阳气偏盛,功能亢奋,阴液受劫,邪火内炽为特点的一类证候,一般可见壮热烦躁,面赤口渴,语声重浊,呼吸粗大,大便秘结,小便短赤,舌质红绛,苔黄或黑,脉洪大滑数有力等。前者多属里虚寒证,后者多属热、实证。

恢复阴阳平衡是中医治疗原则的基本点,可概括为两句话,即"补其不足,损其有余"。传统音乐养生对人体的治病疗疾作用,实质上就体现在协调人体阴阳平衡上。

传统音乐养生的立足点是将人体与自然界联系,以阴阳的观点来研究病与不病。《素问》中说:"道在于一,一者何?天也。使吾身脏腑之气,与天地运行之气,合为一也。能一者不病,不能一者病。"中医学早就认识到人体治病防疾的必要条件是顺应自然,与自然相互协调。

在我国的传统文化中,对音乐的认识是十分深刻的,特别是认为宇宙自然运行的本身就是音乐。《吕氏春秋·大乐》中说:"形体有处,莫不有声。"现代人在紧张的生活中,也逐渐发现自然界的风声、雨声、鸟鸣莺啼正是最美妙的乐章。老子说:"大音希声、无象无形",庄子说:"无声之中,独闻和焉",说人可以感受到"听不到"但却最和谐的音乐,这是基于感性认识又超乎感性认识的体验。

宇宙自然之声是人间音乐的理想范式。《乐记》中说:"大乐与天地同和",就是这个道理。曾任南京大学教授的宗白华先生说:"中国古代哲人是本能地找到宇宙规律的秘密,中华民族很早就发现了宇宙旋律及其生命节奏的秘密。"把生命搏动每分钟60～80次视为生命节奏的话,可以发现它与太阳纪年、标准节拍具有十分明显的联系,建立在"天人合一"基础上的音乐追求,是平和、典雅、玄远、温厚的境界,这与西方音乐激越、狂放、冲突的风格有所不同。研究人员在音乐治疗实践中发现,同一文化层次(大学以上,对音乐了解不多,具有卫生常识)、不同年龄段的观察对象,处于安静、无干扰的条件下,在多次选听流行歌曲、西方音乐和民族音乐之后,大多倾向于接受带有古典风格的传统音乐(这其中包括平素喜爱流行歌曲的青年),这可能与传统文化的潜移默化有关。

传统音乐在道家自然、无为、逍遥的思想和儒家雅正、中庸、道德的观念影响下,形成了自己独特的精神面貌和内涵,其特色显而易见。例如,传统音乐以旋律作为音乐的基本思维方式,以线性的旋律为音乐的基本构成,与西方音乐的立体化思维有一定区别。传统音乐以表现曲调的单音音乐为主,以旋律代表音乐的全部,注重单个音的内涵,如注重滑音的应用,以古琴演奏来看,右手拨弦的同时,左右手有多种技法造成滑音,如绰、注、上、下、进复、退复等。这些滑音的运用使我们在听琴时,感到的不是直线条的音,特别是音弹出之后,将未消失的部分作了弯曲韵延长。所谓"余韵"如是,留给人的感觉异常丰富。

欧阳修身患"忧疾",众医难为,而"宫声数引,久之不知疾之在体",就是用传统的单旋律为主的单音调式,获得的疗效。旋律美,是传统音乐的显著特色,旋律中释放出的信息,可以转化成物质力量而达到调和人体的功效。

西方音乐重逻辑、重冲突,如奏鸣曲式中有三部曲式的轮廓,由呈示部—展开部—再现部构成,表现了矛盾提出、激化、解决的过程。而传统音乐在结构上更重视自然,多数表现为"散—慢—中—快—散"的过程,如古琴音乐中"散起—入调—入慢—复起—尾声",呈现自然界循环往复的特点。重视自然也表现在崇尚完整

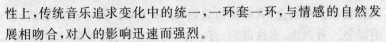

第二章 中医传统音乐养生

性上,传统音乐追求变化中的统一,一环套一环,与情感的自然发展相吻合,对人的影响迅速而强烈。

中医治疗上追求"以平为期",即求得新的阴阳平衡。注重调整,促使机体恢复阴阳平衡,这是乐疗追求的目标,也是它得天独厚的优势。所谓音乐是"良药",就在于它"中和"的效果。

凡药治病,既有疗效的一面,又有不良反应的一面,古人称"毒药",指的是凡药皆毒。乐音是一种高质量的能,与生命、宇宙相协调的乐曲,具有因势利导的作用,并且可避免矫枉过正。

音乐使气血调和的作用是很明显的。旋律、节奏、音色、力度等作用于气血运动中,气血的关系就更为协调。音乐使气的升降出入有序,气的推动、温煦、防御、固摄、气化功能就更为顺利;音乐作用于血脉,血液就正常运行。血能载气、气能生血,从而使机体更易达到阴阳平衡的状态。因此,选择对证音乐来调理,既能起到治疗疾病的作用,又可避免药治的不良反应。

(七)音乐调理脏腑的功能状态

音乐可以调理脏腑的功能状态,这在音乐治疗的实践中逐渐成为定论。从传统乐疗的角度来说,音乐作为一种特殊的物质,与脏腑之间具有内在联系。这一认识基于五行生克规律,《黄帝内经》就以五行生克来统一机体的生理功能、病理变化与五音之间的关系。按照这个规律,首先一脏之病可以用所属之音治之。肝属木,禀性条达疏畅,喜疏通开泄,忌抑郁遏制。角调音乐属木,所以肝郁气机失调、失眠、胁痛等,均可用角调音乐来调理,使人消除忧郁、解除痛楚、安然入寐。心属火,有蒸腾热烈的气氛。徵调欢快、轻松,可以通调血脉、抖擞精神,对气虚的病症尤为适宜。脾属土,土性敦厚,万物赖土以承载、赖土以生化,所以古人认为脾能营养五脏六腑,四肢百骸,为气血生化之源。宫音谐和温厚,助脾健运、旺盛食欲。肺属金,具有清肃之性,以降为顺。商音铿锵肃劲,善治躁怒。肾属水,水性滋润,有寒凉、闭藏、下行的特性,肾主藏精,对各脏腑均有滋养、濡润的作用。羽音柔和,有助肾之妙用。不难看出,这些都是古人运用古代认识世界的哲学原理,加之长期的实践所作出的结论。

其次,根据五行生克的原理,一脏之病,不仅可以用所属之音治之,而且也可以用所生所克之音治之。"五行生克"是五行学说表述不同事物间的两种最基本的关系。相生是指一类事物对于另一类事物具有促进、助长和贤生的作用。表现为:木生火,火生土,土生金,金生水,水复生木。相克是指一类事物对于另一类事物具有抑制、约束的作用。五行相克的次序是:木克土,土克水,水克火,火克金,金克木。

根据五行生克的理论,脏腑接受音乐的调理,是诸因素的综合作用,这种作用并不是简单的对号入座,是依据于个体的具体情况、脏腑的偏盛偏衰、五行生克规律而产生的。

音乐养生中讲究相应的音乐与辨证系统相结合。我们常见到像脾虚这类患者,食欲下降、消化不良、神疲乏力、消瘦、面色无华等,大多胃肠平滑肌运动紊乱,消化酶活性下降,吸收功能障碍,免疫功能受影响。在辨证基础上选择相应音乐"补益脾土",确能收到良好效果。最明显的是食欲增加,有些受乐者非常乐于这种形式的调理,他们根据各自的条件,在饭前、饭后,或进食时聆听平和舒缓的音乐,取得身体和情绪同时调整的功效。

音乐的旋律、节奏呈一种规律的波浪起伏,与消化系统的活动获得同步,使生理状态在低水平上呈现紧张-松弛的运动变化,各功能得以调整而正常发挥,此所谓"补其不足"。

对人体来说,机体呈现疾病状态不完全由气血不足所致,更多的时候是脏腑功能失调。像临床上常见的肝郁证患者,通常是由肝气升降、疏泄失调而致郁结,患者会表现自主神经功能失调,近

第二章 中医传统音乐养生

50%患者交感神经偏亢；从血液流变学来看，全血、血浆比黏度增高，红细胞电泳时间延长。就临床表现而言，尤其多见的是脘胁胀痛、心情不畅、闷闷不乐、多愁善虑，妇女可表现为闭经、痛经、乳房胀痛、更年期综合征，一般也是以肝郁证为主。传统音乐养生从调整脏腑气机的角度出发，可以获得意想不到的效果。音乐是一种综合信息，不同音高的乐音、节奏、各种不同的速度、强弱不同的力度、不同频谱的乐器音色随着音响的振动传输到机体中去，使脏腑功能趋向于自然协调。

音乐调理脏腑功能，具有治疗"潜证"的作用。按照中医治未病的观念，人们常处在"亚健康"状态中，此时虽然不能用各种检查仪器对疾病做出定性、定量的判断，但机体的确含有发生某种疾病的趋势。用"阴阳学说"的观点来说，"阴阳平衡"的状态已经受到了破坏，在临床上，确实有一些人诉说自己的各种不适，但是却因"检查不出来"，被告知为"没有病"。中医对潜证状态的处理显然优于现代医学，一些查不出毛病在哪儿，却又感到不舒适的患者，常到中医那里寻找调理的办法。传统乐疗就是治疗这种"潜证"的"良药"之一。见微知著、防未杜渐，以音乐着眼于生命的自然调节，使脏腑功能恢复正常，机体免疫能力得以提高。

三、音乐养生的作用与原理

（一）传统观点

在古代，音乐并不是一种单纯的艺术欣赏形式，它同时还具有成就社会、人生的特殊作用。早期音乐大多用于祭祀、娱神灵、省风、宣气。"省风"是指利用音乐来省察风的动向，这是在农业生产中的作用；"宣气"是指在阴阳阻滞、不能通畅运行的时候，音乐具有宣导、疏通的作用。春秋战国时期,在当时哲学思想的指导下,对真正意义的音乐有比较完整的论述,即和谐的音乐是"治世之音",是"养生全性"的手段。音乐能够起维护封建等级秩序作用,可以达到"善民心"和移风易俗广使万民和睦的目的。这也是传统文化的独特之处。平和的音乐与心境相交融,对人的全性保真具有相当意义,它能使人心安体泰,"免于灾、终其寿、全其天"。诸子百家对音乐的作用均有论述,其中影响至深的当是儒、道二家。老庄崇尚自然,认为道的音乐(大音)、自然的音乐(天籁)才是真正美的。道家轻物重生,强调养生,这对音乐养生疗疾的形成,具有根本上的意义。诸子中儒家最重音乐,礼、乐并称,视为治国修身不可缺少的法宝。相比较而言,儒家更看重音乐的社会作用。

(1)天人合一,身心合一:人与自然、社会互相联系,并保持相对稳定状态,才能免遭病邪侵扰,这是中医理论体系中的核心理论之一——整体观念,也是音乐养生的理论核心之一。音乐的产生正是源于人的身心对于大自然的感悟,《乐记》中说:"音乐达天地之和而与人之气相接;凡音之起,由人心生也;人心之动,物使之然也;感于物而动,故形于声。"人与自然的互根性、同一性,决定了音乐必能调节人心,调整情绪,健体养生。天人合一的观点就是要把人的健康和大自然相联系起来,而身心合一则认为人的生理和心理是不可分开的,有人把它称为文化上的大统一理论,这与现代医学的社会、心理因素导致躯体疾病观点相似。

(2)迟以气用,远以神行:无论是主动式还是被动式的音乐治疗,环境的设计对心境的变化亦起着至关重要的作用。欧阳修曾说:"在夷陵,青山绿水日在目前,无复俗累,琴虽不佳,意则自释。"欧阳修提出音乐治疗要有一个舒适优美的青山绿水般的环境,或如绿野仙林,或如浩瀚海面,或如高山流水,这种如临其境的意境设计,需要按照不同的对象,使音乐与治疗对象的身心具有共同性或互补性,这与现代音乐养生(疗法)中强调环境、色彩的选择至关

第二章 中医传统音乐养生

重要是一致的。"神"与"气"是音乐实践中的灵魂所在,神是神韵、神游,气是气质、气度,情境的合理设计才能使人与音乐水乳交融。在这方面,明代古琴大师徐上瀛的观点极其真切,他认为无论是欣赏、演奏、创作,都应做到"音与意合",也正是"迟以气用,远以神行"。

(3)情形于声:我国古代已经认识到,所有的音都是从人的心中产生出来的。人心的活动是由外界事物引起的,人心受到外界事物的刺激而引起波动,便表现为"声"(乐音);各种"声"互相应和,就发生变化,变化而形成一定的组织,称为"音"(曲调),用乐器把音演奏出来,配合上舞蹈,就成为"乐"。乐是由音发展而来的,它的根源在于人心对外界事物的感受。由于人们所受到外物激发不同,所创作的乐声也不同。因此,《礼记·乐记·乐本》中说:"悲哀的感情由于感应外物而激动起来,发出的音就会优戚而急促;快乐的感情由于外物而激发出来,发出的音就会宽舒而和缓;喜悦的感情由于感应外物而激动起来,发出的音就会开朗而自由;愤怒的感情由于感应外物而激动起来,发出的音就会粗暴而严厉;崇敬的感情由于感应外物而激动起来,发出的音就会正直而庄重;爱慕的感情由于感应外物而激动起来,发出的音就会温和而柔美。"这六种音不是人的本性所具有的,而是人的内心感应外物,使内在感情激动的结果。反之,不同的音乐也可以激发不同的感情,而起到调节人的情志的作用。如听到细微急促的音乐,人们就会感到忧郁;听到宽和平缓、曲调曲折而节奏徐缓的音乐,人们就会感到康乐和幸福;听到激烈勇猛、奋发昂扬的音乐,人们就会变得刚毅;听到正直端庄、真诚的音乐,人们就会变得肃敬;听到宽畅圆润、流利和顺的音乐,人们就会变得慈爱;听到邪恶散乱、放纵的音乐,人们就会变得淫乱。音乐美容正是利用这种音乐与情志之间的相互作用,选择中正的、积极向上的音乐,摒弃使人烦躁消沉的"淫声",达到美化气质的目的。

(4)"和乐"平心,淫声致病:音乐作为一种治疗手段,其平心释躁功能已得公认,用和谐、适中的音乐去感化人的情志,使人达到心理上的平和状态,这种治疗作用人们可谓之"和乐"平心。从欧阳修宫声数引以治幽忧之疾的案例中可以看到,选用合适的曲目和治疗形式,能起到很好的治疗保健作用,正如欧阳修在《书梅圣俞稿后》中说:"凡乐,达天地之和,而与人气相接,故其疾徐奋动以感于心,欢欣恻伦可以察于声。"他在《国学试策三道》中亦说:"盖七情不能自节,待乐而节之;至性不能自和,待乐而和之。"北宋司马光提出"不爽于和""不失其中"的养生之道,认为"乐极和""礼极顺;夫乐之用不过于和,礼之用不过于顺;中和者,本也;容声者,末也"。宋朝儒家理学思想的开山鼻祖周敦颐对音乐养生也提出了"淡和"思想:"故乐声淡而不伤,和而不淫,入其耳,感其心,莫不淡且和焉。淡则欲心平,和则躁心释。"诸多古人均认为,"和乐"平心,"音乐者,流通血脉,动荡精神,以和正心"的养生作用只有在优美动听的"和乐"中才能达到。

与"和乐"相对,古人相信,不良乐律会导致人体罹患疾病,医和所说的"中声以降"与"繁手淫声"正是指和缓的适中之声与技巧杂乱的繁复音乐,那时便已指出"繁手淫声"让人"乃忘平和",劝诫"君子弗听"。荀子明确反对"姚冶以险"的"邪音"。《论衡·纪妖》载师旷鼓琴的故事就表达了这一观念,"师旷不得已而鼓之,一奏之,有云从西北起;再奏之,风至,大雨随之,裂帷幕,破俎豆,堕廊瓦,坐者散走。平公恐惧,伏于廊室……平公之身遂癃病",可见"邪音"确能致病。

选用优美精致的音乐确能获得养生效果,曲调平滑流畅、柔和温婉、节奏舒缓适中、和声简单和谐、音色典雅古朴、音量轻柔尽现的乐曲,满足了人的内心泰然的需要而达到养生目的;而类似古代"淫声"的迪斯科之类非但对养生无益,对一些心脏病、高血压病患者是极为不宜的。故"和乐"平心,淫声致病,音乐治疗并非有益无

第二章 中医传统音乐养生

害,关键在于乐曲的选择。

(5)养气:"人以天地之气生,四时之法成"。中医学认为,生命的本源是"气"。"气"具有不断运动的属性,即阴阳之间的永不停顿的相互转化,因此人类生命源于天地阴阳的变化,人是天地自然的一部分。中医学说的"元气论",主张"气"是无形的、连续性的物质,不仅能将分散的万物连接成一个息息相通的整体,而且能将有形之物复归为无形的连续的"气",即"气产生万物"和"万物复归于气"。同样,古人认为,运动变化的"气"也是产生音乐的根源。《吕氏春秋·大乐》中说:"阴阳变化,一上一下,合而成章……凡乐,天地之和,阴阳之调也。""气"的运动形式有上升、下降、外出、内入、吸引和排斥等,并有高低、强弱、长短、快慢、行止的变异,从音声的层面上看,音的高低、长短、清浊、快慢、强弱、疏密、繁简等,均与"气"的运动形式,即阴阳二气变化的规律相符合。西周时期的虢文公、史伯、师旷和伶州鸠等就认为通过吹奏律管可以测知"风"(自然之风、自然之气)是否协调和畅。汉代《乐记·乐论》中提出,"大乐与天地同和",突出强调了音乐与"气"的关系及音乐能调动阴阳之气、调和阴阳之气,尤其认为音乐如若顺应阴阳二气则万事万物皆"和",反之则"气衰",从而导致"不长""不遂",甚至会带来灾难,如"土敝则草木不长,水烦则鱼鳖不大,气衰则生物不遂,世乱则礼慝而乐淫"。《太平经》认为,音乐可通天地之气,通过调节天地之气,可以保持健康快乐,"天地和,则凡物为之无病"。古人通过"乐"协调阴阳二气,也就是通过艺术活动协调人与自然的关系,进而促进身体健康。

(6)养德:自古大医即大儒,医家和儒家都强调"仁、和、精、诚"的价值理念,表现在养生文化中就是重视伦理道德的修养,把修身养性看作延年益寿的基本法则。明代王文禄在《医先》中说:"养德、养生无二术。"儒家也是如此,"知者乐水,仁者乐山,知者动,仁者静,智者乐,仁者寿",孔子提倡以礼修德,只有达到"仁"的境界,才能实现"寿"的目的,强调了仁德对于养生的重要性。董仲舒对于仁德为什么能养生给出了具体的解释:"仁人之所以多寿者,外无贪而内清净,心和平而不失中正,取天地之美以养其身,是其且多且治。"古代名医张仲景和孙思邈都注重以德行为本的养生大法,济世利民,救死扶伤,终身为善,不仅获得了"大医精诚"的赞誉,也通过养性养德,使自己心理平和,气机通畅,身心健康。正如《黄帝内经·素问》中说:"中古之时,有至人者,淳德全道,和于阴阳……此盖益其寿命而强者也。"儒家音乐美学思想认为,"礼""乐"的结合,能实现人的全面修养,通过"礼乐"可以实现"仁"的境界,即"克己复礼为仁"。荀子进一步提出,礼乐的推行能使人道德高尚,强调用音乐来实现"以道制欲";金、石、丝、竹各种乐器是用来引导德行的,道德高尚了才能耳聪目明,性情平和,血脉畅达,"故乐行而志清,礼修而形成,耳目聪明,血气和平……故乐者,所以道乐也,金石丝竹,所以道德也"。王安石发展了儒家的这一理论,提出了礼乐养生的观点,认为仁德的音乐不仅养神而且养性,"礼乐者,先王所以养人之神,正人气而归正性也"。朱熹集理学之大成,强调音乐能使人精神饱满,气血通达,滋养平和中正的德行,"圣人作乐以养情性,育人才,事神祇,和上下,以乐养德"的思想影响了整部古琴美学史。春秋战国时代秦国名医医和就提出弹古琴是为了修炼自己的道德和仪节,而非声色之欲。汉代出现的历史上第一篇完整的琴论,桓谭在《新论·琴道》中提出:"八音广博,琴德最优……古者圣贤,玩琴以养心";嵇康在《琴赋》中认为,古琴"含至德之和平"。以琴养德成为贯穿2000多年古琴美学思想的核心,对中国文人的生活方式及养生思想产生了极大的影响,琴成为古代文人必备修养的琴、棋、书、画之首。清代曹庭栋在《老老恒言·消遣》中说:"琴能养性,幽窗邃室,观弈听琴,亦足以消永昼。"自古文人便把古琴当作陶冶性情、修身养性的君子之器,嵇康、陶渊明、白居易、苏轼等更是终身与琴为伴,左琴右书,无故不撤琴。

第二章 中医传统音乐养生

（7）养形：中医养生的基本原则之一就是形神皆养，并认为形是神之宅，神是形之主。所谓"形"，中医学主要指的是脏腑、经络、精、气、血、五官九窍、肢体（即筋脉皮肉骨等）形体和组织。明代医家张景岳十分强调养形对于健康的重要意义："然则善养生者，可不先养此形以为神明之宅；善治病者，可不先治此形以为兴复之基乎？""以乐养形"的历史可以追溯到上古时期，《吕氏春秋·仲夏纪·古乐》中记载："昔阴康氏之始，阴多，滞伏而湛积，阳道壅塞，不行其序，民气郁淤而滞著，筋骨瑟缩不达，故作为舞以宣导之。"音乐舞蹈不仅能调和阴阳，疏通筋络，调畅气机，成为中医养生导引术的源头，还能疗养躯体的疾病。欧阳修在《试笔·琴枕说》中就有过用弹琴治疗指疾的记载，"昨因患两手中指拘挛，医者言唯数运动，以导其气之滞者，谓唯弹琴为可"。说明弹琴不仅活动了手指指端，按摩和运动了手指肌肉，增强了手指的灵活性，并刺激了手指末梢神经。按照中医说法，指端是经络的井穴，指尖也是十二经络中一些主要经络的重点末梢，弹琴时通过不断的刺激这些末梢，可加速经络运行，促进指端末梢血液循环。人的五指有六条经脉循行，心、肺、大肠、小肠、心包、三焦等经络在手指尖部起始交接，分别对应不同的脏腑器官。中医的经络学说充分解释了音乐对人生理状态的影响，通过音乐活动，使人体气血畅达，各部分脏器与经络都受到濡养，进而有益于健康长寿。

（8）养神：中医养生提倡形神共养，并且首重养神，认为神具有统帅作用，脏腑的功能活动、气血津液的运行和输布，必须受神的主宰。这里的神包括精神、意识、思维和情绪、思想、性格等。孙思邈认为，保持心性平和，凡事中正而有节制，才是益于养生的："善摄生者，常少思、少念、少欲、少事、少语、少笑、少愁、少乐、少喜、少怒、少好、少恶。"精神上清心寡欲、摒弃杂念，气血就能平和畅达，这一理论与古代音乐养生思想不谋而合。儒家的礼乐思想，强调音乐中正平和，表现"乐而不淫，哀而不伤，中声以为节"的审美趣味。秦代医和最早从医学的角度提出了关于音乐对健康的影响："于是有烦手淫声，慆堙心耳，乃忘平和，君子弗听也。物亦如之，至于烦，乃舍也已，无以生疾。"医和认为，过度宣泄感情的音乐（即淫声），使人失去平和本性，甚至产生疾病；只有中正平和的音乐，才能节制人心，使人保持平和本性，以致健康长寿。《汉书》对于这一思想有了进一步的继承和发展，"乐而有节，则和平寿考。及迷者弗顾，以生疾而陨性命"。道家音乐美学思想崇尚轻微淡远、幽静恬淡的美。老子认为，养生应该做到"致虚极，守静笃"，过分华丽悦耳的音乐，既不虚也不静，自然对健康无益，提出"五音令人耳聋"，只有"淡兮其无味、大音希声"的音乐，才能使人的精神情志得到全面的休息和调养。嵇康明确提出了音乐的养生功用，"绥以五弦，无为自得，体妙心玄……若以此往，庶可与羡门比寿，王乔争年"。嵇康认为，音乐的本质不是表现感情，而是平和无哀乐，音乐无哀乐，人心就能平和，平和则能养生，不平和则会伤生。

　　古琴音乐尤其追求以中正平和之音、清微淡远之境达到养神养心的目的，如擅弹古琴的阮籍认为，不平之音会扰乱人的感官精神，不利于养生。清代《五知斋琴谱》谓古琴"其声正，其气和，其形小，其义大，如得其旨趣，则能感物。志躁者，感之以静。志静者，感之以和，和平其心，忧乐不能入"。强调古琴能平和气血，静而消忧。欧阳修在《送杨寘序》中记录了自己用古琴疗"幽忧之疾"的案例，该案例被《寿亲养老新书》收录，成为音乐治疗的经典医案。

　　除了儒道两家宣扬的中庸淡和的养生思想外，音乐娱乐人心、宣泄感情、调节情志的功能也对养生有积极意义。魏晋时期由于个人的觉醒，个性的张扬，嵇康在《声无哀乐论》中提出了音乐使人"欢放而欲惬"，音乐能给人带来美感和快感，人的内心愿望满足了，审美欲求达到了，人也就更健康和快乐。自幼学琴的陶渊明将琴与诗、书作为人生伴侣，作为生活的情趣之所寄，"寄心清商，悠然自娱……曰琴曰书，顾盼有俦"。并提出了音乐宣泄情绪和调节

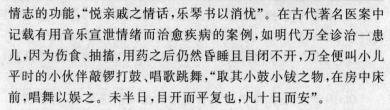

情志的功能,"悦亲戚之情话,乐琴书以消忧"。在古代著名医案中记载有用音乐宣泄情绪而治愈疾病的案例,如明代万全诊治一患儿,因为伤食、抽搐,用药之后仍然昏睡且目闭不开,万全便叫小儿平时的小伙伴敲锣打鼓、唱歌跳舞,"取其小鼓小钹之物,在房中床前,唱舞以娱之。未半日,目开而平复也,凡十日而安"。

(9)移风易俗,莫过于乐:孔子曾说:"移风易俗,莫过于乐。"孔子提倡以尽善尽美的音乐,通过礼、乐,达到"正心""修身""齐家""治国""平天下"的目的。他认为音乐有利于创造美好、和谐的社会环境,而良好的社会环境是一个人身心健康的基础。通过提高个人的素养和修养来带动整个社会风气的祥和澄澈,这种小而大之的社会效应正是音乐这样一个小艺术带来的大作用。

(二)现代研究

(1)疏导情绪,怡养心神:无论从五行还是七情理论来看,音乐对情绪的调整作用都是直接而强烈的。从现代医学角度看,音乐对情绪活动的作用,与内分泌、自主神经系统、丘脑下部、边缘系统有着密切关系,正是通过生理、心理的作用,音乐对不良情绪能够节制、疏泄、移情。音乐是情感的语言,它使心灵的负担减轻,缓和情感的自然烈性,清除其中的粗野和放荡不羁,促使人们在优美的旋律中向安和的态度转化,达到节制作用。好的音乐还可以通过情绪的疏导把积聚、抑郁在心中的不良情绪宣达发泄出来以恢复心理平衡。音乐的感染力还能让人们寄托情怀,怡养心神,超脱烦恼。

(2)改善行为,开发智力:音乐能使人全身心投入,它是一个训练专心致志,集中注意力的过程。疾病状态下,音乐可使患者增加生活乐趣,增强自信心和生活能力。音乐实践还能通过刺激大脑边缘系统增强记忆力,改善智力。

(3)强化气质,提升价值:音乐是一种怡情悦性的艺术,它能够提高想象和联想,在欣赏、创造的过程中,艺术的熏陶必然使你独具灵性,气质得到强化,而流连于高雅中,人生价值也必然得到提升。

(4)振动协调:人体由许多有规律的振动系统构成,人的脑电波运动、心脏搏动、肺的收缩、肠胃的蠕动和自律神经活动都有一定的节奏。共振学说认为,音乐也和其他的声音一样,即是一种有节奏的振动。生物体本身仍由许多有发生振动的系统构成,如心脏搏动、肠胃平滑肌蠕动、脑的生物电波等。现代研究表明,当音乐产生的振动与人体器官产生共振时,还会使人体主动分泌一种生理性活性物质,予以调节血液流动和神经,让聆听者更富有活力和朝气蓬勃。换言之,当人体细胞的振动与外界节奏协调一致时,就一定能产生精神舒畅的感觉。人体比较习惯于这种直接的物理振动功效,使各个脏器功能的生理活动达到最佳状态,同时聆听不同节奏的音乐还可影响人体特定的激素分泌。当人患病时,体内节奏处于异常状态,选择适当的乐曲,借音乐产生的和谐音频,可使人体各种振频活动协调,从而有益于患者恢复健康。

(5)按摩刺激:声波所具有的特殊能量传入人体后,使细胞发生和谐的同步共振,可直接对细胞起到一种微妙的按摩作用,从而增进细胞的新陈代谢作用,促进内分泌系统释放出多种生理活性物质,达到增强机体免疫力的目的。

(6)激发正能量:现代社会生活节奏紧张,对职业技术的要求不断提高。人的身心长期处于应激状态,便会导致身心疾病的发生。欣赏音乐、歌唱,可以宣泄心理的压力和生理的能量,消除紧张,激发正能量。音乐治疗具有主动、积极的功能,能够提升人的创造、思考能力,激发大脑右半球活动。因此,经常不断地采取音乐治疗有助于提升大脑的创造力、信息吸收的潜在能力。结合脑电图检查证明,音乐治疗尚能引导重要的α波。现已知道脑电图

α波主嗣人们的安定平静情绪,经常聆听节奏优美的音乐可以保护大脑的α波,并能获得舒缓身心、平和及稳定其心境的功效。此外,音乐治疗还能促进胃肠消化、影响心脏血管系统、畅通周围组织血脉、加速体内废物排除等,有利于常见疾病的恢复。近年来的文献资料表明,音乐治疗能够促进人体各种功能的恢复而保持其正常的健康状态。

(7)沟通桥梁:疾病往往使人不同程度地与外界交流减少,心理疾病尤为突出。这会使人产生孤独感和不安全感,情绪和精神受到损害。音乐作为一种手段,恰恰可以起到交流的作用,以减少孤独感和不安全感,达到治疗的目的。

四、音乐养生实践

(一)五音用于诊病

由于五音能够配属于不同脏腑,脏腑的功能状态也能通过五音、五声表现出来,所以古人把五音、五声和脏腑的配属用于临床诊断。《医门法律》中记载:"《黄帝内经》本宫商角徵羽五音、呼笑歌哭呻五声,以参求五脏表里虚实之病。"这个方法,今天仍为医家偏爱,无论是阴阳盛衰、虚实寒热之疾,从患者言谈声音中都会得到反映。

人之发音,口、舌、唇、齿必须相互协调,才能发得准确。故《灵枢·忧恚无言》中说:"会厌者,声音之户也;口唇者,声音之扇也;舌者,声音之机也;悬雍垂者,音声之关也。"音韵学区别声类为五种,称为宫、商、角、徵、羽五音。宫音为舌居中音,商音为开口张音,角音为舌缩脚音,徵音为舌抵齿音,羽音为唇上取音。

《灵枢·邪客》中说:"天有五音,人有五脏。"角为木音,属肝;

徵为火音，属心；宫为土音，属脾；商为金音，属肺；羽为水音，属肾。五脏发病时，口、舌、唇、齿有所偏重，故五音中的某一种音就较为突出。因此，根据五音对分析判断其病属于何脏，亦有参考意义。例如，偏于角音，多与肝风升扰、舌卷短有关；偏于徵音，多见于神昏、舌强之时见之；偏于宫音，多见于久病泄泻、少气懒言之人；偏于商音，多与喘息、张口呼吸有关；偏于羽音，多见于阳虚恶寒、战栗之际。凡患者语言声音异常，揣摩五音属于哪一音居多，参合脉症，亦可作为诊断依据之一。

（二）五音用于体质分类

体质现象是人类生命活动中一种重要的表现形式，是指人体生命过程中，在先天禀赋和后天获得的基础上，所形成的形态结构、生理功能及心理状态方面综合的、稳定的特质。人类在生长、发育过程中形成的，与自然、社会环境相适应的人体特征。早期医学家特别重视人的素质在疾病发病学上的作用，体质分类的方法有多种，有些就是利用五音系统来划分归类的。《灵枢·阴阳二十五人》根据五音的清浊高低、阴阳属性结合人体气血多少，经络上下将人体质分为五类，然后又根据五音太、少、正、偏的区别，将每一类再推演为五，得二十五类人，他们的体质在生理、病理上都各有特点。

现代中医学的研究人员在《中医体质分类与判定》中，将体质分为平和质、气虚质、阳虚质、阴虚质、血瘀质、痰湿质、湿热质、气郁质、特禀质，并对体质的基本类型与特征进行了详细的介绍，每种体质依据总体特征、形体特征、心理特征等六大方面进行判定，这为与中医体质相关疾病的防治、健康保健及养生管理提供了依据。

天津大学的学者们试图运用中医声象客观化采集系统将五音

第二章 中医传统音乐养生

用于体质分类。方法是结合《中医体质分类与判定标准》，分别采集不同体质类型的在校健康大学生五音词样本800余个，其中包括平和质、阴虚质、气虚质、阳虚质、痰湿质、湿热质、血瘀质、气郁质和特禀质。五音的采集选取固定检测字，根据标准五音字表的总结，选取两组能体现五音的检测字：衣荷（宫）、子书（商）、古玉（角）、泥土（徵）、妇卜（羽）；音黄（宫）、辰章（商）、见广（角）、男鼎（徵）、半方（羽）。最后，选择出可以进行试验的有代表性的中医体质个体进行声音信号进行分析。由于调查的人群基本上是健康的大学生，年龄分布比较集中，体质分布不均衡，主要以平和质和综合体质居多，单纯的偏颇体质比较少见。加之中医体质辨识量表中存在一些不确定的定量词语，如有时、偶尔、经常等，这些词语每个人的理解不同，必然在体质判定时出现误差，从而对后面的分析会有不利的影响。目前，中医体质客观化研究还处于探索阶段，尤其是中医四诊的客观化研究进展还比较缓慢，闻诊又是四诊中最重要的一项诊断方法。中医学认为："切脉、望色、听声、写形，言病之所在。"《素问·阴阳应象大论》中说："善诊者，察色按脉，先别阴阳，审清浊而知部分，视喘息听声音而知所苦。"《难经》中将闻诊与其他三诊并论，确立了闻诊在四诊中的地位，突出了闻诊的重要性。在疾病诊断过程中，如果不能做到四诊合参，使许多疾病漏诊、误诊，造成失治、误治。《黄帝内经》中强调："上医治未病，中医治欲病，下医治已病；上医听声，中医察色，下医诊脉。"中医体质辨识的声象特征研究是中医客观化研究的重要基础，未来研究不仅要在中医体质的多样化上进行闻诊的探索，更要把闻诊的研究应用到更多的其他疾病中，使得中医客观化，为医学的进步做出更多的贡献。

（三）音乐防病

音乐用于养生防病不仅是传统医家甚为重视的一个手段，而且在历史上哲学家、思想家、文学家对此也都十分推崇。晋代的阮籍在《乐论》中这样说："天下无乐，而欲阴阳调和，灾害不生，亦已难矣；乐者，使人精神平和，衰气不入。"认为音乐是使人精神平和、身体康健的重要保证。嵇康在《养生论》中说："绥以五弦、无为自得、体妙心玄，忘欢而后乐足，遗生而后身存，若此以往，庶可与羡门比寿。"并记载了这样一个故事：西汉的窦公，年幼时双目失明，便开始学琴，并坚持做导引，活了180岁。嵇康认为，窦公没有服什么长寿药物，却能如此高寿，完全是他长年鼓琴的结果。

（1）阴阳之音，调整机体平衡：音乐与人的心理、生理有着密切的联系。《黄帝内经》中说："肝属木，在音为角，在志为怒；心属火，在音为徵，在志为喜；脾属土，在音为宫，在志为思；肺属金，在音为商，在志为忧；肾属水，在音为羽，在志为恐。"角、徵、宫、商、羽五音称为"天五行"。根据阴阳五行理论，古人把五音（宫、商、角、徵、羽）与人的五脏（脾、肺、肝、心、肾）和五志（思、忧、怒、喜、恐）有机地联系在一起，即五音配五脏，五脏配五行，五行配五志。中医学认为，自然界有阴阳，人体有阴阳，音乐也有阴阳。例如，高音为阳，低音为阴；大调为阳，小调为阴；强为阳，弱为阴；刚为阳，柔为阴；金革之声为阳，丝竹之声为阴。古人将古琴、古筝、竹笛、竹箫等乐器与五音对应，即"琴羽、筝商、箫角、笛徵宫"。五个调式分别代表五行，对应五脏；每个调式分为阳韵和阴韵两个部分，阳韵用于补益脏虚，阴韵用于清泻脏实，以调整人体阴阳的偏盛与偏衰。据文献记载，宋代名家欧阳修通过学琴，治好了抑郁症和手指运动功能障碍。临床研究发现，通过特定的音乐频率、节奏产生的声波，能与人体组织细胞发生共振，放松人类的神经系统，促进人体

第二章 中医传统音乐养生

新陈代谢,调整由于疾病、压力而产生的功能失调。因此,音乐被广泛运用于失眠、头痛、心悸、焦虑、忧郁等疾病的治疗。

(2)中和之美,调和情志平衡:某电视剧中有这样一个情节,女主人公为了想要一个健康孩子,在与丈夫同房前特意放上一曲《舒伯特小夜曲》,说明音乐对人的意念和情感所起到的重要作用。中医学早已从整体理论中认识到,人的各种情志之间不是孤立存在的,而是具有相互滋生和相互制约的动态关系。《素问·阴阳应象大论》中说:"怒伤肝,悲胜怒;喜伤心,恐胜喜;思伤脾,怒胜思;忧伤肺,喜胜忧;恐伤肾,思胜恐。"当某种情绪过甚而致发病时,可以用另一种"相胜"的情志来"转移""制约"或"平衡"它,从而使过度的情绪得以调和与平复。中国音乐强调"中和之美",强调和谐、自然,不追求强烈。它能平衡人们的身心,协调人与自然的关系。另外,中国音乐表达朦胧、超越的艺术意境,与人类精神心理世界紧密相连,而其中音乐与情绪的相关性比较容易把握,可以成为与现代医学和现代音乐治疗学之间沟通的重要衔接点之一。如针对亚健康,可以开发不同的慢性疲劳调理音乐、失眠调理音乐、健康背景音乐等,加上音乐治疗的多元化、规范化等系统调理模式,诱导不同类型患者进入音乐意境,使他们从肤浅的感官欣赏升华到理智的高层次欣赏,从而达到治疗的目的和效果。

(3)天籁之声,调解个体差异:音乐养生,中医也讲究顺应自然和辨证论治,不同季节、不同时段、不同人群、不同体质,选择的音乐也各有不同。春季,五音为角调,对应五脏是肝。时逢春风和暖、阳光明媚之际,患有眩晕耳鸣、肢体麻木、情志抑郁之人,听一曲积极向上的阳韵音乐,如《喜洋洋》《步步高》等,可补益肝肾、散寒解郁;春季也有雨冷风急、春寒料峭之时,患有头昏脑涨、烦躁易怒、失眠多梦之人,可听悲情伤感的阴韵音乐,如《嘎达梅林》《二泉映月》等有清泻肝火、平肝潜阳的功效。肝阳上亢型高血压患者容易发怒,给予有商调式或悲伤色彩较浓的音乐聆听,有制约愤怒和稳定血压的良好作用,比较其他类型音乐差异显著。中国古典音乐演奏出每一个调式,均选用一种乐器主奏,如冬季为羽调,对应是肾,主要乐器为琴。虽形态至简,但气韵至深,婉转、沉静、悠扬的音波可直入五脏,振动其气机,疏导其瘀滞,伐其有余而补其不足。多听音乐、鉴赏音乐,不仅是一种生活调剂,还是一味良药。如果在清静整洁的环境中,聚精会神于音乐旋律之中,可疏通经络、平衡阴阳而强身健体。

(4)听音乐调畅情志:自古以来,人们就认识到音乐对人体健康的影响。不同的音乐可以影响不同脏腑的功能,可以调节人的情感,激发不同情绪,从而消除精神上的压力,起到调整脏腑的作用,有利于恢复健康。当心情不安、思绪紊乱时,听民族乐曲《梅花三弄》《春江花月夜》《雨打芭蕉》等,可起到安定情绪、调理思绪的作用;当精神忧郁时可听乐曲《小开门》《喜相逢》《夜深沉》《光明行》等,能减轻或缓解忧郁、振奋精神;当烦躁易怒时,可听琴曲《流水》、古筝曲《风入松》、二胡曲《汉宫秋月》等,能使心绪平静安和。

(四)古人的音乐治病

音乐治病的历史悠久,历代史籍、医籍中均屡见不鲜,这些记载大多朴素无华,传说中的乐疗故事也十分丰富。传说中上古有一位名叫苗文的医生,能以管乐的形式为人治病,疗效卓著,"诸扶而来者,舆而来者,皆平复如故"。无论患者是由人搀扶而来的,还是由人抬着来的,都能得到恢复。这段故事在《医部全录》等医籍中有记载。

(1)治心痛:在《儒门事亲》中有记载:"忽笛鼓应之,以治人之忧而心痛者。"

(2)治情志病:《汉书》中有这样的故事:汉元帝为太子时,曾经"体不安、健忘不乐",是通过吹箫、读奇文等才得到了恢复。欧阳

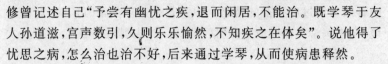
第二章 中医传统音乐养生

修曾记述自己"予尝有幽忧之疾,退而闲居,不能治。既学琴于友人孙道滋,宫声数引,久则乐乐愉然,不知疾之在体矣"。说他得了忧思之病,怎么治也治不好,后来通过学琴,从而使病患释然。

(3)治气血不和:《红炉点雪》中这样说:"歌咏可以养性情、舞蹈可以养血脉。"《理瀹骈文》中说:"气血流通即是补,看花解闷,听曲消愁,有胜于服药者也。"

(4)治脾胃系统疾病:膳食佐乐,历来被认为是调理脾胃的好方法。《医方类聚》中这样解释:"脾好音乐,丝竹才闻,脾即磨矣!"

(5)治五官疾病:清代的张潮说:"某患目疾,予授以吹箫而愈。某患齿疾,予授以吹箫而愈,所治者非一人矣。"眼病和牙病均以吹箫而调理治愈,疗效可谓奇特。

(6)治筋骨疼痛:欧阳修曾经手指筋骨痛,"昨因患两手中指拘挛……谓之弹琴可为"。筋骨疼痛以主动性乐疗施治,可获佳效。

(7)治儿科疾病:明代的儿科学家万全,曾经用其治疗小儿喜睡,二目不能开,其法为:"令其全家中平日相与嬉戏者,取其小鼓小钹之物,在房中床前,唱舞以娱之,未半日,目开而平复也。"

(8)治产科疾病,用于催产:北宋时的《梦溪琐言》中说:"太祖在妊十三月,载深之夕,母后甚危……击钲鼓、跃马大躁,环所居,三周而止,果如所教而生。"描述了宋太祖出生时,母亲妊娠过期而难产,以节奏有力的音响达到了帮助催生的作用。

在繁体字中,樂、藥同源,音乐与药物治疗具有天然的联系。音乐可以舒体悦心,流通气血,宣导经络,与药物治疗一样,对人体有调治的能力。音乐有归经、升降浮沉、寒热温凉,具有中草药的各种特性。而且音乐需要炮制,同样的乐曲,可以使用不同的配器、节奏、力度、和声等,彼此配伍,如同中药处方中有君臣佐使的区别一样。用音乐治疗,也有正治、反治。让情绪兴奋者听平和忧伤的乐曲,是最常用的方法,还可以使乐曲与情绪同步,帮听者宣泄过多的不良情绪。例如,以如泣如诉的乐曲带走悲伤、以快节奏的音乐发泄过度兴奋的情绪。中国音乐追求的清、静、淡、远的意境,与中医学提倡顺应自然"恬淡虚无"的法则出一辙。

(五)音乐电针

针灸是针法和灸法的总称。针法是指在中医理论的指导下把针具(通常指毫针)按照一定的角度刺入患者体内,运用捻转与提插等针刺手法来对人体特定部位进行刺激,从而达到治疗疾病的目的。刺入点称为人体腧穴,人体共有361个正经穴位。灸法是以预制的灸炷或灸草在体表一定的穴位上烧灼、熏熨,利用热的刺激来预防和治疗疾病。通常以艾草最为常用,故而称为艾灸。针灸由"针"和"灸"构成,是中医的重要组成部分之一,其内容包括针灸理论、腧穴、针灸技术及相关器具,在形成、应用和发展的过程中,具有鲜明的中华民族文化与地域特征,是基于中华民族文化和科学传统产生的宝贵遗产。中医学认为,疼痛多是经络闭阻不通、气血瘀滞不行所引起,所以有"不通则痛"的理论,后来逐渐认识到经络闭阻不通引发的多种病症。针灸治病的原理就是采用针法或灸术,作用于经络、腧穴,通过经气的作用,疏通经络,调理气血,从而排除致病因素,治愈疾病。

随着科学技术的发展,医学工作者把针灸疗法与电刺激结合应用在一起,创造出了电针这一应用于临床的新式针刺疗法。电针是在针灸学发展的基础上吸取了现代电子医学的理论,经过临床实践逐渐产生和发展起来的。它最早起源于国外,1953年西安的朱龙玉开始广泛应用电针疗法,并自行研制出电针治疗仪,进行了大量试验研究和临床观察,发现电针有显著止痛作用,从此电针技术在我国很快得到普及。

目前的音乐治疗法主要包括几大种类。一是被动音乐疗法;二是主动音乐治疗,也称参与性音乐疗法;三是音乐电流及其他形

第二章　中医传统音乐养生

式的物理治疗法,这当中又可分为音乐电流的电极疗法、音乐电流的电针疗法及音乐转换为电流的音乐磁场疗法等。音乐电针疗法是在以上两种治疗方式的基础上结合传统的电疗、针刺疗法、磁疗等方式发展起来的。它将音乐疗法与其他疗法有机地结合在一起,各取其优点长处,避其短处,使疗效更加显著。这一治疗方式在临床实践中收到了良好的效果,而且应用范围越来越广。

电针是在针刺腧穴"得气"后,在针上通以接近人体生物电的微量电流以防治疾病的一种疗法。它的优点是在针刺腧穴的基础上加以脉冲电的治疗作用,针与电两种刺激相结合,故对某些疾病能提高疗效;容易比较正确地掌握刺激参数;代替手法运针,节省人力。但由于其使用的电脉冲波频率基本固定、单调、周期重复,人体容易适应刺激,从而会影响疗效。

音乐电针是将音乐、电极、电针相互配合使用,治疗时用适当的音乐通过耳机传入患者的听觉器官,同时与之同步的电流信号则经过电针或电极作用于患者的靶器官。通过这种机器的使用,可以使患者有效方便地得到音乐治疗效果。该方法应用特定的音乐信号和由这种音乐信号转换的同步或调制脉冲电流替代单调的电脉冲。音乐脉冲电流具有一定的规律,又是千变万化的,每一时刻的脉冲电流对人体都是一种新的刺激,因而不会产生适应性。

使用音乐电针时,可将毫针刺入选定好的一组穴位,并通以音乐电流,同时兼听音乐,该方法可以使经络得到更加有效的调节,治疗效果更为明显。利用音乐电针疗法治疗周围面神经麻痹,以及脑血栓所致偏瘫都有较好的疗效。目前,在实际应用中又有新的尝试和突破,如治疗面神经抽搐、链霉素引起的耳鸣耳聋,以及用于脑血栓的吸收、无痛分娩等,都收到较好的效果。此外,用音乐电针疗法配合耳穴刺激加泻药及高脂饮食,对胆结石、肾结石能起到很好的排石作用,甚至有报道患者通过治疗排出百余块结石,小的如米粒大小,大的直径达 1.2 厘米。

音乐电针疗法具有镇痛、消炎、改善血液循环、调整脑血管功能的作用，并对肌肉有锻炼作用，有预防肌肉萎缩、促进肢体功能恢复之功效，主要用于治疗坐骨神经痛、肌肉扭损伤、面神经麻痹、神经衰弱、初期高血压、脑血栓引起的偏瘫、血管神经性头痛等十几种疾病，有较好的疗效。

音乐电针可采取多种形式，如音乐电针肌群运动疗法，即一针或多针刺入需要运动的肌肉中，另一针刺入肌群的起点，然后通电，音乐电流的不规则刺激使肌肉产生不规则的收缩运动，从而增强和改善肌群的血液循环状态，促进静脉和淋巴回流，训练肌群运动。而且在神经受损而无完全变性时可促进功能的恢复，预防肌肉萎缩。也可按一般取穴通电进行音乐电刺激。

音乐电流具有止痛、消炎、促进血液循环等作用，而且又具有频率宽、波形波幅随机变化、节奏感强等特点，与针刺相结合，既加强了穴位的刺激作用，又大大扩展了以往针刺的适应性，从而提高了治疗效果。

音乐电针疗法具有刺激经穴和音乐治疗的双重作用。通过刺激穴位，可疏通经络，调和气血，补虚泻实，提高免疫功能，同时它兼有音乐的欣赏性和娱乐性，可以发挥音乐的生理和心理功能，调节内脏器官的生理活动，消除病态情绪，平衡心理状态。

在进行音乐电针治疗时，首先根据患病部位及治疗需要进行取穴，然后通以音乐电流，一般刺激强度为感觉阈下，不应有疼痛感，每次 5～10 分钟。音乐电针的适应范围与针刺疗法基本相同。此外，还可以用于音乐电针刺麻醉。试验证明，音乐电流对人体血液、甲皱微循环、心脏生物电等均无影响。音乐电针疗法所用音乐处方磁带是根据病情需要来进行选择的，不能随便使用。因此，在进行音乐针刺疗法时应选用处方磁带中适于电针用的，或根据病情要求选用磁带，以求得到最理想的治疗效果。

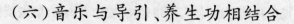

第二章 中医传统音乐养生

(六)音乐与导引、养生功相结合

导引主要表现为人体内的气化运动,要以意行气,这种运动是在意念发动指导下进行的,无气化运动循行的肌肉运动也不能称为导引。相应的音乐发音基础也基于此,音乐内在基础也是用气,只有在气的冲击下才震荡发声,所以两者都离不开气。

导引和音乐又有一致性。对于气最直接的表现,最容易理解为呼吸运动之气,一般的养生功尤其是初入门阶段应注意与呼吸之气配合,这样的呼吸之气往往表现为导引吐纳式的养生功。在音乐中各种声音的形成主要是气的运动所致,气以不同方式、不同频率冲击,发出各种声音,可以说没有气也就没有歌声,不会用气者何能出声,不善于调气者绝不会是优秀的歌手。

导引和音乐最后表现出来的形式就有很大差异了。导引是以内部行为为主体,尤其是静功,而动功肢体躯干有一定的外显行为表现。音乐主要表现在声音的震荡,传播方式是声波,这一点来说是形式上的不同。但是,导引与音乐在健身的运用中,声音与行为有机地融合了。在导引中也有以音为主体的,如汪昂介绍道家六字诀,呵、呼、呬、嘘、吹、嘻六字与四时五脏配合做小周天循行功法。目前,长沙马王堆疗养院中采取了音乐导引养生功疗法,将音乐治疗与导引治疗融为一体,用音乐诱导疗养者入静得气,利用内气治病养生。它对激发生命的活力,以及调理身心健康起了很好的作用。例如,疗养者在练"大雁功""松静功""太极拳"等时,先配以缓慢、优美、轻柔的音乐,患者随着音乐和口令运气、动作、调心、排除杂念,使心身完全松弛。随着养生功活动的进行,人体交感神经系统活动性减弱,血液中多巴胺β羟化酶活性下降;同时还能使中枢神经介质及内分泌系统功能发生变化,如 5-羟色胺代谢水平增高,血液中催乳素浓度增高,表明中枢神经介质的多巴胺活性降低。这就是音乐养生功疗法可消除紧张感,使大脑皮质对体内外的应激反应得到缓解,使人变得轻松、安宁,"内激感"减少的原因。

音乐养生功是融音乐、养生功于一体的新疗法。自1986年试行以来,先后有加拿大、美国、新加坡及中国香港和国内上千名学员参加,普遍认为此功法得气快、疗效高。现就一些常见病的音乐养生功列处方如下。

(1) 癌症:患者情绪忧郁、沮丧,一般选用情调欢乐兴奋、节奏明快、旋律流畅而音色优美的乐曲或歌曲。选练功法有坐转乾坤功、仰卧调息功、健美抗癌功,每日2次,每次60~90分钟。配放音乐《喜洋洋》《步步高》《新春乐》《采茶舞曲》等。

(2) 高血压:患者情绪易激动、焦虑烦闷,一般选用情调悠然、节奏徐缓、旋律清逸高雅、风格娟秀的古曲或小提琴协奏曲。选练功法有放松功、仰卧调息功、换养生功、三八动养生功等,每日2次,每次45~60分钟。配放音乐《良宵》《汉宫秋月》《渔舟唱晚》等。

(3) 低血压:可选练功法有力举千斤、三八运气、培元筑基、升降调息,每日2次,每次30~45分钟。配放音乐《马兰花开》《步步高》《彩云追月》等。

(4) 冠心病:选练功法有膻中运气、舒展运气、坐转乾坤、仰卧调息、强心功,每日2~3次,每次30~60分钟。配放音乐《春到湘江》《牧笛》《二泉映月》等。

(5) 慢性胃炎:选练功法有吞服二丹、坐转乾坤、强胃功、胃部按摩,每日2~3次,每次30~45分钟。配放音乐《北国之春》《花好月圆》等。

(6) 瘫痪:患者由于长期卧床或长期不能出门,因而性格郁闷,容易发脾气,应选一些愉快、诱导性的乐曲。选练功法有仰卧调息、意念蹬车、力拉千斤、坐转乾坤、升降调息、大力功等,根据患者病情,每日2~3次,每次30~60分钟。配放音乐《绿水行舟》《鹧

第二章 中医传统音乐养生

鸪飞》《步步高》《牧民新歌》等。

(7)神经衰弱、失眠:患者精神不振,注意力涣散,头晕眼花,一般采用情调悠然、节奏徐缓而有利于催眠的古曲或轻音乐。选练功法有坐转乾坤、三心相印、三八运气、开智功、丹田贯气法,每日2~3次,每次30~60分钟。注意要因人因病情而定,晚上练功一直到睡好为止,可不必做收功。对顽固性失眠者,可再请养生功师用外气催眠。配放音乐《汉宫秋月》《二泉映月》《牧笛》《梁山伯与祝英台》等。

(8)颈椎病:选练功法有旭日东升、玉枕相争、西施美容、三圆内功,每日2~3次,每次30~45分钟。配放音乐《草原晨曲》《牧民新歌》《空山鸟语》等。

(9)肩周炎:选练功法有引龙出水、背后互助、力拉千斤、爬行功等,每日2次,每次20~30分钟。配放音乐《长城随想曲》《关山月》《鹧鸪飞》等。

(10)腰肌劳损:选练功法有肾俞按摩、雪地寻梅、升降调息、叉腰旋转等,每日2次,每次30分钟。配放音乐《江南好》《梅花三弄》《姑苏行》等。

(11)类风湿关节炎:选练功法有掌指运动、织女穿梭、抓空增力、淹城导引等,每日2次,每次30~60分钟。配放音乐《幽兰逢春》《荫中鸟》《鹧鸪飞》等。

(12)坐骨神经痛:选练功法有意念蹬车、稳坐钓船、运气拍打等,每日2次,每次25~45分钟。配放音乐《春江花月夜》《渔舟唱晚》《阳关三叠》等。

(13)感冒:选练功法有三八运气、西施美容、升降调息、舒展运气等,每日2次,每次练到全身出汗为止。配放音乐《步步高》《金蛇狂舞》《骏马奔腾》等。

(14)慢性肝病:选练功法有十字吐纳、吐故纳新、健肝行功、肝区按摩、坐转乾坤等,每日2次,每次60分钟。配放音乐《枯木逢春》《荫中鸟》《阳春白雪》《二泉映月》等。

(15)胃下垂:选练功法有倒立功、跪式调息、船形运动、吞服二丹、培元筑基等,每日2次,每次60分钟。配放音乐《关山月》《渔舟唱晚》《空山鸟语》《闲君吟》等。慢性胃炎患者也可用相同方法。

(16)胆囊炎、胆结石:选练功法有吐故纳新、强肝行功、仰卧调息、拉帆、运气拍打等,每日2次,每次60分钟。配放音乐《大浪淘沙》《昭君出塞》《龙船》等。

(17)慢性胰腺炎:选练功法有坐转乾坤、培元筑基、强身行功、舒展运气、运转乾坤等,每日2次,每次60分钟。配放音乐《绣荷包》《月牙五更》《牧羊曲》《马兰花开》等。

(18)前列腺炎:选练功法有培元筑基、肾俞按摩、吐故纳新、采宝归丹等,每日2次,每次45分钟。配放音乐《二泉映月》《听松》《良宵》《江河上》等。

(19)阳痿、早泄:选练功法有仰卧调息、强肾行功、肾俞按摩、外肾按摩等,每日2次,每次45~60分钟。配放音乐《新疆姑娘》《采茶舞曲》《天女散花》《阿里山的姑娘》等。

(20)面神经麻痹:选练功法有三八运气、西施美容、舒展运气等,每日2~3次,每次30分钟。配放音乐《秋湖月夜》《关山月》等。

(21)闭经、痛经、盆腔炎:选练功法有观音静坐、吐故纳新、跪式调息、合掌合跪,每日2~3次,每次30~45分钟。配放音乐《霓裳曲》《怀古》《四大景》《妆台秋思》等。

(22)子宫脱垂:选练功法有培元筑基、跪式调息、红孩倒挂、肾俞按摩等,每日2~3次,每次30~45分钟。配放音乐《八月桂花遍地开》《马兰花开》《蝴蝶泉边》等。

(23)乳汁不足:选练功法有膻中运气、舒展运气、培元筑基、西施美容等,每日2次,每次45~60分钟。配放音乐《高山流水》《二泉映月》《春江花月夜》。

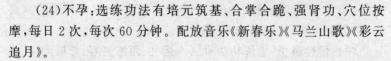

(24)不孕:选练功法有培元筑基、合掌合跪、强肾功、穴位按摩,每日2次,每次60分钟。配放音乐《新春乐》《马兰山歌》《彩云追月》。

(25)慢性支气管炎、肺结核、支气管扩张:选练功法有吐故纳新、舒展运气、膻中运气、培元筑基、强肺功,每日2次,每次60分钟。配放音乐《牧笛》《牧歌》《驼铃》等。

(26)矽肺:选练功法有吐故纳新、舒展运气、坐转乾坤、运气拍打、红孩倒挂等,每日2次,每次45~60分钟。配放音乐《牧笛》《二泉映月》《春江花月夜》。

(27)进行性肌营养不良:选练功法有培元筑基、舒展运气、大力功、坐转乾坤等,每日3次,每次30~60分钟。配放音乐《姑苏行》《牧笛》《牧歌》《步步高》。

(28)慢性肾炎、膀胱炎:选练功法有肾俞按摩、三心相印、仰卧调息、强肾功等,每日2次,每次60分钟。配放音乐《笙笙恋歌》《蝴蝶泉边》《我的祖国》等。

(29)糖尿病:选练功法有吐故纳新、仰卧调息、三心相印、雪地寻梅、强肾功,每日2次,每次60分钟。配放音乐《二泉映月》《江河水》《长城随想曲》等。

(30)肥胖症:选练功法有吐故纳新、坐转乾坤、大力功、运气拍打、培元筑基,每日2次,每次45~60分钟。配放音乐《扬州城》《江南春》《一江春水》《四季调》。

(31)白癜风:选练功法有吐故纳新、培元筑基、升降调息、西施美容、强身行功等,每日2次,每次60分钟。配放音乐《小城故事》《望着天空的女孩》《甜蜜蜜》。

(32)慢性湿疹:选练功法有吐故纳新、仰卧调息、舒展运气、强神行功等,每日2次,每次60分钟。配放音乐《渔舟唱晚》《梁山伯与祝英台》等。

(33)近视:选练功法有望月运气、三八运气、西施美容、培元筑基等,每日 2~3 次,每次 30~45 分钟。配放音乐《草原晨曲》《喜洋洋》《彩云追月》《二泉映月》等。

(34)慢性鼻炎:选练功法有三八运气、西施美容、舒展运气、吐故纳新等,每日 2~3 次,每次 30~45 分钟。配放音乐《春风吻上我的脸》《最高峰》《彩云飞》等。

(35)红斑狼疮:选练功法有坐转乾坤、升降调息、强肺行功、西施美容等,每日 2 次,每次 60~90 分钟。配放音乐《高山流水》《一江春水》《江南好》等。

(36)血小板减少:选练功法有培元筑基、强心行功、西施美容、舒展运气等,每日 2 次,每次 60 分钟。配放音乐《彩云追月》《天女散花》《花好月圆》等。

(37)全血细胞减少症:选练功法有培元筑基、强肝行功、西施美容、旭日东升等,每日 2 次,每次 60 分钟。配放音乐《苗岭的早晨》《梁山伯与祝英台》《良宵》《新春乐》《牧歌》等。

(七)音乐与擦浴按摩相结合

擦浴按摩在我国历史悠久,流传广泛,也是中医的特色疗法。擦浴按摩是根据中医经络学说和按摩医技相结合的原则,注重运用经络走向和穴位,采用敲、拍、点、揉、推、揉、压、拿、摩、弹、搓等手法,使推头、揉颈、敲背、捶腿类似弹钢琴一样有节奏。擦浴按摩师的手艺熟练和谐,能敲奏出音色清澈、纯净、柔和、明朗且音程清楚的一种混合节奏性大伴奏,甚至可以让优美的音乐旋律代替药物来治疗疾病。

患者处于静坐、静卧、闭目养神的状态,保持精神上的安静和全身肌肉的放松,悠然自得地乐于享受有节奏的美妙的击敲音乐,而且击敲变化莫测,如鹤鸣九皋、凤凰低头、喜鹊出梅、黄莺入园、百鸟朝凤、百兽率舞、驷马飞蹄、八歌洗澡等"有形的交响音乐"。

第二章　中医传统音乐养生

击敲音乐始于平静、单纯而舒展的旋律,合以缓缓之起步,悠然滑行之态。随后,进入以均衡为基础的对比旋律、跳荡、轻快的回旋。此刻,击敲大幅度地高回低转,引出优美抒情的旋律。之后,击敲音乐以均匀的音符为素材,构成经过性段落再返回原调,全曲在高潮后结束,着实给人以"身临其境"之感。击敲音乐就像诗人用文字,画家用线条、色彩创作艺术形象一样,表达了情绪和意志,使人舒坦万分、充满信心、鼓舞意志、精神百倍、增添乐趣,有益于身心健康。

擦浴按摩是通过毛巾对皮肤的搓擦,达到活血通络、促进血液和淋巴循环的目的。平时,人体皮肤表皮下细胞处于休眠状态,擦浴时皮肤温度骤然升高,可以激活细胞,改善组织器官的营养代谢,加速病理产物的排泄,又可提高人体免疫力,增强抗病能力。按摩可治疗扭伤、挫伤、肌肉及软组织劳损,适用于治疗手术后和创伤后瘢痕、粘连及骨折后的肿胀和功能障碍,有利于消除粘连、软化瘢痕、恢复弹性、改善活动功能,从而达到身心健康的目的。

日本汉方医学家说:"音乐旋律的擦浴按摩来代替药物治疗疾病,它是值得提倡的自然治疗方法之一。"为方便使用,现代人研究发明了擦浴按摩机,它的基本作用原理就是振动,而人体本身就是由大量的振动系统所构成,如有声带振动才能发音;胃肠进行周期性、有节律的蠕动,可以消化食物;心脏有节律的跳动维持血液循环等。当一定频率的外来振动与人体内部各器官的振动相一致时,就能使人体发生有益的共振,而这种共振能调节人体节律,起到镇静、兴奋、镇痛和调整情绪等作用。同时,伴随节奏优美的音乐进行擦浴按摩,能使人体分泌一些有益于身心健康的生理活性物质,这可以调节血液的流量和神经的感应传导,使人保持良好的精神状态。

（八）四季养生与音乐

从中医角度来说，一年共分为五个季节，除春、夏、秋、冬四季外，还有个长夏季（在夏秋之间）。春养肝，夏养心，秋养肺，冬养肾，四季养胃，长夏季节要注意除湿（实践证明，湿疹是很多疾病的诱因）。四季与中医的五脏、道家的五行、中国民族音乐的五声有千丝万缕的联系，借助这些联系，在不同季节聆听不同种类的音乐，以期达到调节不同脏腑、修身养性的目的。

（1）春季宜听角调式：舒展、悠扬、深远、使人飘逸欲仙、高而不亢、低而不雍、绵绵不断、好似枯木逢春、春意盎然。五行属木，应肝，五志属怒，促进全身气机展放，调节肝胆疏泄，助心、疏脾、和胃、提神、提振情绪。代表曲目有《姑苏行》《鹧鸪飞》《春风得意》《胡笳十八拍》《春之声圆舞曲》《蓝色多瑙河》《江南丝竹乐》《江南好》和理查德·克莱德曼的钢琴曲。最佳曲目为《胡笳十八拍》，代表乐器为古萧、竹笛、木鱼等。

（2）夏季宜听徵调式：旋律热烈、欢快、活泼、轻松、如火焰跳动、势力四散。五行属火，应心，五志属喜。能促进全身气机提升，调节心脏功能，有助脾胃、利肺气、振作精神的作用。代表曲目有《喜洋洋》《步步高》《紫竹调》《喜相逢》《金蛇狂舞》《解放军进行曲》《卡门序曲》。最佳曲目为《紫竹调》，代表乐器为胡琴、小提琴等丝弦乐器。

（3）长夏季宜听宫调式：乐曲风格典雅、柔和、流畅、悠扬沉静、敦厚庄重，犹如大地蕴含万物、辽阔宽厚。五行属土，应脾，五志属思。能促进全身气机的稳定，可调和脾胃，平和气血。代表曲目有《良宵》《花好月圆》《光明行》《红旗颂》《月儿高》《春江花月夜》《十面埋伏》《平湖秋月》《塞上曲》《月光奏鸣曲》等。最佳曲目为《十面埋伏》，代表乐器有埙、笙、芋、葫芦丝等。

第二章 中医传统音乐养生

（4）秋季宜听商调式：高亢、悲壮、铿锵、雄伟。五行属金，利肺，五志属悲。促进气机内收，调节肺气宣发，肃降、调神、宁心静脑、保肾抑肝。代表曲目有《将军令》《黄河》《潇湘水云》《金蛇狂舞》《第五命运交响曲》《十五的月亮》《阳春白雪》《第三交响曲》《嘎达梅林》《悲怆奏鸣曲》等。最佳曲目为《阳春白雪》，代表乐器为编钟、磬、锣鼓、铃钹、长号、三角铁等。

（5）冬季宜听羽调式：风格清纯、凄切哀怨、苍凉、柔润、富于清澈与光彩、如水般的清凉。五行属龙，应肾，五志属恐，能促进全身气机下降，调节肾与膀胱的功能，助肝阴制心火，安神助眠。代表曲目有《船歌》《梁山伯与祝英台》《二泉映月》《梅花三弄》《汉宫秋月》《平沙落雁》《轻骑兵进行曲》。最佳曲目为《梅花三弄》，代表乐器为鼓类乐器。

听音乐可以促进身心健康，调整亚健康，预防疾病，如通过音乐减压（减轻或消除精神压力）、宁神（镇静安神），或配合运动保健、养生功保健播放背景音乐。优化型音乐适合优化个人性格（改变孤独、冷漠、过度内敛、浮躁等不良性格和心态）；优化环境，如餐桌音乐可优化用餐环境气氛，环保音乐或绿色音乐可优化自然环境（以鸟鸣、风声、溪流、海涛等声音，衬托出自然环境）；中国传统音乐以其清和疏淡的风格可优化书画创作的环境和练习清静养生功的环境；又如以胎教音乐优化妇女孕期间的心理环境。具体做法是根据自己的身体状况，在运动、就餐等时机播放适合自己的音乐，调节脏腑。同时，在有条件的情况下，可通过演唱一些代表性乐曲，演奏一些代表性乐器来舒缓精神，特别是有些乐器简便易学，如葫芦丝、木鱼等。若干志同道合的朋友组建一个小乐队或合唱团，不一定很专业，时常练习、合奏或合唱几首乐曲，能使人忘掉不快和病痛，更极大地丰富了精神生活。现在，这样的民间团体层出不穷。

四季音乐养生在继承经典的基础上，开发出符合现代人生活习惯的新方式,也是除食疗和锻炼身体外一种养生的新探索。无论采用什么方式养生,保持良好的心态是前提,也是不生百病的一剂良方。相信经过坚持不懈的努力,人人都拥有一个健康的体魄并适当延长寿命不是梦。

(九)因人而异选音乐

音乐应根据患者的不同因人而异地有所选择。合适的音乐治疗,常可取得很好的疗效。

(1)忧郁的人:宜听"忧郁感"的音乐。不管是"悲痛"的"圆舞曲"还是其他有忧郁成分的乐曲,都是具有美感的。当患者的心灵接受了这些乐曲的"美感"的沐浴之后,很自然会慢慢消去心中的忧郁。这是最科学、最易见效的方法。

(2)性情急躁的人:宜听节奏慢、让人思考的乐曲。这可以调整心绪,克服急躁情绪,如一些古典交响乐曲中的慢板部分为好。

(3)悲观消极的人:宜多听宏伟、粗犷和令人振奋的音乐。这些乐曲对缺乏自信的患者是有帮助的,乐曲中充满坚定,无坚不摧的力量,会随着飞溢的旋律而洒向听者"软弱"的灵魂,久而久之,会使患者树立起信心,振奋起精神,认真的考虑和对待自己的人生道路。

(4)记忆力衰退的人:最好常听熟悉的音乐。熟悉的音乐往往是与过去难忘的生活片段紧密缠绕在一起。想起难忘的生活,就会情不自禁地哼起那些歌和音乐;哼起那些歌和音乐,也同样会回忆起难忘的生活,使记忆力衰退的患者常听熟悉的音乐,确有恢复记忆的效用。

(5)原发性高血压患者:最适宜听抒情音乐。有人做过试验,听一首抒情味很浓的小提琴协奏曲后,血压即可下降10~20毫米汞柱。原发性高血压患者需要的是平静,最忌讳的是那些有可能

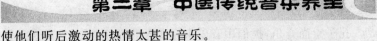
第二章 中医传统音乐养生

使他们听后激动的热情太甚的音乐。

(6)产妇:宜多听带有诗情画意、轻松幽雅和抒情性强的古典音乐和轻音乐,这样的乐曲可帮助产妇消除紧张情绪而心情松弛、充满信心、减少疼痛感,有利于生产。绝对不宜听那些节奏强烈、音色单调的音乐。特别是迪斯科音乐。

音乐治病养生不同于一般的音乐欣赏,它是在特定的环境气氛和特定的乐曲旋律、节奏中,使患者心理上产生自我调节作用,从而达到治疗的目的。

(十)音乐修养身心

(1)涵养德行:荀子在《乐论》中这样说:"故乐行而志清,礼修而行成,耳目聪明,血气和平,移风易俗,天下皆宁,美善相东。"认为音乐既能协调人体生理功能,又能成就人的社会伦理道德。在传统音乐的"乐与人和"的观念中,"和"的实现,也是为了成就社会人生的和谐和统一,是成就包括家庭、亲友、朋辈、婚姻、君臣、臣民等在内的和谐关系,带有浓重的社会伦理色彩。

音乐对人性情、品格的形成具有铸造作用。数千年前,《尚书·尧典》已有记载,帝尧是怎样利用音乐来教育臣民的:"帝曰:夔!命汝典乐,教胄子直而温、宽而栗、刚而无虐、简而无傲。"

音乐既能表现人的情感,又能陶冶人的情操,从而使人致善,有益于个人的道德修养。孔子教授弟子六艺,把礼乐放在首位,使音乐成为儒家施行审美教育的主要科目。《论语》中说:"人而不仁如乐何?"将音乐与道德修养紧紧联系在一起。《弦歌要旨序》中引用过这样一段话:"'子于是日哭,则不歌',其非病非哭之日,盖无日不弦不歌。"说除了吊丧哭泣的那一天,孔子几乎每天都要行乐。"子与人歌而善,必使反之,而后和之"。说孔子也虚心向别人学习歌唱。此外,孔子还精通乐器,能鼓瑟、击磬、弹琴。

音乐养生

孔子崇尚音乐,提倡用音乐来完成人的修养,通过这种潜移默化,使人的精神境界趋于完美,反映了儒家对人生的积极态度。至今流传孔子听《关雎》"洋洋乎盈耳";闻《韶》"三月不知肉味"。沉醉于它们的尽善尽美之中。

音乐是一种特殊的东西,"入人也深,化人也速",深刻强烈地作用于人的意识。从道德伦理的角度看,有两点十分明显,这就是爱与诚。爱是道德的基础,是音乐的底蕴。优秀的音乐是道德的升华,道德的音化,如长笛、竖琴、大提琴三重奏《姑苏行》的主旋律,宁静舒缓地刻画出晨雾依稀、幽叶滴露、杨柳堤岸、依稀亭台的景色。优美的旋律、典雅而宁静的音色、柔缓的节奏,产生一种温馨的甜蜜和幸福感。

音乐的社会功能也主要是以这种潜移默化的方式通过欣赏者的心理活动而得以发挥。有人说,音乐蕴含了天地之灵气,闪射着人性之光辉,崇高净美的音乐语言,唤起并充实人的爱心、爱己、爱人、爱自然、爱社会、爱国家、爱正义……这种爱成为推动人们从事有益于社会的活动的内在动力。此说不无道理,最典型的例证,是竞技运动员通过千难万苦之后,站在领奖台上,国旗升起、国歌奏响,在这熟悉亲切的旋律之中,爱国之情就汹涌如波涛,周身难以包容,激动的泪水汩汩而出。这是音乐中爱的震撼力量,让人体验到为国献身的荣光。国歌这个旋律,从她诞生的那天起,就激励着无数人前赴后继,为了中华民族献出毕生的力量乃至生命。

音乐是心灵真诚的表达。"诚"是音乐的基本因素。《乐记·乐象》中说:"唯乐不可以为伪",音乐真实自然地将内心之真情乐化于外。

音乐是美的结晶。音乐之美滋润人的心灵。在人的心理结构的建造过程中,形成一种对美的热爱和追求的心理定式,在这种积极的心理定式作用下,人们以美的法则塑造自己,使心灵、情感、个性、举止、行为、外表仪容统一在美的基调之上,精神得到真、

第二章 中医传统音乐养生

善、美的升华。

《乐记》中说的好："闻其宫音,使人温舒而广大;闻商音,使人方正而好义;闻角音,使人恻隐而爱人;闻徵音,使人乐善而好施;闻羽音,使人整齐而好礼。"

(2)畅志怡情:传统音乐追求意境,"境"可以有虚幻之境,也可以是写实之景。中国艺术重意境,重"以虚涵实",如利用音乐中的休止、音疏密的对比、声韵的对比,使音乐开拓通达,欣赏者的心灵可以随其展现的空间而逍遥天地、涵咏万千。

音乐意境的描写让人畅志抒怀。同时由于传统音乐中隐伏着哲理,促使人了悟哲理的力量,从而树立起坚定的意志和信心。

传说古曲《幽兰》是孔子所作。孔子周游列国,得不到诸侯的赏识,无一国接纳他的政见,在从卫国到晋国的途中,见到幽谷中的兰花,芬芳香馨,但却与杂草为伍,淹没在野草之中,正如贤德之士怀才不遇,于是托物寄怀,写下了这首乐曲,述说自己的不得志。述说即使不得志,也要像幽谷兰花一样,不为环境所左右,坚持自己的理想,焕发生命的芬芳。唐代琴家赵惟说:"清声雅质,若高山松风;侧声悚美,若深涧兰菊。"说它行独特的色彩与效果。

推及人生,对健康同样要具有信心,特别是患了顽疾重症之后,坚强的意志是战胜疾病的动力。如一些患者患了恶性肿瘤之后,仍以坚定的意志与疾病做斗争,使生命力显得异常强大,不治之症也能得到缓解。

歌颂正直、朴实、善良品性的乐曲,使人性格中积极、真善的成分得到光大;宏伟、气势磅礴的、歌颂人类与大自然搏斗的音乐让人勇气倍增,坚韧不拔;热情、朝气蓬勃的乐曲使人更加进取;委婉、宁静的曲调让人心灵更加美好。在疾病康复期,音乐的特殊作用可以调动体内的积极因素,去赢得健康。

传统音乐讲究清、静、澹、远的意境,与中医提倡顺应自然"恬淡虚无"的法则同出一辙。这种思想并不是远离社会"超尘出世",

而是一种通过施乐使人的性情归于安和、精神安宁、身心健康的措施。

"恬淡虚无"本是道家的思想,植根于老庄的理论体系,它在中医学中一直是养生学的重要指导思想。《素问·上古天真论》中说:"恬淡虚无,真气从之,精神内守,病安从来?"清代程履新曾在其著作中注解说:"恬者,内无所蓄;淡者,外无所逐;虚无者,虚极静笃,臻于自然。"可见恬淡虚无的根本目的,是"臻于自然"。

需要安神镇静者,可选择具有舒缓、低曼、轻柔、婉转、幽雅等特点的乐曲,以收安神定志、镇静安眠等效果,多用于治疗心情偏激类病症,常用的民族乐曲如古筝独奏《春江花月夜》、二胡独奏《月夜》、高胡独奏《南渡江》及《病中吟》《催眠曲》《渔光曲》等。若要兴奋开郁,可选择节奏明快、旋律流畅、音色优美的乐曲,以振奋精神、愉悦心情,主要用以治疗情志抑郁的病症,或用以调畅患者情绪,常用的民族乐曲如《流水》《喜相逢》《赛马》《光明行》《喜洋洋》《假日的海滩》《百鸟朝凤》《八哥洗澡》等。音乐不但以畅志怡情,还能防治各种情志过度所致的疾病,安神镇静的音乐可用于防治癫狂、烦躁易怒、失眠、头痛等;兴奋开郁的音乐可用于防治郁证、痫证、悲哭证、诈病、嗜睡、眩晕等;宣悲消气法主要用于忧郁证、思郁证等。

(3)养心益智:对于养心乐曲的选择,青壮年和少年儿童以选听古典音乐为主,如内容健康的宫廷音乐、民族乐曲等,以抒情、典雅、富有生气、令人奋进为原则,常用的乐曲如《阳关三叠》《春江花月夜》《江南丝竹》《空山鸟语》等。也可适当选听一些流行乐曲,原则与上述一致,而应力避那些令人意志消沉的"靡靡之音"。老年人则以听其年轻时熟悉或喜闻乐听的乐曲为主,以唤醒与恢复其渐衰退的记忆,但仍当以具有旋律优美、意境较深、令人神思遐想等特点的乐曲为宜。有条件者尚可配合练习其所爱好的某些乐器,以使手脑并用,相辅相成,而达增智益思之目的。听音乐可以

第二章　中医传统音乐养生

养心益智,并能防治弱智、智残、痴呆及健忘等病症。健康人听音乐同样可以益智养生。

(4)娱神益寿:听音乐可以娱神益寿,使人养成高雅的情操,乐观豁达的胸襟,开朗的性格,此乃防病抗衰、延年益寿之根本。乐曲的选择宜以典雅的传统乐曲为主,其格调不单一而宜多变,一曲中兼具明快、欢畅、安静、沉思等乐境,常用的乐曲有《颐真》《梅花三弄》《良宵》《醉翁吟》《平沙落雁》《高山流水》《潇湘水云》等。另外,可配合一些反映天地人间生机盎然的自然音乐,如《百鸟行》《空山鸟语》《荫中鸟》等。具体选曲时,皆须因人、因时、因地、因病而异,其中人的因素是首要的,包括性别、年龄、个人经历、病史及音乐、文化素养等,须视具体情况灵活选曲。若数人同患一种疾病,适宜对甲者的乐曲未必适宜乙,适宜乙的乐曲未必适宜丙,反之亦然。故音疗人员必须掌握辨证施乐的技能及丰富的乐曲曲目,临证尚须详尽地了解病史,方能做出较为正确的选择。听音乐宜选择环境清静、无干扰之处进行,可以集体进行,也可个别治疗或家庭治疗。集体治疗可置专门治疗室,采用多功能音疗机,收听者用立体声耳机等,个人或家庭治疗则仅需备音疗磁带及放音机,播放时随处皆可收听。有条件者,可作一些环境布置和渲染,以有助于"进入乐境"。娱神益寿法可广泛用于各种慢性病的辅助治疗,无病者亦可以此养生保健、延年益寿。

(十一)音乐益寿

据联合国1999年的统计,世界进入老龄化的国家已占全球国家的1/3;据中国第五次全国人口普查的结果显示,全国12.9亿人中60岁以上的老年人占11%,我国已成为名副其实的老年国家。老年人各器官功能减退,心理平衡失调,易患有各类疾病,长久治难愈,情绪紧张、焦虑,原有疾病又易复发。另外,老年患者阅

音乐养生

历丰富,心理活动复杂,单用药物治疗仅能改善病理现象,无法改善心理和社会行为上的失调。音乐是一种特殊而富有情感表达力的艺术,悦耳动听的乐曲使老年人在悠扬美妙的乐曲声中精神放松,消除紧张情绪,陶冶心志,并且可令人呼吸舒缓,全身肌肉松弛,紧张的大脑皮质得以放松,从而增进人体内环境稳定。因此,音乐不失为调节老年人心理、改善社会行为的重要方法。开展音乐养生研究对于发扬中医中的预防与保健思想具有重要的意义。

美国加利福尼亚大学的医学教授阿特拉斯经过长期的研究后认为,音乐能使人长寿。最初他发现音乐指挥家斯托拉科夫斯基活到了96岁高龄,这给他以启发,引起他探讨音乐与寿命关系的兴趣。后来他发现高寿的乐队指挥家很多,如卡拉扬活了81岁,瓦尔特活了85岁,安塞梅特活了86岁,托斯卡尼尼活到89岁。于是统计了已故的35名著名交响乐队指挥家的寿命,发现他们的平均寿命比当时美国男人的平均寿命要高5岁。中国古代音乐家大多数社会地位不高,属于"下九流"阶层,尽管他们的生活条件与帝王们相比有天壤之别,但相反古代音乐家比帝王们的平均寿命高出11.3岁。一般来说,音乐家并不像养生学家、医学家那样刻意研究长寿术,而是在优美、协调的旋律中自然获得的长寿,显然音乐具有明显的养生益寿作用。

《礼记·乐记》中记载:"音乐者,流通血脉,动荡精神,以和正心也。"音乐能养生益寿,同"声"与"心"具有密切的关系,首先音乐通过"声"影响人的情绪"心"。当个人处于某种情绪的情境中时,很多人自觉不自觉地或有意识无意识地都会选择音乐来调节自己的心情,从人们对音乐的感受中可以证实音乐具有保健作用。《乐记·乐象》中说:"乐者,乐也。"说明音乐与喜乐相通,音乐通娱乐,使人快乐,音乐对创造愉快的心境,乐观的情绪,健康的心身都有积极而深远的意义。其次,人的情绪"心"通过音乐"声"得以表达,音乐的产生是由于外界事物和现象在人们"心"中形成一定的感

第二章 中医传统音乐养生

受,然后畅达情志而发为音响,《乐记·乐本》中说:"凡音之起,由人心生也,人心之动,物使之然也。"再由"心"将其转化为声音,通过特定的旋律组合起来而形成音乐。音乐的形成包括"物"动和"心"感两个环节因素,不同的"物"引起人们的不同体验,即"心"感,产生不同的音乐。音乐正是通过"声"与"心"的相互作用影响人的健康,从古代孔子《乐记》的高雅之论,到今天所谓"流行音乐"的通俗行为,均可看见乐以忘忧、益于心身而健康长寿。故《论语·述而》说:"乐以忘忧,不知老之将至云尔。"

1. 益寿效应　主要通过四方面作用实现的,即物理效应、心理效应、生理效应和社会交际效应。

(1)研究者发现,人体各器官的活动具有一定的振动频率,而老年人的振动频率常常发生紊乱。音乐是一种有规律的声波振动,在优美的乐音和均匀的节奏作用下,人体内各个振动系统,如声带发音、胃的收缩、肠的蠕动、心脏跳动、肌肉收缩等,与其产生有益的共振,起到一种微妙的细胞按摩作用,达到各器官节奏协调一致,改变器官工作的紊乱状态。如当人们听到古典协奏曲的一些舒缓乐章时,身体就会趋向于按照它有序化的节奏活动,如跳动过快的心脏就会逐渐减慢,人体就会放松,大脑就会得到安谧。这种物理效应使各组织器官的生理功能处于一种和谐的状态,使身体状态和情绪反应发生有益的变化,大大增进了身心健康。

(2)从心理学角度看,音乐能调和情志、畅达心绪、开发智力、协调人际关系、沟通信息等,其中最重要的是情绪调理。人们的喜、怒、哀、乐等丰富情感,人们的所思所感,较之语言,更易寄于音乐。生活中不顺心的事情很多,容易造成怒、惧、惊、忧等不良情绪,过激的情绪不利于人的健康,此时选择适当的音乐宣泄感情,在优美的旋律中使心理趋于平衡,使生理趋于协调,从而调整人体阴阳,达到"阴平阳秘,精神乃治"的某种平衡状态,自然能养生长寿。

（3）中医学认为，不同的音乐对生理有不同的作用，正如《乐记·动声仪》中说："宫为君……其声宏以抒，其和清以柔，动脾也；商为臣……其声散以明，其和温以断，动肺也；角为民……其声防以约，其和清以静，动肝也；徵为事……其声眨以疾，其和平以切，动心也；羽为物……其声散以虚，其和断以散，动肾也。"此以小朝庭模式说明了五音对五脏的作用，促进人体脏腑气血的有序化，有益于心气的恢复，脾胃的运化，肾水的固摄等作用，从而达到养生延年的作用。现代医学认为，音乐通过有规律的声律变化，调节人的大脑皮质、大脑边缘系统、脑干网状结构、内分泌系统的兴奋性，通过神经和体液的调节，分泌出多种有益于健康的激素，达到调节血液循环、清除疲劳、加强新陈代谢等作用，从而改变人的过分的情绪体验，纠正机体功能亢进或低下的功能状态，显然，音乐对人的生理功能具有多方面的调节作用。

（4）音乐具有良好的社会交际作用，不少老年人由于缺少与外界的联系和与人的沟通而常常产生了孤独感和情感障碍，参加音乐活动使他们容易和别人接触，成为联系社会的一种手段，他们有机会和别人共同享受愉悦。有研究者认为，音乐治疗是"移情易性"的最佳手段，对音乐的体验是那些常感到苦闷、抑郁、孤独之人的良药。

2. 应用原则　　音乐具有养生益寿的作用，但并不是所有的音乐对老年人都有益，音乐益寿必须遵守有选择、有节制的原则。正如我国古代音乐理疗家医和所说"有选择、有节制地听音乐，有利于健康，反之，对身心有害"。研究者发现，在节奏疯狂、音调怪诞、强分贝音乐下工作的摇滚乐与爵士乐的乐队，队员精神变得更加紧张不安，情绪急躁易怒；心律失常、血压不稳和听力减退等生理功能衰弱的症状明显增多。这种高分贝音乐的影响，也使一些大学生出现了类似老年人才可能出现的听力灵敏度丧失的情形。由此看来，并不是所有的音乐都利于人体健康；相反，以演奏古典乐

第二章 中医传统音乐养生

曲为主的乐队成员心情大多平稳、愉快、健康,很少患病,所以从医疗和保健的角度来看音乐是需要选择的,古典音乐是有益于老年人保健的。另外,还需要根据不同年龄段选择恰当的音乐,因为音乐对不同年龄段人的养生意义是不同的。胎教音乐对胎儿的影响有两方面:一方面,优美的旋律直接作用于胎儿,使之气血协调,作用于胎儿肾气,使之固藏;另一方面,通过对母体气血、肾中精气的调和作用,进而有益于胎儿的发育。少儿音乐主要是通过和谐的旋律,使之气血调和、肾气密固,有益于开发智力,健康发育。老年人由于对音乐中的情感有较深的体会,故音乐不仅能直接作用于老年人的气血,而且可以通过情感的调理,使情操升华,促使心身两方面平衡,从而达到养生的目的。此外,音乐益寿要把握适度的原则,孔子提倡中庸之道,认为任何事情都不能太过与不及,"喜怒哀乐之未发,谓之中;发而皆中节,谓之和"。"中和"即适度,无过与不及,恰到好处,尤其是喜怒哀乐等情绪,应"中节"有和。故《乐记·魏文侯》中说:"淫于色而害于德。"过激的音乐是不利于心身健康、心性修养的。

3. 曲调选择 一首抒情、柔和、优美的音乐,能使人身心平静、舒畅;一首悲伤的音乐,能使人伤感。轻快、明朗的大调式音乐常使人愉快,沉缓、暗淡的小调式音乐常令人忧伤,据此音乐有快乐的和悲伤的特征类型。根据音乐既是情志的产物,反过来音乐又可影响人情志的原理,一方面可通过"以情胜情"来调节情志,即利用一种情绪的音乐去克服或纠正另一种偏胜的情绪。当情绪低落时可以选择欢乐、活泼、昂扬的音乐,如广东小调《步步高》、柴可夫斯基的《降B小调钢琴协奏曲》、斯美塔那的《我的祖国》等。另一方面可以采用疏导的原理,即利用一种情绪的音乐来帮助同一种偏胜情绪的宣泄,当人悲伤时,可以选择较舒缓、暗淡的音乐,如《二泉映月》、德彪西的《月光》及一些轻音乐等,以此来达到情志的改善与和谐。

音乐养生

中医还发现五声调式各有不同的医疗效果,如宫、徵调式色彩较明快,一般给人高兴、欢乐之感;羽、角调式较暗淡,一般给人舒缓、平和或迟郁的感觉;商调式介乎两者之间,兼有两者之长。显然不同的音乐对五脏的作用是不同的,凡欢快明朗、轻松活泼、节奏较快的乐曲对心脏大有好处;高亢悲壮、雄劲有力的曲调对肺部十分有益;凡悠扬沉静、淳厚庄重的曲调对脾胃极为有用;柔和细腻、亲切甜蜜的曲调对肝胆很是有利;清幽纯澈、哀怨凄凉的乐曲时肾脏较为适宜。中医心理学充分利用五音之间存在着相生相克关系来调节人们的情绪。例如,对平素肝阳偏亢,有肝风内动的老年人,可以让其多听商音,肝属木,商音属于金,金克木,就能起到平肝阳、息风的作用;当人们悲哀伤心过重时,易耗伤肾阴,可选用激奋向上、铿锵有力的乐曲加以调节,多用徵调式和宫调式,以消除此种消极情绪。

音乐养生是科学与艺术相结合的产物,既是一种实用的音乐活动,又是一种有效的养生治疗方法。这种治疗的灵活性、选择性较大,需要根据每个人的经历、音乐修养、审美能力和不同病情选择适宜的乐曲;要在音乐治疗师的指导下,根据患者的具体情况选择参与性或感受性的音乐养生,这样才会取得较好的音乐养生效果。

音乐对人体的调节是多方面的,它最终使人们的身心两方面处于和谐的状态,而和谐、动态的平衡是生命长寿最重要的原则。音乐是人类生活的反映,人们用音乐抒发情感,用音乐传达信息,用音乐鼓舞斗志,用音乐愉悦生活。今天,我们应该有意识地借助这种高雅艺术形式去争取长寿,使更多的人受益。

(十二)想让自己高兴最好听徵音

人们往往会把节奏舒缓的轻音乐当作放之四海而皆准的音乐

第二章 中医传统音乐养生

养生,但其实作为一种非药物治疗法,音乐养生与中医中的其他治疗方法一样,都非常讲究对症下"药"。

(1)音乐养生第一步:找准自己想调节的是哪种情绪或是哪种脏器的功能,从而找准"主旋律"。例如,想调节喜的情绪,就要用徵调式的乐曲;想调节悲的情绪,就要用商调式的乐曲;调节脏腑的功能也是依此类推。

(2)音乐养生第二步:确定是选择激昂还是柔和的节奏,这就要看要调理的情绪或者脏器功能是"有余"还是"不足"。"有余"则选柔和的节奏,"不足"则选激昂的节奏。要调节喜情绪,想让自己高兴起来,就用激昂的徵调式乐曲;但如果像《范进中举》中的范进那样,喜过头而伤了"心",就应该用柔和的徵调式乐曲来抑制一下。

民族音乐的调式对于中国人来说会更加亲切,但用现代流行曲来对身体和心理进行调节并无不可,但如果选择流行曲,还要注意对歌词进行选择,"过滤"到意境不适合的曲目。

30~40分贝的音量是最适合用于音乐养生的。选择的音乐多么配合自己身心所需都好,一旦音量超过了80分贝,无论什么音乐都是噪声,不单起不了调理身心的作用,还会过犹不及,令心情烦躁及影响听觉神经。

(十三)伤心的时候听《二泉映月》

音乐养生除了选择合适的乐曲,选择一个不会被生活琐事和工作压力打扰的时候,采取放松的姿态用心去聆听乐曲中的每一个音符。

如果想取得更好的效果,可以试试用几首乐曲组合成的"方剂",就如同用不同药材配成的药方。例如,当一个人很伤心时,如果立即听一些开心的音乐,他可能无法产生共鸣,可以让他听一些与他心境相似的乐曲,如《二泉映月》,让他的忧郁得到宣泄,之后再听一些轻快活泼的曲子进行调理。总的来说,可以根据"先近后远,先顺后逆"的原则来组合音乐养生方。二胡名曲《二泉映月》是中国民间音乐家华彦钧(阿炳)的代表作,作品于20世纪50年代初由音乐家杨荫浏先生根据阿炳的演奏,录音记谱整理,灌制成唱片后很快风靡全国。这首乐曲自始至终流露的是一位饱尝人间辛酸和痛苦的盲艺人的思绪情感,作品展示了独特的民间演奏技巧与风格,以及无与伦比的深邃意境,显示了我国二胡艺术的独特魅力。

当然,音乐养心是需要持之以恒的,短时聆听只能起到调节作用,想调养身心需要长期坚持,建立对音乐的兴趣,掌握一定的方法才会收到满意的效果。

(十四)道教音乐与养生

道教音乐就是在道教活动中所使用的音乐,包括道教科仪音乐及道士在宣道、布道和修身养性时所使用的音乐。在道教经典与文献中,有关道乐与养生的论述屡见不鲜。在《太平经》卷一百一十三中有:"乐,小具小得其意者,以乐人;中具中得其意者,以乐治;上具上得其意者,以乐天地。得乐人法者,人为其悦喜;得乐治法者,治为其平安;得乐天地法者,天地为其和……故上士治乐,以作无为以度世;中士治乐,乃以和乐俗人以调治;下士治乐,裁以乐人以召食……夫乐者致乐,刑者致刑,犹影响之验,不失铢分也。"这里认为音乐对人是有教育作用的,并且可以用来陶冶人的情操。

音乐能使人延年益寿,而道教音乐自然融合,更能使歌者在咏唱的状态下犹如进入清虚之境而得到心灵的净化,这也是道教徒进行养生的最好途径之一。历史上对修道之人要求十分严格,一般道士要会"琴、棋、书、画";资深道士要会"琴、棋、书、画、吹、拉、

第二章　中医传统音乐养生

弹、唱"；高道则须"琴、棋、书、画、吹、拉、弹、唱、医、卜、星、相"。因此，音乐不仅是道士日常生活中不可缺少的重要内容，更在道士的修持中占有重要地位，因为道家认为"乐可以调气息、和阴阳"，因而道教徒利用音乐的这一特性而创作了玄门独有的音乐来修持自己。

"大音希声"是道教的基本音乐观，也是道家道教音乐的主旋律。道家认为，"礼乐遍行，则天下乱矣"，明确反对儒家的"礼乐"；提出"大音希声"，则是对自然音乐观、音乐本体的深刻命题。庄子对"大音希声"的道家音乐观有更具体的发挥，把音乐分为："天籁""地籁""人籁""天乐""至乐"等。所谓"人籁"，指的是人为的丝竹音乐；所谓"地籁"，指的是如高山流水、鸟语虫鸣等自然物质的音响；所谓"天籁"，则是"听之不闻其声，视之不见其形，充满天地、包裹六极"的，只有达到了"天人合一"，即人与自然融为一体，靠微妙的精神与之共鸣，才能去理解、品味、欣赏，而达到"无言而心说"的境地。显然，道家的这种音乐观、美学观有着"道法自然"的基本哲学内核，"大音希声"是"道法自然"在音乐上的具体体现。

道乐作为一种传统的宗教音乐，在曲式和情调的内涵上，无不渗透着道教的基本信仰和美学思想，形成了自己独特的"韵"——虚静柔和的道乐风格。在中国音乐中，以"韵"称呼音乐曲调的，主要是道教。早在南北朝时，道教就以"韵"代指道乐。从"韵"字考证看，《说文解字》中说："韵，和也，从音，员声。""韵"是与"气"相对而言的，气是阳刚美，韵是阴柔美。从这角度说，"韵"是音乐之"道"，是"道"在音乐上的体现，是道教音乐的"神"。

道教音乐作为中国传统音乐，有其内在的哲学规律，那就是中国传统的阴阳五行学说。阴阳学说在道教音乐中的表现和运用几乎贯穿于各个方面，道乐的产生是"阴阳者，动则有音声"，道乐的功能是"感物类，和阴阳，定四时五行"，道乐的制作需要"阴阳调"，若"阴阳不和"，则"音声难听"。而将曲调形式分为"阳韵"和"阴韵",则是阴阳学说在道教音乐中的直接表现。就音乐的"形态"而言,还是《汉书·律历志》所说的"律十有二,阳六为律,阴六为吕"。《黄帝内经》将五音纳入五行系统,指出"宫、商、角、徵、羽"五音分别相应于"脾、肺、肝、心、肾"五脏及"忧、悲、怒、喜、恐"五类情志活动。如同人体是以五脏为中心的有机整体一样,从这角度说,五音六律是道教音乐的"形"。道教音乐的"音韵""韵律"具备中医学的"形神"关系。形神关系是一种体用关系,形为体,神为用,表现在道教音乐上,是以五音六律为体,以韵为用的一种辨证关系。

道教音乐的养生理论的重心主要是放在修道养生方面,与人体科学的关系就显得更直接、更密切。世俗音乐的美感特点以夸张情感的表现幅度为能事,悲怒喜乐,都要达到极致,这种音乐在艺术上固有其长,在养生上却有其短。因为人感情的波动,是以精气神的消耗为代价的。道乐的风格一致趋向于"虚静阴柔"的美感。从容的节奏,悠长的旋律,平稳的旋法,一唱三叹的唱法,不急不躁的速度,平衡一致的音量,均导向引人入静的平和性格,使人心归于清宁平和之境。听这样的音乐,人的血液流动自然减慢,身心顿时放松,有神清气爽的效果。人心理上静如止水,感情无波时,可以最大限度地防止体内能量的耗散,保养存储生命元素精气神,这正是养生长寿之道。

道教音乐的养生作用,更多体现在心理修养上。道乐重修心,利用虚静的心理作用,辅以行气法,达到神凝气聚。修炼过程中强调的虚静心理已含有审美因素。人的美感和被感知的美是超实用、超功利、超感官感觉的,而与人的虚静本性和纯任自然的心理状态相适应。道教音乐实践都贯穿着"存思""运心""鸣法""叩齿""咽气""变神"等内修法术,这些都是心理修养法术行为。

音乐旋律发挥音声的特长,表达出修养身心所需要的特定感情状态,"远距离"地渲染养生修炼过程的基本心态。道乐的虚静柔和是由多种音乐要素的综合运动构成的,如旋律性格的偏柔偏

第二章　中医传统音乐养生

静,邻音环绕的级进旋法,旋线的平滑柔和,轻微渐变的发展方式,节奏的自然适意,平静顺畅,速度力度的平衡自然等。显然这种音乐使人的新陈代谢和心律减慢,心理紧张消除,身心完全放松,从而阻止热能和精神的耗散,对于心理节奏偏于紧张快速的现代人来说,这样的音乐正可起到平衡调节的作用,进而达到祛病强身、延年益寿的功能。

阴柔虚静,是中国审美文化中的重要范畴之一,然而,它在道乐中获得特别强烈的偏爱,则是其他音乐所无的现象,这就构成了道乐的一大特性——虚静阴柔。这在古代哲学中与天地、清静、水、雌等现象的属性相通,其根本特点是柔弱无为,顺其自然,无为而无不为,正是道的本质。在审美文化中,阴柔之美如水之至柔至清,具谦下深沉、调剂融和的特性,随动势而荡漾,因静止而安详,遂与虚静美相通。虚静是天地之象,大道之本,它虚明空廓,清静圆辉;亦是人的本心真性,它气融神定,无欲无波,遂可观照广阔的宇宙万物,进入"独与天地精神相往来"的审美境界。

道教的早、晚功课是道教科仪的主要内容,是道众每日必修之功课。其音乐堪为道乐中的精华,也是我国传统音乐中词曲结合的声乐艺术珍品。在早、晚功课活动中,道众在庄严肃穆、清幽淡雅的乐声中,缥缈忘我地与"神"交往,并唤起他们的审美体验。早功课启首的《澄清韵》咏唱"天无(哎)氛(哪)秽(呀)……"正是"琳琅振响,十方肃静"情景的写照。随着歌者全身心地投入,使之产生一种特殊的虔诚心境。此韵的歌词是源于《元始无量度人妙经》,著名道士成玄英在注解此经时称"上圣元始天尊"所降《度人经》具有"开人度物,死生通济"的神奇法功,谓"诵经十遍,上达诸天,起死回骸,咸得长生"。并对"天无氛秽,地无妖尘,冥慧洞清,大量玄玄也"注曰:"诵咏之者,上感诸天,服配灵文,即随气所,至功德圆满,升为金阙之臣。"这就是说,只要虔诚诵咏《度人经》这几句经文,便可起死回生,长生久视,甚至能"积学成真,通道入圣,骨肉同气有日",飞升为玄都玉京之神位。这种无欲无为的静养理念及"重玄"之道,给信徒一种虚幻的祈望,以致激发出无比虔诚追求的精神力量。《澄清韵》一歌所蕴含的思想内容,正是源于《度人经》及成玄英重玄之道的思想。所谓"澄清",即指"玉宇澄清,纤尘不染"的神仙天界景象,这也是信徒们念念不忘追求与渴望达到的"仙境";它要求道徒要"三业清净"(身业净、口业净、意业净),"淡泊虚夷,不染尘境,体兹正道,悟彼重玄",以达到长生久视、悟道飞升的目的。此韵意旨深邃,概览精炼,既是天道的清澈无尘,亦是人道的清静无杂,所谓天人合一也。《全真正韵》中《澄清韵》音乐起腔即用"商、羽、宫、清角"四音,散发出一种清虚淡雅的意韵,入拍后则句幅连绵不断,悠长婉转,环绕商音旋转,加之道士一唱三叹的抒咏诵唱,更加突出了此歌清雅闲适的情致;尾腔与起首的散板近似,构成首尾呼应的结构关系。该韵用于早功课的启首,使道众自早课始,即进入一种澄清尘埃的清幽境地,开启了养生的一个良好的开端。而晚功课第一首韵腔《步虚》,渊源尤古,据南宋刘敬叔《异苑》载:"陈思王游渔山,忽闻空里诵经声,清远遒亮,解音者而写之,为神仙声。道士效之,作步虚声。"据称此韵因其宛如众仙缥缈步行虚空歌诵之声而得名。作为晚功课的音韵,道众即在缥缈的《步虚》声中,清静地步入无为之境,以圆满地毕其一天的修持活动。

还有道乐的法器(乐器),也为道徒修炼养生所用。在道教音乐中,最早使用的法器有钟、磬、鼓、铃等。在葛洪的《抱朴子·道意》中有云:"撞金伐革,讴歌诵跃,拜伏稽首,乞求福愿。"可以看出,那时即用了乐器来"乞求福愿",进行修炼养生。金、革的运用,早在春秋战国就非常广泛,它在民间巫仪活动中也广为运用。道教继承了"巫以歌舞降神"的传统,在课诵中,也是金钟玉磬,依次时鸣,行道上讲,悉先叩击。同时,这些法器,在道士心中有着神圣的地位,它具有通神避邪的双重功用。磬口向上,谓之其声能上九

第二章 中医传统音乐养生

霄,通达天庭;钟口向下,其声能召唤地府诸神,钟鼓齐鸣,万物苏醒,法力所致,功德圆满。道教徒正是运用这种音响,祈求上苍,召唤神灵,求得功德圆满,得道证真,实现养生的最终目的。现代科学也证明,在宗教仪式中这些响器的敲击声,在一定的音响频率内,能使人产生一种幻觉的状态。道徒们正是应用这种特殊音响以进入修炼养生的幻境。

道教音乐是道教徒进行修炼的重要途径,也是他们在修持中须臾不可或缺的艺术手段。他们在晨钟暮鼓与铿锵的声乐中,周而复始地持诵早晚功课,岁月轮回,从不间断,这种长期而有规律的修持活动,无疑会使他们的身心得到积极的炼养与有益的调息,从而达到益寿延年的意愿。

五、古琴与养生

(一) 古琴是传统的民族乐器

古琴是中国传统文化中最具代表性的乐器,至今已有3 000年的历史。我国第一部诗歌总集《诗经》的《国风》中就提到:"窈窕淑女,琴瑟友之;我有嘉宾,鼓瑟鼓琴。"古琴音色清晰纯美,含蓄、深沉而音韵悠长。十分适合表达人的思想感情。在2 000多年前,人们对它的表现力就已经尊崇到了神话的程度。例如,先秦著作《韩非子》曾记述了春秋时期琴家师旷弹琴引来玄鹤合鸣舞蹈的事迹。历代都有以琴为中心的动人故事、传说。

古琴历经3 000多年,有3 000多首有文字记载的琴谱,有大量的琴学理论论述。2003年11月7日,联合国教科文组织总干事松浦晃一郎在巴黎宣布,中国的古琴成为"人类口头和非物质文化遗产"。古琴艺术是继昆曲之后被列入"人类口头和非物质文化遗产"的第二个中国文化门类。琴、棋、书、画曾是中国古代文人引以为傲的四项技能,也是四种艺术。其中,琴乐是中国历史上渊源最为久远而又持续不断的一种器乐形式,其可考证的历史有3000年之久。"高山流水""焚琴煮鹤""对牛弹琴"等妇孺皆知的成语都出自和琴有关的典故。然而,由于琴自古都是文人自我陶冶的一种雅好,很少在公众场合演奏,所以现代人对它的了解十分有限。此次,古琴被列入"人类口头和非物质文化遗产",受到了国内和世界的关注,古老的古琴艺术也许将迎来一个崭新的春天。

古琴是中华民族最早的弹弦乐器,是中华传统文化之瑰宝。她以其历史久远、文献浩瀚、内涵丰富和影响深远为世人所珍视。湖北曾侯乙墓出土的实物距今有2400余年,唐宋以来历代都有古琴精品传世。存见南北朝至清代的琴谱百余种,琴曲达3000首,还有大量关于琴家、琴论、琴制、琴艺的文献,遗存之丰硕堪为中国乐器之最。古时,琴、棋、书、画并称,用以概括中华民族的传统文化。历代涌现出许多著名演奏家,他们是历史文化名人,代代传颂至今。隋唐时期古琴还传入东亚诸国,并为这些国家的传统文化所汲取和传承。近代又伴随着华人的足迹遍布世界各地,成为西方人心目中东方文化的象征。

有关古琴的记载最早见于《诗经》《尚书》等文献。《尚书》载:"舜弹五弦之琴,歌南国之诗,而天下治。"可知琴最初为五弦,周代时已有七弦。东汉应劭《风俗通》:"七弦者,法七星也,大弦为君,小弦为臣,文王、武王加二弦,以合君臣之恩。"三国时期,古琴七弦、十三徽的型制已基本稳定,一直流传延续到现在。

古琴的演奏形式主要有琴歌、独奏。根据文献记载,先秦时期,古琴除用于郊庙祭祀、朝会、典礼等雅乐外,主要在士以上的阶层中流行,秦以后盛兴于民间。关于以琴为声乐伴奏的形式,早在《尚书》中已有"搏拊琴瑟以咏"的记载。周代多用琴瑟伴奏歌唱,称为"弦歌",即唐宋以来所谓的琴歌。从汉代蔡邕所著《琴操》中,

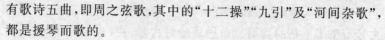

第二章 中医传统音乐养生

有歌诗五曲,即周之弦歌,其中的"十二操""九引"及"河间杂歌",都是援琴而歌的。

春秋战国时期,古琴的独奏音乐已具有一定的艺术表现能力。孔子把古琴作为"乐教"的主要手段。他所教授的"六艺"课程中的"乐",就有弹琴咏唱诗歌的项目。伯牙弹琴子期知音的故事,在《吕氏春秋》中有明确的记录。通过这个记载可以看到,最晚在秦代以前古琴已可以用独奏的形式,用纯器乐的手段,来表现人对客观世界的感受,沟通人的思想感情。历史上,许多著名的文学家、政治家都是抚琴的高手,大量的诗词歌赋中都有关于古琴的描述。当时有名的琴师有卫国的师涓,晋国的师旷,郑国的师文,鲁国的师襄等;著名的琴曲如《高山》《流水》《雉朝飞》《阳春》《白雪》等均已载入史册。

汉、魏、六朝时期,古琴艺术有了重大发展,除在《相和歌》《清商乐》中作伴奏乐器外,还以"但曲"演奏形式出现,如器乐曲《广陵散》《大胡笳鸣》《小胡笳鸣》等,反映出古琴作为器乐演奏的一个重要发展阶段。汉末的蔡邕父女和魏、晋间的嵇康都是当时著名的古琴演奏家和作曲家。嵇康擅长弹奏古琴名曲《广陵散》,已传为历史佳话。创作的著名乐曲有嵇氏四弄:《长清》《短清》《长侧》《短侧》;蔡氏五弄:《游春》《渌水》《幽居》《坐愁》《秋思》;传为竹林七贤中的阮籍所作琴曲《酒狂》及六朝宋王义庆《乌夜啼》。

隋唐时期,西域音乐盛行,琵琶兴起,古琴音乐的发展受到一定的抑制。但由于古琴谱的产生,不仅推动了当时古琴音乐的传播,而且对后世古琴音乐的继承和发展具有深远的历史意义,使中国古代音乐历史进入了一个具有音响可循的时期。隋末唐初赵耶利对当时流行的文字指法谱字进行了整理,并辑录了《弹琴右手法》《弹琴手势图》等解释演奏法的著作。著名的琴曲《碣石调幽兰》为南朝梁丘明传谱,现存为传到日本的唐手写卷子,是中国最早的、也是目前所知的唯一的一份古琴文字谱。

唐代诗人李峤、李颀、李白、韩愈、白居易、张祜、元稹等，都为古琴写下了不朽的诗篇。白居易爱好古琴，在《夜琴》中有："蜀琴木性实，楚丝音韵清。"他的琴艺很高，并能自弹自唱，甚至在旅途船中仍以古琴为友，他在《船夜援琴》中写道：鸟栖月动，月照夜江，身外都无事，舟中只有琴。七弦为益友，两耳是知音，心静即声淡，其闻无古今。张祜的《听岳州徐员外弹琴》也有记载："玉律潜符一古琴，哲人心见圣人心。尽日南风似遗意，九嶷猿鸟满山吟。"描写了古琴丰富的表现力。唐代著名琴家有赵耶利、董庭兰、薛易简、陈康士、陈拙等。赵耶利总结当时琴派说："吴声清婉，若长江广流，绵延徐逝，有国士之风，蜀声躁急，若急浪奔雷，亦一时之俊。"至今仍符合吴、蜀两派的特点，盛唐的董庭兰作有《大胡笳》《小胡笳》等琴曲传世。薛易简在他著的《琴诀》中总结了古琴音乐的作用是："可以观风教、摄心魂、辨喜怒、悦情思、静神虑、壮胆勇、绝尘俗、格鬼神。"并提出演奏者必须"定神绝虑，情意专注"，为后世琴家所重视，从而引申出许多弹琴的规范。

晚唐曹柔鉴于文字谱"其文极繁"，使用不便，而创造了减字谱。即在文字谱字的基础上对汉字谱字加以减笔而成的一种谱式，近似演奏符号，是古琴减字谱的早期形式。唐代著名琴家有董庭兰（开元、天宝年间），从其师陈怀古处承继了当时最负盛名的沈、祝二家声调，擅弹琴曲《大胡笳》《小胡笳》。天宝中琴家薛易简，可弹大弄四十、杂调三百，并有理论著作《琴诀》七篇，擅弹《三峡流泉》《胡笳》《乌夜啼》《别鹤操》《白雪》等琴曲。晚唐还有琴人陈康士根据屈原《离骚》所做的琴曲等。

宋朝的古琴一方面出现怀旧的复古主义倾向，另一方面由于古琴在《相和歌》《清商乐》演奏中的长期实践，与民间音乐有着深远的联系，以及琴曲"楚汉旧声"的历史传统，使古琴音乐在复古主义倾向中并没有被湮没，而是有起有伏曲折地发展着。南宋时期杰出琴家郭沔（号楚望，生于1190年，卒于1260年后）和他的弟子

第二章　中医传统音乐养生

刘志芳、毛敏仲等，在古琴遗产的整理、创作方面对古琴音乐的发展做出一定的贡献。例如，郭沔创作的琴曲《潇湘水云》《泛沧浪》《秋鸿》；刘志芳创作的琴曲《忘机》《吴江吟》；毛敏仲创作的琴曲《渔歌》《樵歌》《佩兰》《山居吟》等都流传至今。当时著名的琴曲还有《楚歌》《胡笳十八拍》《泽畔吟》等；琴歌有姜夔（公元1155—1221）的《古怨》；庐山道士崔闲所著《醉翁吟》等。宋人朱长文撰写的《琴史》，真实地记录了隋、唐、宋三代琴的史料。

明、清时期由于印刷术的发展，大量琴谱得到刊刻流传，见于记载的琴谱有140多种，从中可知仅明代创作的琴曲就有300多首。明初琴家冷谦的《琴声十六法》，是对古琴的美学思想、演奏技巧和艺术表现提出的理论。明太祖朱元璋第十七子、宁王朱权，是明代琴家，对古琴艺术的发展做出卓越贡献，他收录唐宋之前艺术珍品六十四曲，历十二年主持撰辑了《神奇秘谱》，于1425年刊行，是我国现存最早的一部琴谱。明末清初，徐上瀛更进而提出《二十四琴况》。明清以来，著名的琴曲有《秋鸿》《平沙落雁》《渔樵问答》《良宵引》《水仙操》《鸥鹭忘机》《龙翔操》《梧叶舞秋风》等。这一时期在演奏上由于民间音乐（特别是戏曲音乐）的熏陶和影响，古琴技巧有了突出的发展，尤其是左手技巧的创新，如《五知斋琴谱》中的《潇湘水云》《胡笳十八拍》等琴曲，左手技法极为细腻，前所未见。以后的许多琴谱，在整理加工传播传统古琴音乐方面，也达到了一个新的阶段。明、清时期著名琴人有严澂、徐祺、蒋兴俦、徐常遇、蒋文勋、张孔山等，近代著名琴人又有黄勉之、杨宗稷、王燕卿等。

清末由于战乱和社会变迁，特别是古琴本身存在的局限性，使古琴音乐濒于绝灭。当时，全国各地也出现了一些琴会组织，如北京的"岳云琴集"、济南的"德音琴社"、上海的"今虞琴社"、长沙的"愔愔琴社"、太原的"元音琴社"、扬州的"广陵琴社"、南京的"青豁琴社"、南通的"梅庵琴社"等，它们的活动都有一定的社会影响。

其中尤以上海的"今虞琴社",持续时间最长,对琴界影响最大。

新中国成立后,古琴音乐得到政府的重视和抢救,调查、收集、整理了流失于民间中的各种传谱,并录制了一批音响;发掘一批失传的琴曲,如《广陵散》《幽兰》等;培养了一批古琴音乐人才,为今后古琴音乐的整理、研究、发展开辟了新的前景。著名的琴家有管平湖、吴景略、龙琴舫、查阜西、张子谦、夏一峰等。

3 000多年来,古琴辉煌过,也曾多次历经磨难,甚至被迫害到几乎遗忘。但是,古琴始终在民间流传,在文人中流传,没有任何力量使它毁灭。一旦环境许可,古琴便春风吹又生。现在,在改革开放的大潮中,古琴又开始在中国兴旺发展起来,越来越多的人喜爱古琴、学习古琴。

用古琴来修身养性,陶冶情操是古代文人的必修课。琴者"禁"也,禁淫、禁邪、禁贪,弹琴者首先应是个道德高尚的人,必须遵守社会的道德规范。而且这种道德操守的要求也要随身而行,以致"士无故不撤琴瑟"。因此,琴人在社会上是很受人们敬重的。

历史上有许多重要的著作对古琴的社会功能进行了论述。唐代薛易简所著《琴谱》中说:"琴之为乐,可以观风教,可以摄心魂,可以辨喜怒,可以悦情思,可以静神虑,可以壮胆勇,可以绝尘俗,可以格鬼神,此琴之善者也。"此处所说,概括起来都可以说古琴对人精神上的影响。即使是说可以格鬼神,我认为也是格去心中的鬼神,使人光明正大的为人处事。这个总结也是对古琴修身养性作用的概括。蔡邕著《琴操》认为:昔伏羲氏之作琴,所以御邪辟,防心淫,修身理性,反其天真也。《风俗通义》中说:雅琴者,乐之统也,与八音并行。然君子所常御者,琴最亲密,不离于身,非必陈设于宗庙乡党,非若钟鼓罗列于虡悬也,虽在穷阎陋巷,深山幽谷,犹不失琴。以为琴之大小得中而声音和,大声不喧哗而流漫,小声不湮灭而不闻,适足以和人意气,感人善心。故琴之为言禁也,雅之为言正也,言君子守正以自禁也。近代琴家杨宗稷在著名的《琴学

第二章 中医传统音乐养生

丛书》中指出:"琴学有修身养性之用,道也,非艺也。"

古人的这些论述对古琴的修身养性作用作了精辟的总结。当前,在古琴喜人的兴旺之中,却也隐含着令人担忧的现象,古琴渐渐地被当作表演性的工具,而修身养性的功能却被淡化了。于是,在新刊印的琴谱中,删去了说明琴曲内容的解题。有的琴家提出了古琴要去古的要求,认为古琴只是一种乐器,只是娱乐的功能,不要有更多的负担。于是,关注的只是弹琴的技法,追求的是表演的姿势和服装,淡化的正是古琴的生命——它的深刻的内涵,甚至通过古琴谋取名利,使一些琴人背离了应有的操守。

古琴具有很强的表演性,这是不言而喻的。在古代,皇宫中就有过专职的琴师,在重要的场合为皇帝和贵族表演古琴。在社会上,也有文化水平很高的古琴家,他们研究古琴,演奏古琴,传授古琴,成为职业的古琴家。即使有些人不是专业琴家,但是他们生活富足,可以专心弹琴,于是把主要的精力用于研究古琴,并且很有成绩。这些人是古琴艺术发展的中坚力量,没有他们,古琴艺术不可能达到极高的水平。他们创作的大量琴曲至今还是琴人常常弹奏的曲目。今天,社会仍然需要这样的职业古琴家,还要多多培养这样的职业古琴家,他们在古琴传承发展中发挥着重要的作用。

但是,要想成为职业的古琴家并非易事,不可能轻而易举就能成功,要付出很多的时间和精力。实际上,职业的古琴家只是琴人中的极少数,大量的琴人是业余的。他们有自己的本职工作,而把业余时间全部或部分投入到古琴的学习和研究中。还有很多琴人喜爱古琴,但没有很多精力,学习几首琴曲,作为平时的雅兴。不管是职业的还是业余的琴人,都应把修身放在重要位置。只有具有高尚品德的人才可能成为一个真正的琴人。

现代社会,在市场经济条件下,生活富裕了,人们的文化水平提高了,可以说基本上人人都成了"文人"。但社会生活复杂了,各种思潮纷至沓来,人们的思想变得更别复杂了。国家提倡"以德治国",国家领导人还提出了"八要八不要"的最基本的道德要求。在经济高速发展的情况下,人们追求经济效益、谋取利益的手段更加多样,唯利是图已经成为一些人十分急迫的表现。作为一个有着5 000年优秀文化传统的国家,现在仍然应该大力提倡个人的修身养性,以修身养性为手段,达到提高个人道德素养的目的。因此,修身养性,陶冶情操仍然是今天每个人生活中的重要课题。

当然,今天的修身养性不能完全按照古人的标准。社会进步了,人们的思想道德要求也进步了。今天,我们以什么样的标准和内容来修身养性呢?我认为,古人所提倡的忠、孝、诚信仍可提倡。忠于祖国,忠于人民,敬老爱幼,孝敬父母,团结互助,见义勇为等仍是今人的美德;诚实守信也是现在为人立世的根本。这些不也正是当今建立和谐社会的前提吗?而古琴中表现这些思想要求的琴曲是很多的。还有一些琴曲表现了古代天人合一,崇尚自然,返朴归真的思想,这和现在所提倡的低碳生活也是一致的。

琴可以致中和,达到心平德和、修身正己的目的。通过学习古琴、弹奏古琴仍然是今天的人们修身养性的一个很好的方式。因此,我们要大力提倡弹奏古琴,用以修身养性。特别是广大的业余琴人,不要以为不能参加演出,没有获得奖励就不是优秀的琴人。实际上,业余琴人在演奏上不一定比职业琴家差,在修身养性、道德操守上也不一定比职业琴人差。我们要理直气壮地说,我是个修身派的琴人,我只会两三个曲子,但我弹得很好。我没有名与利的烦恼,我在修身养性上已大有收获,我是个合格的琴人。

当然,我们提倡修身并不是不重视弹琴的技法。技法是表现琴曲内容的手段,技法不过关,怎么可能弹出琴曲的深刻内涵呢。因此,如果只弹奏一首曲子也要认真学习正确的指法,苦练基本功,努力弹出琴曲的意境,这样才能真正达到修身养性的目的。

第二章　中医传统音乐养生

（二）古琴修身养性

（1）敬琴：真正爱好古琴的人，不愿意把古琴视为仅仅是一种乐器，是一种可以随意放置的物件。他们认为，古琴是道，是一种有着深刻内涵和哲理的而必须加以崇拜的有灵性的乐器。古琴是良师益友，是自己终生的亲人和朋友。古人在弹琴之前，要沐浴更衣，焚香盥手，这并非是一种迷信，而是表示对古琴的恭敬。面对古琴就像面对我们的先人，用自己的心灵和我们的先人对话，感受古代先人的心灵和丰彩，从中受到影响和教育。因此，弹琴时不能摇头晃脑，左顾右盼，要正襟危坐，要专心致志，要时刻表现出一种谦逊和恭敬。古人的琴学理论中就有"十不弹"的说法。这里面有一些有着较强的时代性，已不适合现代人的需要，但体现出的对古琴的崇拜和恭敬却是作为修身养性和养生所需要的。为什么现在还有不少保留完好的唐代、宋代、明代的古琴，却鲜有其他的乐器呢？这首先就是由于爱琴人把古琴视为珍宝。我们今天的琴人仍然要建立敬琴的观念。不敬不信，怎么能达到修身与养生的目的呢？

（2）静心：心情平静是健康的源泉。《素问·上古天真论》中说："恬淡虚无，真气从之，精神内守，病从安来。"这就是说，心情平静，不动杂念，疾病便无从发生。《素问·上古天真论》中说："内无思想之患，以恬愉为务，以自得为功，形体不敝，精神不散，亦可以百数。"这就表明，做到心情舒畅，安然自得，便会延年益寿。如果每日都想着得奖，想着成名，想着发财，伴随你的必然是焦虑和苦恼，怎么可能养生呢？

古琴由于其结构的原因，音量较小，有人把这看作是古琴的致命缺陷，是没有发展前途的乐器。其实，这正是古琴的优点和强项。音量小则要求环境安静，天籁般的音色沁人肺腑，使人的心情也安静下来。因此,在安静的环境中,静静地听琴或抚琴,使自己在世俗的喧嚣中找到一片纯洁的净土,即修身,又养生。倘若弹奏的是音量很大的乐器,不仅同室之人受到干扰,就是左右邻居也受到影响,自己的心也很难安静。所以有人说:"古筝悦耳,古琴悦心。"在古代文人阶层中,修身养性的"琴、棋、书、画"文房四艺中,琴就位列第一。也许正由于古琴独特的"悦心"效果,生命力历经3 000多年依然延续着,并且将会受到越来越多的人的喜爱。

静心还包括要虚心学习,认真理解琴曲的含意。古琴是标题音乐,每一首琴曲都有其特定的内容和含意。在琴谱中,每首琴曲前都有一段题解,说明这首琴曲的来龙去脉,曲意内容和弹奏特点。因此,抚琴者或听琴人都应对此有所了解,才能深刻理解琴曲的内涵,才能对自己的思想和言行产生影响。

(3)清欲:何为清欲?即清心寡欲之意,修淡泊之心。作为业余琴人来说,弹琴为悦己,不争名,不求利,不为考级和比赛焦虑,也不为排名前后而不悦。偶为表演不求佯狂之动作,哗众取宠;也不强求服装之新颖,以戏剧效果悦人。所弹琴曲不必贪多,但要弹好。三首五首、十首八首足矣。精雕细刻,反复揣摩,认真体会古曲之深意。不可随意改编,不能以好弹好听为宗旨。弹琴人修身养性,即应格除损人利己、轻狂虚假之风。琴者禁也,禁的是不道德的思想言行,这正是修身养性的重要内容。琴者心也,必指正人之心,而非小人之心,是在修身养性基础上的心,而非自然之心。

(4)持恒:恒心即持之以恒的精神。古琴的特点是每一条弦上都有许多音阶,相同的音在不同的弦上弹出来构成不同的音色,因此记曲子就有一定难度。同时,一些指法也需要反复练习,才能弹出效果,因此须要下工夫,须要持之以恒的坚持。一般来说,坚持半年即可入门,坚持一年初见成效,坚持终生方得古琴之玄妙。

(5)和谐:心与琴和,弦与指和,音与律和。琴和才出妙音,音和才能动人心魄。以和为贵,对亲人,对朋友,对邻居,对同事,对

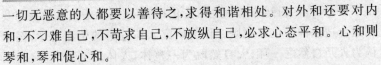

第二章　中医传统音乐养生

一切无恶意的人都要以善待之,求得和谐相处。对外和还要对内和,不刁难自己,不苛求自己,不放纵自己,必求心态平和。心和则琴和,琴和促心和。

在学习古琴、弹奏古琴的过程中既修身养性,陶冶情操,又能达到养生健体的效果,何乐而不为呢?欢迎更多的朋友加入到古琴爱好者的行列,让中国这个最具传统文化特点的乐器为人民服务,同时也让这个优秀的传统文化瑰宝永远传承下去。

(三)古琴养生与乐、医同构

先秦哲学从古代鬼神观念及意志天的崇仰,渐渐转化发展出一系列自然哲学的概念,为春秋战国诸子百家所接受认同,并各取所需加以提炼,建构成各家的哲理系统。这些概念实际上是先秦哲学不同学派所共用的理论方法,普遍弥漫于自然现象及社会人事的理论中,它们长期为中国哲学、科学、社会,乃至文化艺术的基本范畴,在潜移默化之间,渗透到医学科学、音乐美学之中。乐、医是我国两种早熟的文明,几乎同步形成,其思维亦型构相同,其中共用的概念不止为后世医家与乐家所继承,实践层面上亦不断应用,长远影响民族的体格与气质。下文就道、气、自然、阴阳、五行、天人相应等概念考察乐、医两种理论的亲缘关系及其融合成就别具民族特色的养生理论。

先秦哲理中深刻影响医理的主要有两方面:其一,天人同构(相应、相参)特色的整体思维,主导中医方法取向。春秋之后"天道远、人道迩"观念普及,人们进一步远离命定论意味的意志天,认取自然规律为主的天道。老庄天人合一,主张顺应。荀子主天人有分,但不主张道家式的因任自然,提倡积极地"制天命而用之"。《吕氏春秋·有始》:"天地万物,一人之身,此之谓大同。"思想界的进步的自然观念,促进晚周医学理论的发展。人体犹大自然中之小宇宙,天地四时运作与人生命变化相应,故当以适应自然秩序及创造合适条件为生存原则。作为研究人体健康的生命科学,医家认为人乃自然之一环,大自然既为一整体,人体之五脏六腑、经络血脉等亦是有机运作的整体。其二,气、阴阳、五行等自然概念范畴组成医学原理的基本内容。气为古代哲学中表示物质存基本观念,由最早指气象之气,发展与生命联系,指人生命的本质。《管子·枢言》曰:"有气则生,无气则死,生者以其气。"《庄子·知北游》谓:"人之生,气之聚也,聚则为生,散则为死。"人禀气而生,气之异变出现疾病,气散则死。此气化原理的生命解释,到战国已普遍为人所接纳。气之分阴阳,两者对立互动形成万象,老庄易传于此多有说明。阴阳理论至晚周大行,邹衍以善谈变化消息著称,将阴阳与由"五行相胜"观念为基础推出"五德终始",综合杂说而成一套解说政治历史的理论,后为汉儒所吸纳,构筑成董仲舒的宇宙观,亦为我国自然科学哲学的主要架构。

就在先秦哲理思想指导和丰富的医疗经验总结下,《黄帝内经》所建立的医学理论体系,主要继承春秋战国共用自然概念。《素问》中说:"夫四时阴阳者,万物之根本也……从阴阳则生,逆之则死",除了系统地解释人体生理、病理、断证、治疗等问题之外,养生预防方面累积丰富经验,也系统地整理成理论,首要重视"未病先防"原则,谓"圣人不治已病治未病"。预防方法主要在加强体质水平,正气充盛,邪气不侵,正气内虚,阴阳不调,则邪气作用造成病变。内经说养生,注意起居饮食有常、劳逸有节,明显吸收了道家中清虚无欲的精神修养理论,注重心理健康,认为调摄精神,情志不失,正气充盛,可避免生理出现病变。

《素问·上古天真论》中说:"夫上古圣人之教下也,皆谓之虚邪贼风,避之有时,恬惔虚无,真气从之,精神内守,病安从来?"《素问·生气通天论》中说:"阴平阳秘,精神乃治,阴阳离决,精气乃绝。"《素问》所提出的健康基本准则,在乎生理与心理整体的平衡,

第二章　中医传统音乐养生

谓"内外和调,邪不能害"。

天地之"和",指万物和谐共处的状态。《老子》中说:"万物负阴而抱阳,冲气以为和。"庄子亦谓:"阴阳和静,鬼神不扰,四时得节,万物不伤,群生不夭。"天人同应,医学中所说身心内外"平""和"的健康标准,是在生命科学层面上呼应大宇宙的规律,故由老庄至内经,所谓恬淡虚无、调摄精神的主张,都是效天地,法自然的思维方法。

天道规律覆盖人道领域,自然法则通于治道、医理与文艺。所以,在天人同构的思维指导下,先秦君主之治天下、医家之治病养生,对情欲分配节导等问题的理解与管理原则也是不约而同地。《吕氏春秋·情欲》中说:"古人得道者,生以寿长,声色滋味能久乐之……人之与天地也同,万物之形虽异,其情一体也,故古之治身与天下者,必法天地也。"

《左传》记医和为晋侯诊疾时发表如下理论:"先王之乐,所以节百事也,故有五节……天有六气,降生五味,发为五色,征为五声,淫生六疾。六气曰阴阳风雨晦明也,分为四时,序为五节,过则为灾。"

医家养生依从"平和"的指标,内守精神使冲淡,外节声色滋味使情欲不过,先秦以前已积累相当丰富经验。《吕氏春秋》中说:"耳虽欲声,目虽欲色……害于生则止……由此观之,耳目鼻口不得擅行,必有所制…此贵生之术也;圣人察阴阳之宜,辨万物之利,以便生,故精神安乎形,而年寿得长焉……毕数之务在乎去害……故凡养生,莫若知本,知本则疾无由至矣。"所谓贵生知本,不外依自然规律养和守神,合度地管理情志和欲望,可享天年。

先秦音乐理论的结构机制与医理相同。周代以礼乐治天下,礼以别异,乐以和同,并为先秦文明之表征。西周盛世,礼乐的措施全面贯彻于整个统治机制。东周礼崩乐坏,诸子对乐的价值有所质疑,墨道为甚。唯儒家积极为礼乐理论作补充整理,至晚周高度成熟。如由荀子乐论、礼记乐记所见,其理论结构与同时代的天人相应同调。于人道层面,乐既通于治道,亦与医家治身思维原则一致,并已出现完备的音乐养生功能理论。

《荀子·乐论》中说:"乐者,乐也,人情之所必不免也。故人不能无乐,乐必发于声音,形于动静,而人之道,声音动静性术之变尽是矣。"自此荀子为儒家以诗乐观风俗、成教化的文艺功能论定下基调,并支配了整个中国文艺正统的方向。音乐,作为情志的产物,是欲望需求的一种,故人不能无乐。音乐与快乐同训,在解义上已说明音乐为人带来的感官享受和精神愉悦作用,是正面的。这种音乐的取态固然利于推动音乐社会的功能,对于肯定音乐养生治疗的意义更为积极。

《乐记》中说:"大乐,与天地同和;是故清明象天,广大象地,终始象四时,周还象风雨,五色成文而不乱,八风从律而不奸,百度得数而有常,大小相成,终始相生,倡和清浊,迭相为经,故乐行而伦清,耳目聪明,血气和平,移风易俗,天下皆宁。"

治国者根据人的天性推广音乐,既满足百姓感情需要,又完成对人民的教化,引导风俗向正常发展,此为伦理上的功能。"和",作为音乐重要的审美特质,它与天地一样和谐,又能调畅人的情志,使"血气和平",正合医家调摄精神,使"内外和谐,邪不能害"养生的原理。《史记·乐书》中附和五行理论,谓五音之作动调协,使五脏和正,"音乐者所以动荡血脉,通流精神而和正心也,故宫动脾而和正圣,商动而和正义,角动肝而和正仁,征动心而和正礼,羽动肾而和正智"。

汉代以前的乐论,都继承先秦儒家的观点,重视音乐的教育和管理,以发挥它政治、教化、娱乐等社会方面的功能,至于个人健康方面则渗浸儒道、综合杂说,就修身养和原则发挥它养生功能。魏晋以后,情况有较大幅度的发展,先是社会巨变,文人面临沉重政治压力,保存性命、追求个性的意识特强;儒经不再主导思潮,庄老

第二章　中医传统音乐养生

易学登场,道家尊重个体价值的自然观,促使六朝走向文艺自觉,加上医学的长足发达,养生延年的意识已高涨到历史的新水平。这时音乐和医学在理论和实践上都进一步有所融合,文士有意识地将音乐与养生联系,并且融注到生活之中,成为他们个性生命中重要部分。其中古琴尤为文士所钟爱,魏晋嵇康父子、阮籍、阮瑀、阮咸父子均善鼓琴。魏晋以后,古琴除了保留儒家特色的修德教化功能论之外,宣导郁结、愉悦情志、自我调适的心理功能受到前所未有的重视,值得我们注意是这些文人的认识,并不停留在中医学文化理论层面,而是在生命上有真实体会,古琴养生因而在实践层面得到大量开发。

古琴"中正和平""清微淡远"的审美趣味,特得文人喜爱,传承3 000年未曾间断,历代文士、琴人留下的诗文纪实,记录了珍贵的音乐治疗经验。《吕氏春秋·适音》载:"……昔葛天氏之乐,三人操牛尾投足以歌八阕……昔陶唐氏之始,阴多滞伏而湛积,水道壅塞不行其原,民气郁阏而滞著,筋骨瑟缩不达,故作为舞以宣导之。"

以上可能是最古老的音乐治疗纪录。魏晋以后文人留下的纪录远较此为详尽,都为真实例案。孙登以琴遁隐,阮籍借琴酒以忘世,嵇康临刑,顾日影奏广陵散,连不精于音乐的陶渊明,亦经常在诗作之中提及琴,谓:"乐琴书以消忧;但得琴中趣,何劳弦上声。"可见魏晋以后,琴除了音乐艺术上本身的价值外,医疗价值得大开发。消极地说,它是失意人士安慰精神、治疗创痛,发挥了它的精神治疗功能。积极方面,养生效能亦大受推广。

嵇康《答难养生论》:"窦公无所服御而致百八十,岂非鼓琴和其心哉?此亦养神之一征也。"嵇康《养生论》集中发挥老庄清虚无为养生观,琴音有宁神静心作用:"清虚静泰,少私寡欲……绥以五弦,无为自得,体妙心玄,忘欢而后乐足,遗生而后身存。"

内无情欲之惑,外有声音之助,琴音淡泊之有益于养生,乃是儒道与医家的共同认识。文士之外,又有服食导引之士、唐宋之后的僧家,陆逐加入琴人行列,古琴又被引用到与仙家吐纳、佛家默坐静修之中,古琴成为各家共许的修身手段,养生的功能受到普遍肯定。以下是唐宋两则治疗例案。

白居易好音律,做了大量咏琴诗,晚年得风疾,惟爱听琴音。《好听琴》中说:"本性好丝桐,尘机闻已空;一声来耳里,万事离心中。清畅堪消疾,恬和好养蒙;尤宜听三乐,安慰白头翁。"《五弦弹》中说:"一弹一唱再三叹,曲淡节稀声不多;融融泄泄召元气,听之不觉心平和。"

宋欧阳修,晚年自号"六一居士",其中之一是琴。在《送杨置序》谈到他年轻时不得意,幽忧不平,患上情绪病,后来学弹琴,用音乐抚平心绪:"予尝有幽忧之疾,退而闲居,不能治也。既而学琴于友人孙道滋,受宫声数引,久而乐之,愉然不知疾之在其体也。夫疾生乎忧者也,药之毒者能攻其疾之聚,不若声之至者能和其心之所不平心而平,不和者和,则疾之忘也,宜哉。夫琴之为技小矣,及其至也……听之以耳,应之以手,取其和者,道其堙郁,写其忧思,则感人之际,亦有至者焉……予友杨君……以多疾之体有不平之心,居异宜之俗,其能郁郁以久乎,然欲其心以养其疾,于琴亦将有得焉,故多作琴说以赠其行……"爱好古琴的人,病中听琴,固有辅助治疗的作用。然医家注意治于未病,所以古琴摄生练神养气的防病养生作用,比较治病功能更为基本。长期以来,古琴著述中常指出古琴能养生的事实,中间出现少数仙家惯见的神化想象,一般来说,并没有过度夸大,而是更多从整体角度讨论问题。举例说,古琴固然有助益治疗之功而不是万应灵方,任何人对于艺术接受的程度和利用它调心养生的功效,不是单一的现象,而是要诸方面条件,包括社会心理、文化环境、教育素质与个人音乐修养等相互配合。其实《乐记》早已相当全面触及这些问题:"是故不知声者,不可与言音,不知音者,不可与言乐,知乐则几于礼矣",此义近

第二章　中医传统音乐养生

于庄子所谓"聋者无以语乎钟鼓之声",而论述较周圆。所有艺术必要经过熏陶,对于全无音乐兴趣的人,古琴不可能是即时的特效药,除非官能有缺陷,音乐的感受可以培养,浸淫日久,自有调节身心的功效。

古代自然结构理论的生命力极强,延展数千年不败。古琴与医家两种门类,不但结构内在相互关连,且具有极久远的继承性。我们看胡滋甫发表的《琴心说》一文谓:"闻宫音则意凝,意凝则脾静,脾静无思。闻商则魄静,魄静则肺宁,肺宁无言;闻角音则魂藏,魂藏肝平,肝平无逐。闻徵音则神清,神清则心安,心安无观。闻羽音则精涵,精涵则肾澄,肾澄无忧。"

黄濂的《舍不舍斋琴说》则谓:"窦公……邱公明……皆琴人长寿之证也。其理之深奥如史记所言,不足以知之矣,其显而易见者,即琴能消忧,次则弹琴必调气,气调则呼吸均平而导引之始也。"

其他近代琴学载录,或述鼓琴操弄时两手按泛指法与血脉经络流通原理,弹奏时节拍缓急与呼吸调节与养生的关系等。总之,古琴养生理论中,五行、五音、五脏的结构排列、相生相克的循环原理,思维方法完全参照古人理论,引申、联系、重复变调常有之,全面拆卸旧有、重新筑构理论则无,传统琴论更多正视事实,着眼于总结弹琴的具体经验,或就琴人"平和""闲逸"的生命情态作整体的观察。如清代《五知斋琴谱》中说:"琴之为器……其声正,其气和,其形小,其义大,如得其旨趣,则能感物。志躁者,感之以静,志静者,感之以和。和平其心,忧乐不能入,任之以天真,明其真,而返照动寂,则生死不能累。"

(四)操琴养生

古琴历史源远流长,文化底蕴博大精深,它那清幽脱俗的声音早已和悠久的中国文化,尤其是和独具特色的中国哲学、美学、伦理学及其他人文思想融合在一起。古琴有别于其他乐器,它是自古文人用来陶冶性情的专有的圣洁之器,文人用它来抒发情怀寄托理想,会友时互通心趣,独处时修身养性,琴远远超越了音乐的意义,成为中国文化和理想人格的象征。"七条弦上五音寒,此艺知音自古难",它不是大众的表演艺术,不在于"他娱"的表演意图,而是以"自娱"养生之修行为主旨,它的目的更在于"养生""修德"等。《左传·昭公元年》中记载,"君子之近琴瑟,以仪节也,非以韬心也"。宋朱长文《琴史》中说:"君子之于琴也,非徒取其声音而已,达则于以观政焉,穷则于以守命焉。"朱长文认为,琴的主要功用是教化和修身。因此,古琴艺术一般尊称为"琴学"。

琴学理论和中医养生观可谓颇有相通之处,同源于包容性极强的中国古代哲学。例如,从道法自然,天人合一的整体观上看,古琴的外表就蕴含了天文地理、社会关系之种种,乃天地宇宙之缩影,古琴的创制包含了天地、人事、阴阳、律历等道理。蔡邕《琴操》中说:"琴长三尺六寸六分,象三百六十日也;广六寸,象六合也。文上曰池,下曰滨。池,水也,言其平;下曰滨,滨,宾也,言其服也。前广后狭,象尊卑也。上圆下方,法天地。五弦宫也,象五行也。大弦者,君也,宽和而遇;小弦者,臣也,清廉而不乱。文王武王加二弦,合君臣恩也。宫为君,商为臣,角为民,徵为事,羽为物。"

在古琴的演奏中,也讲究主体精神状态与客观环境的交融,还体现在主体的身心统一,心手相应,甚至达到物我两忘的境界。而在中医理论中,天人合一的整体观更是辨证论治的前提。中医把人体看成是自然界的一部分,人与自然界存在着有机联系,《素问·气交变大论》中说:"夫道者,上知天文,下知地理,中知人事;善言天者,必应于人;善言古者,必验于今;善言气者,必彰于物;善言应者,因天地之化;善言化言变者,通神明之理。"只有把天道、地道、人道相互结合起来,进行综合观察,才能正确地把握医道。

第二章　中医传统音乐养生

再如,从阴阳五行的哲学原理来看,所谓"圣人制琴以阴阳相配,故有中和之声……"琴面拟天,为阳,琴腹拟地,为阴;制琴木材有阴木、阳木之分,松透者为阳,坚实者为阴。阴阳学说更是中医学的重要理论基础和指导思想,运用于养生活动的各个方面。《素问·四气调神大论》中说:"夫四时阴阳者,万物之根本也。所以圣人春夏养阳,秋冬养阴,以从其根,故与万物沉浮于生长之门;故阴阳四时者,万物之终始也,死生之本也,逆之则灾害生,从之则苛疾不起,是谓得道。道者,圣人行之,愚者佩(违背)之。从阴阳则生,逆之则死。从之则治,逆之则乱。反顺为逆,是谓内格。"也说明调和阴阳是养生的根本。琴有角、徵、宫、商、羽五音,应木、火、土、金、水五行;而人体五脏肝、心、脾、肺、肾也与此相应,并且把五脏的功能活动及人的五志(怒、喜、思、忧、恐)和五音的外在变化联系起来。《素问·阴阳应象大论》王冰注:"角谓木音,调而直也;角乱则忧,其民怨;徵谓火音,和而美也;徵乱则衰,其事勤;宫谓土音,大而和也;宫乱则荒,其君骄;商为金音,轻而劲也;商乱则陂,其宫坏;羽为水音,沉而深也;羽乱则危,其财匮。"从而产生了音乐养生,利用五行的相生相克疗疾养生。由此可见,琴学和医道实有异曲同工之妙。

养生贵在养心,而养心首要养德。古代学者早就提出"仁者寿"的理论。孔子在《中庸》中指出:"修身以道,修道以仁","大德必得其寿",古代医家也认为养德、养生没有多少区别,《医先》中提出,"养德、养生无二术"。《遵生八笺》中强调,"君子心悟躬行,则养德、养生兼得之矣"。因为人的健康与德操大有关联,《孙真人卫生歌》说得好:"世人欲识卫生道,喜乐有常嗔怒少,心诚意正思虑除,顺理修身去烦恼",这是修身养性的至理。孙思邈还说:"百行周备,虽绝药饵,足以遐年;德行不充,纵服玉液金丹,未能延寿",指出养德的重要性。

"琴者,禁也,所以禁止淫邪,正人心也",自古以来音乐与"德"

就有密不可分的联系。古人十分重视乐的教育作用,《礼记·乐记》中记载:"德者,性之端也,乐者,德之华也""乐也者,圣人之乐也,而可以善民心,其感人深,其移风易俗,故先王著其教焉。"指出音乐是道德操守的精华。健康的音乐具有良好的作用,能够改善人的品德操守,能够深刻激发人的情感,起到移风易俗的作用。蔡邕的《琴操》中记载:"昔伏羲作琴,以御邪僻,防心淫,以修身理性,反其天真。"桓谭《新论·琴道》中说:"琴七丝足以通万物而考至乱也。八音之中惟弦为最,而琴为之首。琴之言禁也,君子守以自禁也。大声不振华而流漫,细声不湮灭而不闻。八音广博,琴德最优。"古琴,向来是礼乐教化的工具。

古人认为,琴具有天地之元音,内蕴中和之德行,足以和人意气,感人善心,颐养正心而灭淫气。琴曲淡和微妙,音色深沉、浑厚、古朴、淡雅,唐人薛易简在《琴诀》中说古琴音乐"可以观风教,可以摄心魂,可以辨喜怒,可以悦情思,可以静神虑,可以壮胆勇,可以绝尘俗,可以格鬼神"。因此,无论弹琴或是听琴,都能培养人高尚情操,陶冶性情,提升修养,增进道德,使人外而有礼,内而和乐。《史记·乐书》中说:"音正而行正",通过琴乐感通精神,影响行为,端正人心,从而达到养德养生之目的,的确有一定道理。

养性,指的是调理人的性情、情绪。养生自然包括养性,养生与养性是统一的,养性是手段,养生是目的。性情的修养水准很大程度上决定了生理健康。我国古代医学和养生理论十分重视精神健康,认为精神是人身的主宰,《灵枢·邪客》中说:"心者,五脏六腑之大主也,精神之所舍也。"不良的情绪会影响人的身心健康,《素问·举痛论》中说:"余知百病生于气也,怒则气上,喜则气缓,悲则气消,恐则气下,寒则气收,炅则气泄,惊则气乱,劳则气耗,思则气结。"孙思邈在《千金要方·养性序》中说:"善养性者,则治未病之病,是其义也。"因此,历代医家把调养精神作为养生的根本之法,强调修性安心,情绪不卑不亢,不偏不倚,中和适度,保持一个

第二章　中医传统音乐养生

平和的心态,使意志和精神不为外物的荣辱所干扰,使得五脏安宁,形神合一,从而达到养生的目的。

琴者,心也。清代曹庭栋在《养生随笔》里明确指出"琴能养性",白居易的琴诗《五弦弹》吟到,"一弹一唱再三叹,曲淡节稀声不多。融融洩洩召元气,听之不觉心平和"。古琴"中正平和、清微淡远"的艺术风格和传统养生观不谋而合,尤其"和"一字更是以琴养性的主题。明末著名琴家徐上瀛在《溪山琴况》里说道:"稽古至圣心通造化,德协神人,理一身之性情,以理天下人之性情,于是制之为琴。其所首重者,和也。和之始,先以正调品弦、循徽叶声,辨之在听,此所谓以和感,以和应也。和也者,其众音之款会,而优柔平中之橐籥乎?"明代医家张景岳也在《类经附翼·律原》中说,"乐者,天地之和气也。律吕者,乐之声音也。盖人有性情则有诗词,有诗词则有歌咏,歌咏生则被之五音而为乐,音乐生必调之律吕而和声""律乃天地之正气,人之中声也。律由声出,音以声生"。"和"当为古琴艺术重要的内涵,又正合医家调摄精神的养生原理。

未病先防,即病防变。俗话说"三分病七分养",调养的意思是调整自己的生活和精神,形成对治疗疾病有利的内、外环境,保持最佳身体状态和精神状况,从而达到养生的目的。调养疾病是传统养生学的重要组成部分,此不赘言。

琴者,情也。琴能养疾首先表现在琴能调畅人的情志,抒发情感,令人消愁解闷,心绪安宁,胸襟开阔,乐观豁达,对情志性疾病的调养十分有益。并且琴中五音对应人身五脏,"宫"与"脾"相通,助脾健运;"商"与"肺"相通,舒达气机;"角"与"肝"相通,解郁制怒;"徵"与"心"相通,通调血脉;"羽"与"肾"相通,养神宁志。宋欧阳修在《送杨置序》中记载了他曾郁郁不得志,幽忧不平,患上情绪病,后来通过琴声疗疾而痊愈,并把此法介绍给朋友杨置。其中谈道:"予尝有幽忧之疾,退而闲居,不能治也。既而学琴于友人孙道滋,受宫声数引,久而乐之,不知疾之在其体也。夫疾,生乎忧者也。药之毒者能攻其疾之聚，不若声之至者能和其心之所不平。心而平，不和者和，则疾之忘也，宜哉。夫琴之为技小矣，及其至也……听之以耳，应之以手，取其和者，道其堙郁，写其忧思，则感人之际亦有至者矣……予友杨君……以多疾之体，有不平之心，居异宜之俗，其能郁郁以久乎？然欲平其心以养其疾，于琴亦将有得焉，故多作《琴说》以赠其行……"说明疾病的产生与忧郁的情绪有关，药物只能化解病痛，而琴声却能使内心平和，从而达到治本的效果。

其次，琴能养疾还表现在弹琴可使人精神专一，杂念皆消，从而心静神凝，精气内敛，同时还能活动手指，增强手指功能，可谓是动静结合，心身双修。名士嵇康既是著名琴家又是养生家，他的传世名作《养生论》提出"清虚静泰"的养生观，主张老庄的"无为"思想，"蒸以灵芝，润以醴泉，晞以朝阳，绥以五弦"，使精神"无为自得，体妙心玄"，神、意、心、身皆静，物我两忘，可使真气运行无滞，外无六淫之侵害，内无七情之干扰，有助于疾病的康复。白居易晚年得风疾，古琴亦是他的心灵安慰，他写道："本性好丝桐，尘机闻已空。一声来耳里，万事离心中。清畅堪消疾，恬和好养蒙。尤宜听三乐，安慰白头翁。"

抚琴静中有动，心静而手指在运动，使用指甲和指尖弄弦。按照中医理论，指甲是经络的末梢；指尖也是十二经络中一些主要经络的终点末梢。弹琴中不断地按摩和运动这些末梢，可以促进血液循环，调和血脉，古琴不但治疗了欧阳修的幽忧之疾，还使他的手指拘挛得到治疗。他在《琴枕说》中写道，"昨因患两手中指拘挛，医者言唯数运动以导其气之滞者，谓唯弹琴为可"。他弹琴月余，便恢复了手指的灵活。由此可见，弹琴静中有动，动中求静，做到精气神三者统一的艺术理念和中医理论强调对精气神三者的调摄，使得"调阴与阳，精气乃充，合神与气，使神内藏"的养生目的是一致的。

第二章 中医传统音乐养生

（五）古琴曲的选择

和谐优美的琴曲正如《新论·琴道》里所说"大声不震华而流漫，细声不淹灭而不闻"。即低而不晦，高而不亢，大声不烈，小声不灭，清而不历，平而匪和，温润淳雅，中声为节，以养生气，《吕氏春秋》称之为"适音"。该书的《侈乐》说："乐之有情，譬之若肌肤形体之有情性也，有情性则必有性养矣。"指出通过"适音"调节人的情性而养生。因为古琴曲大多由非韵律性段落构成，重意不重形，琴曲发展手法和结构完全由乐曲的内容和思想感情的发展来决定，起、承、转、合随意发挥，不注重小节，给人一种前后一体，贯成一气的自然推进之感。因此，琴音在听觉上不引起律动感，速度适中而有节制。与韵律性音乐易使人"惑志""丧业"不同，其一旦在听觉上被认同，便有一种冲和无碍，真气运行，神清气爽的感觉，使得五脏相合、血气和平，这正是古琴中正平和、自成风骨的艺术特点。

（1）宫调式琴曲：乐曲的风格主要是悠扬沉静、温厚庄重，给人以浓重厚实的感觉。根据五音通五脏的理论，宫音入脾，对脾胃系统作用比较明显，促进消化系统，滋补气血，旺盛食欲，同时能够安定情绪，稳定神经系统。宫音匹配土型人，即阴阳平和之人。其为人态度和顺可亲，忠厚朴实，端庄持重，观察事物逻辑分明，易听取别人的意见，乐于助人，但性情略为保守。其性情温厚，阴阳调和，一般不容易感染疾病，音乐养生中可以多听典雅温厚的宫调乐。使身心更为健康。代表曲目：《梅花三弄》《高山》《流水》《阳春》等。

（2）商调式琴曲：商调式的风格铿锵有力，高亢悲壮，肃劲嘹亮。听商调音乐，可以增强肌体抗御疾病的能力。商音入肺，可以加强呼吸系统的功能，对于改善卫气不足的状况。商调匹配金型人，又称少阳之人。金型人意志坚定，性格开朗，独立意识强，判断是非能力及组织能力、自制能力颇强,有自以为是的倾向。金型人阳气较盛,音乐养生应该以调和阴阳为主,发散阳气,适合听柔和的羽、角调式的音乐。代表曲目:《慨古吟》《长清》《鹤鸣九皋》《白雪》等。

(3)角调式琴曲:角调式乐曲悠扬,生机勃勃,象征春天万木皆绿。角音入肝,对胁肋疼痛、胸闷、脘腹不适等肝郁不舒的诸种症状作用尤佳。角调匹配木型人,为少阴之人。性格多愁善感,对人生比较悲观,认识事物的能力强,钻研学问,具有才华。木型人大多优柔寡断,沉默寡言,有时让人难以亲近。由于木型人阴气偏重,阳气不足,建议配合用角调乐或宫调乐来调节阴阳。代表曲目:《列子御风》《庄周梦蝶》等。

(4)徵调式琴曲:徵调的风格欢快,轻松活泼,像火一样升腾,具有炎上的特性。徵调入心,对心血管的功能具有促进作用,对血脉瘀阻的各种心血管疾病疗效显著。徵调匹配火型人,火型人属太阳之人,性格开朗,乐观,反应敏捷,积极主动,志向远大,即使失败也不易后退。但容易急躁冲动,自制力不强,甚至控制不了自己。火型人阳气过多,阴气不足,应配合听羽调式音乐,调和阴阳,避免阳气过剩而导致的一系列疾病和情绪上的失控。代表曲目:《山居吟》《文王操》《樵歌》《渔歌》等。

(5)羽调式琴曲:羽调式清幽柔和,哀婉,有如水之微澜。羽声入肾,故可以增强肾的功能,滋补肾精,有益于阴虚火旺,肾精亏损,心火亢盛而出现的各种症状,如耳鸣、失眠、多梦等。肾精有补髓生脑之功,故羽调式的水乐有益智健脑的作用。羽调匹配水型人,为太阴之人。性格内向,喜怒不露于表,不喜欢引人注目,心思缜密,谨慎精明,认识事物细致深刻。学问颇好,但含而不露。水型人阴气太重,医家主张,应该用水乐泄其阴气,再以火乐振奋其阳气,从而获得阴阳平衡。代表曲目:《乌夜啼》《稚朝飞》等。

第二章　中医传统音乐养生

六、养生音乐注意事项

养生的内容实在太广泛了,仅就中医来说,就有内服药物、药膳、外用药物、面膜、针灸、按摩、养生功等方法。音乐只是养生方法的一种,如果综合运用各种方法,可以取得更好的养生效果。采用音乐养生时,有一些问题要多加注意。

(一)音乐设备的选取

最好使用高保真音响播放正版CD音乐。在特殊的情况下,如不想影响别人,或在一些不方便的场合,还是可以利用随身听,但最好不要用耳塞式耳机,而用封闭式耳机。这样虽然声波作用不到皮肤,但音乐的心理效应及心理效应产生的心率、血压、呼吸、激素、新陈代谢等方面的作用仍然有美容的效果,只是差一些而已。

(二)适时适地听音乐

在早晚起床或就寝时,可以用养生音乐作为背景音乐;亦可在闭目养神时静心体味音乐。在欣赏音乐时,最好离开音响设备2米左右,并且置身于音响的正前方,这样可以比较好地接收音乐声波且左右均衡,对听觉最有利。病者在收听音乐时,应尽可能排除各种干扰,使身心沉浸于乐曲的意境之中。某些乐曲兼具两种以上的作用,须灵活运用,并避免有悖病情的内容。在一个疗程内,乐曲可在同类范围适当调剂,以免使患者感觉单调乏味而影响疗效。

（三）音量要适当

音量的大小，对人体的按摩作用只有很小的区别，没有太大的意义。如果声音大到脏腑有感觉的话，人的耳朵会吃不消的。所以，播放音乐时须注意控制音量，一般有40~60分贝即可，用于安神还可更低些。

（四）睡眠音乐的选择

在选择睡眠音乐时，所选曲目除一般催眠曲必须具备的要素外，还要注意旋律的美感，最好选择音量、节奏、情绪渐缓的曲子，这样可使催眠的效果更好。睡眠音乐应在入睡前播放，播放时间酌情而定，长短不拘，不要戴着耳机入眠。注意控制音量低于一般音乐，以45分贝以下为宜。为提高睡眠质量，入眠之后不要停止播放，最好再持续一段时间（可将两段音乐连放），音乐结束后让录音机自动停止。

（五）听音乐有禁忌

音乐治疗并非有益无害，关键在于乐曲的选择。听音乐的时间不宜太长，每次可听一组情调、节奏、旋律等方面和谐的乐曲，时间以不超过1小时为好。音量不宜太高，掌握在60分贝以下。镇静安神类乐曲以自己能听清即可。

与"和乐"相对，古人相信，不良乐律会导致人体罹患疾病，前述医和的那段话中，所提"中声以降"与"繁手淫声"正是指和缓的适中之声与技巧杂乱的繁复音乐，那时便已指出"繁手淫声"让人"乃忘平和"，劝诫"君子弗听"。荀子明确反对"姚冶以险"的"邪

第二章 中医传统音乐养生

音"。《论衡·纪妖》载师旷鼓琴的故事就表达了这一观点:"师旷不得已而鼓之,一奏之,有云从西北起;再奏之,风至,大雨随之,裂帷幕,破俎豆,堕廊瓦,坐者散走。平公恐惧,伏于廊室……平公之身遂癃病。"可见"邪音"确能致病。伶周鸠也认为,许多疾病是由于听了不和音乐造成的,指出:"若听乐而震,观美而眩,患莫甚焉"。现在看来,选择优美精致的音乐确能获得养生效果,一般来说,曲调平滑流畅、柔和温婉、节奏舒缓适中、和声简单和谐、音色典雅古朴、音量轻柔的乐曲,满足了人的内心泰然的需要而达到养生目的。而迪斯科之类非但对养生无益,对一些心脏病、高血压患者是极为不宜的。

人在空腹时,饥饿感受很强烈,而进行曲具有强烈的节奏感,加上铜管齐奏的效果,人们听了受步步向前的驱使,会进一步加剧饥饿感。

打击乐一般节奏明快,铿锵有力、音量很大,吃饭时欣赏会导致人的心跳加快、情绪不安,从而影响食欲,有碍食物消化。

人生气时,情绪易冲动,常有失态之举,若在怒气未消时听到疯狂而富有刺激性的摇滚乐,无疑会火上加油,助长人的怒气。

第三章　现代音乐治疗

音乐治疗于1944年在美国密歇根州立大学正式成为学科。经半个多世纪的发展，音乐治疗已成为一门成熟完整的边缘学科，已经确立的临床治疗方法多达上百种，并形成了众多的理论流派。在美国有近80多所大学设有音乐治疗专业，国家注册的音乐治疗师4 000多人在精神病医院、综合医院、老年病医院、儿童医院、特殊教育学校和各种心理诊所工作。从20世纪70年代开始，音乐治疗传入亚洲。目前，在日本和我国台湾较大的医院都设有专门的音乐治疗师。

一、概　述

何谓音乐治疗？简单地说，音乐治疗就是运用一切音乐活动的各种形式，包括听、唱、演奏、律动等各种手段对人进行刺激与催眠并有声音激发身体反应，使人达到健康的目的。参与音乐的过程对人的心理状态、生理状态、情绪状态，与人交往的技能等都会得到提高。音乐治疗很宽泛，美国很多精神病院、老年病院、特殊教育学校、综合医院等都在采用。例如，音乐可以镇痛，只要是喜欢的音乐就行。它首先能掩盖治疗的声音，同时还稳定了人的情绪，缓解焦虑，让注意力转移，让人脑中的生物神经化学物质分泌改变。例如，内啡肽的含量急剧升高，所以听音乐会有愉悦感，音乐在这方面的功能特别强大。如果做手术的时候放音乐，麻醉药

第三章 现代音乐治疗

剂量可减少1/2。音乐本身就具有缓解压力的功能,无论听、唱、演奏也好,只要是喜欢的音乐就行。音乐心理疗法是在心理医生的引导下通过音乐催眠等方式,帮助人消除心理问题,缓解心理压力的过程。

前美国音乐治疗协会主席布鲁西亚教授在他的《音乐治疗定义》一书中给音乐治疗所做的定义如下:音乐治疗是一个系统的干预过程,在这个过程中,治疗师利用音乐体验的各种形式,以及在治疗过程中发展起来的,作为治疗的动力的治疗关系来帮助被帮助者达到健康的目的。音乐治疗运用一切与音乐有关的活动形式作为手段,如听、唱、器乐演奏、音乐创作、歌词创作、即兴演奏、舞蹈、美术等各种活动对患者做治疗和康复教育训练。音乐治疗过程必须包括有音乐、被治疗者和经过专门训练的音乐治疗师这三个因素。缺少任何一个因素都不能称其为音乐治疗。控制地应用音乐,以达到治疗目标。简而言之,音乐治疗是应用音乐来协助有着特殊需要的人。

欧洲的音乐治疗专家斯·萨地认为,音乐治疗,即用音乐对于疾病的医治、缓解或刺激。

日本《新音乐辞典》的定义:音乐治疗,指通过音乐所进行的心理治疗,催眠,它以用音乐促进身心健康和培养人格的功能主义的艺术观为基础,属于一种应用音乐(心理学)范畴。

《中国大百科全书·音乐舞蹈卷》1989年版则是这样定义的:音乐治疗学是研究音乐对人体功能的作用,以及如何应用音乐治疗疾病的学科,属于应用心理学的范畴。

现代的音乐治疗起源于美国,再由美国发展至世界各国,因此在世界音乐治疗学术界美国的音乐治疗专业技术,特别是音乐心理治疗实践研究一直是值得其他国家借鉴的。我国多数学者比较认同布鲁西亚教授的说法,并在此定义的基础上进一步提出音乐治疗学的基本要素:一个有明确治疗需求的患者、一位受过训练的音乐治疗师、一段有目标导向的音乐历程及音乐素材,以及一份有关治疗效果的评估。

音乐治疗是一个系统的干预过程,在这个过程中,治疗师利用音乐体验的各种形式,以及在治疗过程中发展起来的,作为治疗的动力的治疗关系,帮助被治疗者达到健康的目的。布鲁西亚教授的定义谈到了以音乐为中心的体验:以治疗师来访者的关系为基础的治疗过程和以健康为目的的系统的治疗程序及评估手段等重要的音乐心理治疗要素。

布鲁西亚教授的音乐治疗定义强调:音乐治疗是一个科学的系统的治疗过程,在这一过程中包括了各种不同方法和流派理论的应用,而不是像有的人误解的那样,以为音乐治疗只是一种简单单一的疗法。音乐治疗也不是随机的、孤立的干预过程,而是有着包括评估,长、短期治疗计划的建立与实施和疗效的评价在内的严密的、科学的系统干预过程;音乐治疗是运用一切与音乐有关的活动形式作为手段,如听、唱、演奏、音乐创作、音乐与其他艺术等各种活动,而不是只是听听音乐;音乐治疗过程必须经过包括有音乐、被治疗者和经过专门训练的音乐治疗师这三个因素。音乐治疗学科已远远超出了应用心理学的学科领域,也就是说,音乐治疗并非是大多数人认为的那样只是心理治疗的一个分支学科,而是涉及面更加广阔的独立学科。

音乐治疗是通过音乐感受、音乐活动,甚至音乐的物理电流形式,借助音乐的旋律、节奏的巨大心灵冲击作用,对某些疾病,特别是精神方面的疾病进行治疗的过程。它虽不能完全替代药物治疗,但在某些疾病的治疗中,却能起到药物起不到的作用。

音乐治疗的效应源于它的音频、力度、音色和音程等音乐成分对人的生理和心理的作用。快速的音频振动可以使人产生强烈的精神兴奋或紧张,缓慢的音频振动可以松弛人的神经与肌肉。洪亮高亢的旋律给人以强壮有力的感觉;温柔的乐曲给人以亲切温

第三章 现代音乐治疗

馨的感受;悠扬的旋律使人排除杂念、心气平和、呼吸舒缓、全身松弛。花腔女高音的绚丽多彩,女低音的深沉宽广会使人感觉到天空的亮丽和大地的广阔;大三和弦的明亮辉煌,小三和弦的柔和动人,能使人享受到光明的召唤和亲切的安慰;摇篮曲的轻缓节奏给人以平静和安详的感觉;进行曲明快坚定的节奏会使人精神振奋。

反复接受这些音乐的刺激就会引起人们强烈的生理反应和心理反应。音乐的多种节奏与人体内部的紧张和松弛、运动与静止等生理节奏之间存在相似性。音乐节奏可以刺激肌肉的规律活动而产生人体的行为节奏。由此可见,音乐节奏具有内驱力的作用,这就是音乐治疗的生理反应。它不需要通过语言就能让人产生共鸣。音乐可以使人血压平静,也可以促进人的嚼肌运动、肠胃蠕动,促进食物消化。

音乐治疗的心理反应也是很深刻的。音乐能激发人的原始本能,也能抑制这种本能。音乐有助于增强自我,帮助释放和控制不良情绪。音乐也能使人获得真、善、美的情感体验,使认知情绪得到升华和满足,表现人内心的丰富体验,从而医治人格的缺陷。

音乐还是一种人际情感交流的桥梁。当患者与外界正常联系减少,产生孤独感的时候,音乐是弥补这种情感需要的良好手段。即使是不同文化背景、不同生活习惯、不同种族、不同政治信仰的互不相识的人,但音乐可以使他们获得共同的生活体验。音乐可以唤起人的美好回忆,使时光倒流。老人们经常相聚,吟唱或聆听老歌老戏,借以唤回过去生活的美好回忆。他们吟唱时是那么得意、庄严、自豪,是音乐让他们重新体验了当年的辉煌和幸福,这是一种至高至乐的享受。在这个过程中患有某种精神疾病的人就可能进入治疗状态。

音乐还可以表现超现实的梦境般的精神世界,以满足人的丰富的想象力和创造力的需要,以及替代实现在现实世界中不能满足和受阻遏的愿望。音乐不仅可以激发人没有看到的色彩和形象

音乐养生

的意向,也可以展开任何不可言语的幻想和内心体验。音乐在现实和非现实、意识和非意识、清醒和梦幻之间架起了一道彩虹。从而达到心理调整和生理调整的治疗作用。

音乐治疗在世界范围内应用广泛。英国剑桥大学口腔科现已利用音乐方法代替麻醉施行拔牙术;日本也把录有催眠曲的音乐放入枕套中治疗失眠;英国擅长用音乐治疗偏执性人格障碍和精神分裂症;欧美一些国家常用音乐来减轻产妇分娩时的痛苦。美国精神病医生认为,让患者听某些音乐,可以替代服用镇静药。可见,音乐疗法在临床实践中已经收到了显著的效果。

音乐治疗时一般使用如下三种方法:主动性音乐疗法,也称参与式音乐疗法,组织各种音乐活动,如独唱、合唱、器乐演奏、舞蹈等,要求有条件和兴趣的患者参与。在参与活动的过程中,自动调节心境,恢复和建立适应外界环境的能力,最大限度地调度身心各部分功能的发挥,最终达到康复的目的。被动型音乐治疗,也称感受式音乐治疗。治疗时播放适宜患者的乐曲通过音乐的旋律、节奏和音色等因素,调节患者的中枢神经系统,使之逐步达到平衡,以摆脱焦虑、紧张、恐惧状态,起到治疗作用。在进行被动音乐治疗时,要根据患者的心情、情绪状态、欣赏水平及个人爱好等因素,选择音乐"处方"。"处方"选择有时可按同步原理,即音乐曲目的情感、节奏与患者当时的情感状态同步适应。患者处于兴奋状态,可让其反复聆听节奏明快具有兴奋性的曲子。根据负诱导原理,有助于患者进入抑制状态,以改变其恶劣心境。如果有条件的话,可将主动治疗和被动治疗交替进行,疗效会更好。综合性音乐治疗,是将音乐治疗与传统物理疗法相结合的治疗方法。主要形式有音乐电疗,音乐引导养生功疗法和国外盛行的音乐喜剧疗法与音乐游戏疗法。这方面的案例还缺乏报道,正在研究和实践中。音乐综合电疗是音乐和针灸疗法结合在一起的一种新疗法。做法是通过音乐电疗仪将音乐信号转化为和音乐同步的低中频电脉

第三章 现代音乐治疗

冲,导入人体穴位或病患部位治疗疾病。这种方法已成为物理低中频脉冲电疗中的一个新领域,正在深入研究中,且已引起了国外医学界的高度重视。

音乐治疗师是应用音乐等手段在医疗卫生、心理、康复、教育、救助、社会工作等领域对来访者进行相应的治疗工作的一门职业。

1988年,中国音乐学院建立音乐治疗大专班,后由于师资等原因停办。但以1988年中国音乐学院招收第一届音乐治疗专业学生和1989年中国音乐治疗学会的成立为标志,中国音乐治疗开始了正式的专业化发展道路。中国的音乐治疗发展与音乐治疗最初形成的模式非常相似,也是由医疗和康复体系的辅助治疗作为最初的发展和研究对象的。此后扩展到了儿童智力障碍与儿童孤独症的发展研究领域,并在此领域中获得了众多的成果。除此之外,就是关于音乐养生观的发展,在这一时期对音乐养生理论的研究和挖掘成为后来所提倡的建立有中国特色的中西结合的音乐治疗发展观的基础。1989年,成立的中国音乐治疗学会,每两年开展一次年会。并组织各地各领域中音乐治疗临床工作者进行学术交流活动并推动音乐治疗的研究与发展。在中国音乐治疗学会的积极组织之下。为数众多的音乐和医疗工作者投入到音乐治疗的研究探索中来。由于中国音乐治疗还在不断探索与发展,现阶段正处于百花齐放、百家争鸣的局面。

按照国外音乐治疗的发展轨迹来看,在许多国家,每个医院,每个社区心理诊所和相应的社会服务机构都配备音乐治疗师和工作室,这个职业的发展从某种程度上来说代表了一个国家医疗需求程度。在许多发达国家,几乎每个医院都有一个音乐治疗室,这些地方的音乐治疗师以音乐作为手段为来访者在心理、康复、麻醉、分娩、临终关怀、癌症康复、医院生活环境、疼痛控制、身心疾病维护等多个领域进行工作。音乐治疗对孤独症儿童和语言障碍、视觉障碍等的生活改善和成长辅助是非常有意义的。

> 音乐养生

音乐在医学和心理治疗领域的广泛应用和令人振奋的临床治疗效果证明了人类的一个古老的信念音乐具有驱病健身的作用,这对于人类的生存本身具有重要的意义。音乐治疗运用一切与音乐有关的活动形式作为手段,如听、唱、器乐演奏、音乐创作、歌词创作、即兴演奏、舞蹈、美术等各种活动,而不是有些人认为的那样,以为音乐治疗只是听听音乐,放松放松。音乐治疗过程必须包括有音乐、被治疗者和经过专门训练的音乐治疗师这三个因素,缺少任何一个因素都不能称其为音乐治疗。没有音乐参与的治疗过程不是音乐治疗,因为在音乐治疗中,音乐是一个基本的因素,音乐治疗正是通过音乐的人际、社会作用,生理、物理作用和心理、情绪作用来达到治疗的目的。当然,没有被治疗者作为治疗的接收者的任何过程也不是音乐治疗。更重要的是,没有经过专门训练的音乐治疗师介入的任何活动也不能称其为音乐治疗。有些人在商店里买一些所谓的"音乐治疗录音带"回家聆听的做法也许对身心有一些的放松作用,但这不能称其为音乐治疗,因为这里没有音乐治疗师的介入,也就没有治疗师与患者的治疗关系这一关键的动力因素的存在。

二、国外音乐治疗历史

在西方,古埃及有"音乐为人类灵魂妙药"的记载,古希腊罗马的历史著作也曾有过记述。《旧约》上就曾记载扫罗王召大卫鼓琴驱魔(其实是精神不宁)的故事。音乐的产生源于远古,大自然中的风雨雷电、泉涌涛声、鸟啼虫鸣、群兽相呼都为古代人们最初创作音乐提供了素材,同时劳动人民在搬运重物、打夯、拉纤等重体力劳动时,为了保持节奏一致,同心协力,自然而然地发生了一种带有旋律性的简单曲调——劳动号子。这种号子所具有的巨大能量,不仅激励了干劲,而且还能够减轻劳动疲劳。人们还发现可以

第三章　现代音乐治疗

用音乐来消除心中的不快,表达人们内心的情感。因此,音乐的产生是由于人的内心受到外物激发感慨而形成的。千百年来,人们在逐步完善音乐这一艺术形式的同时,也对将音乐运用于防治疾病中进行了不断深入的研究。

音乐作为一种治疗手段,在世界上有着悠久的历史。早在4 000年前的古代埃及,人们就非常重视音乐的作用,已经知道通过巫医的咏唱可以促进妇女分娩,他们将音乐称为"心灵的医生"。

公元前5世纪时,古希腊学者毕达哥拉斯指出了音乐对人的心理活动的影响,他认为:"有用于医疗心中忧郁和内心病症的旋律……"并称之为"音乐医学"和音乐的"净化"作用。亚里士多德也积极评价了音乐的医疗价值,认为情绪失去控制的患者"听了曲调后会心醉神迷,于是恢复到原来的正常状态,如同受到了一次医术或洗肠治疗似的"。苏格拉底提到了令人欣喜若狂的音乐具有松弛缓解的作用。他把松散的和声视为"令人陶醉的和声,并不是当时的陶醉,而是欣喜消失后的一种陶醉"。但是,到了宗教强盛的复兴时期,把疾病视为上帝对其的惩罚,音乐治疗没有得到应有的重视。直到15~16世纪,才开始对音乐治疗作用有了更多的认识,并得以进步发展。

如果说古希腊学者是从哲学和伦理学的观点去重视音乐的治疗价值,那么17世纪以来的医学家们则大多数从生理和心理学角度来看待音乐与健康、疾病之间的关系。在18世纪早期就有大量音乐的心理效应的研究材料。研究者们发现了人类机体的生理节奏与音乐节奏与脉搏跳动之间的关系。观察了音乐对呼吸、血压和消化系统的效应,研究了歌唱在治疗呼吸疾病中的运用方法。

19世纪,克梅特发表《音乐对于健康和生活的影响》,科学地论述了音乐对身心健康的关系,确立了音乐医疗学概念。19世纪中期,音乐养生曾在欧洲一度风行,奥地利医生利希滕塔尔(1780—1853)则在1807年写成了4卷集的《音乐医生》,详尽介绍

音乐养生

了当时的探索成果。到了第二次世界大战期间,由于音乐治疗精神疾病伤员的疗效显著,被迅速推广。1880年,多吉尔(Dogiel)发现了音乐能影响血液循环、心率和呼吸。1888年,Fere用音乐作为刺激信号,研究了皮电反应。1900年,Fere发现单独的音型、音阶和曲调的模进使肌肉富有活力。1925年,韦克斯勒(Wechsler)发现听音乐时,被试的皮电反应曲线发生变化(但他说明这种曲线的变化比起针刺的直接感官刺激小得多)。1933年,瓦索(Wascho)发现当奏出不同风格的音乐时,脉律和血压会发生不同变化,越鲜明的节奏和旋律产生越明显的生理变化。1934年,Phares报道了大量皮电反应变化与被试者文字报告的情绪强度之间存在的关系,显示出音乐给被试者带来了快感。1950年,在美国成立了世界上第一个音乐治疗学的国家协会,专门从事探讨、推广音乐养生,并出版论文集及定期刊物。西方各国也纷纷成立这类组织,并有国际性的专业交流活动。至此,音乐养生已发展为一种专门疗法,许多国家有了音乐治疗协会。

在人类的早期活动和现在尚存的原始部落中,音乐活动在他们的生活里都占有十分重要的地位。这时音乐的审美意义还是十分有限的,而更多的是对人类的生存具有实际的功能。我们不能设想,人们在连基本的温饱和安全需要都没有得到的情况下,会把大量的精力放在与自己生存无关的娱乐和审美活动中去。部落中的巫师实际上兼有掌管音乐活动和医生的职责,在古希腊传说中,阿波罗神也同样是掌管音乐和医疗的神,这实际上反映了一个事实在古代,人们头脑中的音乐和治病本来就是一回事。随着音乐的高度专业化发展和人类社会文明的高度发展,人们已经逐渐地忘记和抛弃了音乐的本来作用和功能。一直到现代,音乐对人类生存本身的重要意义才又逐步地为人们所认识到。

文献资料表明,欧美国家的一些医生在临床实践中不断地使用音乐治疗。1878年,在美国纽约的一所收容所里就曾进行了一

第三章　现代音乐治疗

次大规模的试验,对1400名精神病患者使用一个30分钟的现场演奏的钢琴音乐,以验证人们长期抱有的一个观念,即音乐具有安神的作用。这一试验虽然没有得出结论性的结果,但对使音乐治疗得到了社会的接受和广泛关注起到了积极的作用,并为后来的有关研究铺平了道路。在19世纪末20世纪初,科学家们就开始了关于人和动物对不同音乐的各种生理反应的研究。但是在20世纪之前,关于音乐在治疗疾病方面的研究和探索还都是些孤立的个案,而不是基本理论和全面的研究。

对于音乐在医疗临床的价值的系统研究是从20世纪后开始的。20世纪后,特别是由于留声机的诞生,使得人们可以把音乐录制下来并反复播放,从而促使音乐在临床的治疗过程中很方便地使用。于是,一些医院开始使用音乐来帮助患者睡眠、减少外科手术过程中的紧张和焦虑,并帮助麻醉和止痛。在第一次世界大战中,音乐被用来帮助那些肢体受伤的伤兵恢复肌肉和关节的功能。在第二次世界大战时,在美国的一所野战医院里,当时的医疗和生活条件都十分恶劣,因此伤兵们的情绪都非常糟糕,每日叫骂不止,手术后的感染率很高,死亡率也很高。有一个医生用留声机播放士兵们熟悉的家乡歌曲,很快伤兵们的情绪稳定下来了,令人意外的是,手术后的感染率大大下降,死亡率也随之下降,甚至手术后的愈合期也明显缩短。这一发现受到美国国防部的重视,在各个野战医院推广这个办法,收到很好的效果。战争结束后,很多医院开始雇用音乐家来参与治疗工作,美国的医生们也开始认真地研究音乐对人的健康究竟起着什么作用。1944年和1946年,在美国密西根州立大学和肯萨斯大学先后建立了专门的音乐治疗课程,来训练专门的音乐治疗师,世界上第一批专职音乐治疗师就此诞生。从20世纪60～70年代,一些欧洲国家,如荷兰、瑞典、挪威、丹麦、德国、澳大利亚、法国、瑞士、比利时、南斯拉夫及加拿大均建立了音乐治疗的专门机构或治疗协会。20世纪70年代后,又有阿根廷、巴西、哥伦比亚、乌拉圭、日本、新西兰、以色列、芬兰、意大利、波兰、西班牙、南非、葡萄牙等国纷纷建立了音乐治疗专业。迄今为止,全世界已有45个国家150所大学开设了音乐治疗专业。在欧美发达国家,音乐治疗已形成了一个社会职业。

音乐治疗作为一门完整的学科,从20世纪60年代起在欧美国家得到了很大的发展,欧美许多国家的专家进行了大量的实践并撰写了很多专题著作。人们已经认识到音乐一方面可以通过艺术感染力,作用于心理,消除精神上的阻滞,增加人体的抗病能力;另一方面可以通过音乐特定的音频、力度等物理特性直接作用于人体,影响人体的生理节奏。

三、音乐治疗基本理论

不同的音乐可以对人的生理产生不同的反应,如心率和脉搏的速度、血压、皮肤电位反应、肌肉电位和运动反应、内分泌和体内生化物质肾上腺素、去甲肾上腺素、内啡肽、免疫球蛋白及脑电波等。音乐的节奏可以明显地影响人的行为节奏和生理节奏,如呼吸速度、运动速度节奏、心率。另外,不同的音乐可以引起各种非常不同的情绪反应。同时音乐也是一种独特的交流形式,虽然一首歌的歌词可以传达一些具体的信息,但是对于音乐而言,最重要的交流意义是非语言的。

美国音乐治疗之父加斯顿(Gaston)指出:"音乐的力量和价值正在于它的非语言的内涵。"音乐的这一交流特点对于临床治疗来说是关键的重要因素,特别是当语言的努力失败时,音乐可以帮助建立起良好的医患关系,而这一关系正是治疗成功的基本动力。另外,由于音乐是一种存在于时间里和由物理结构空气分子的震动形成的一种音乐治疗学现实存在。这一现实存在是可以被听到、感到、测量到、用图表和符号代表出来的,因此音乐可以成为两

第三章 现代音乐治疗

个有效的媒介来帮助那些从现实和社会中退缩出来的患者重新回到现实世界中,建立起与外部现实世界的联系。

Gaston 又指出:"音乐是人类的感觉,这不仅仅因为人类创造了它,还因为人类创造了与它的关系。音乐是一个人类必不可少和有效的功能,它在几千年中影响着人类的行为和自身条件。"美国著名医学科学家托马斯也指出:"对创造音乐的需要和对聆听音乐的需要是人类的共同需要,这就像语言一样,是人类生理能力的突出特点。"我们知道,音乐现象可以从无论是原始的还是现代文明的所有的文化中看到,因此我们可以推论,音乐行为作为人性中的重要组成部分,无疑对人的生存本身具有某种重要意义。

在音乐治疗的临床试验中使用大量不同的方法技术和程序,由此在音乐治疗的发展过程中,产生了各种理论派别。这些派别直接与各种不同的心理学理论流派紧密相连,其繁多的方法技术或途径也都是基于这些不同的心理学流派的理论之上。此外,一些音乐治疗家由于自己在音乐上的特长和治疗上的特点也形成了音乐治疗上的独特流派。

(一)音乐治疗的应用原理

"音乐是建构的现实"语,"是一个存在于时间中的现实现象,并要求个体的自始至终的参与"语。音乐的一些特定的本质特点会促使和影响人的行为。例如,音乐中的次序和结构,特别是节奏因素会帮助一个人组织自己对外在世界的感知。一些儿童,甚至很多成年人的内部世界常常是迷惑混乱的,音乐有序的结构对他们来说是非常有益的体验,可以帮助他们从混乱中解放出来。

音乐是一种强有力的感觉刺激形式和多重感觉体验。音乐包含了可以听到的声音听觉刺激和可以感到的声波震动触觉刺激,在观看现场演出时可以产生视觉刺激的体验,在音乐的背景下舞

音乐养生

蹈或运动可以产生肌肉的动觉刺激的体验。另外,音乐结构的体验可以长时间地吸引和保持人的注意力,促进人的注意力集中的能力。不言而喻,以上各种体验都是伴随着愉悦的快感进行的。

自我表达障碍,自我评价的低下是大部分心理障碍患者和很多生理障碍患者的共同基本心理特点,而一个人必须首先能够正确的接受自己,然后不能成功地与他的外部世界建立起正确的联系。音乐可以成为一个人的自我表达的媒介,以及丰富自我情感和促进自我成长的途径。在集体的音乐活动这种无威胁的,安全的人际环境中,人们可以通过音乐的语言因素和非语言因素的途径来自由表达自己的情绪、情感和意念、思想。在音乐治疗中使用的各种音乐活动可以适应各种不同的功能水平的患者,使他们都可以在音乐活动中获得成功感的体验,而这种成功感的体验对于一个人的自我形成和自我评价是很重要的。

一个健康的个体必须能够成功地与他的周围建立起一个正确的人际环境,而无论是心理障碍或是生理疾病的患者都不同程度地存在有人际关系方面的障碍。音乐活动通常是集体的参与活动,这种共同的参与过程又常常会有助于建立起一个良好的、亲密的合作关系,并进一步为自己创造一个和谐的、安全的社会环境。音乐的本质要求参与者的密切配合和精确的合作,任何合作上的失误或失败都会马上导致音乐效果的不谐和与失败,而且这种不谐和与失败会立即反馈给每一个参与者的耳朵,造成听觉、心理,甚至生理上的不舒服。因此,音乐本身具有一种强大的力量来强迫所有参与者进行完全的合作,并迫使人们控制可能破坏音乐和谐的任何自我冲动和个性表现行为,因此患者在音乐活动的过程中学习与他人合作和相处的能力及技巧,这种在音乐中的合作能力最终会泛化和转移到他们的日常生活中。另外,音乐的魅力和愉悦性也会吸引那些社会性退缩的人们参与到音乐的社会活动中去,从而改变其自我封闭状态。

第三章 现代音乐治疗

音乐治疗的过程一般包括四个主要步骤:确定患者的问题所在及评估,制订治疗目标,根据治疗目标制订与患者的生理、智力、音乐能力相适应的音乐活动计划,音乐活动的实施并评价患者的反应。

各种不同的音乐活动可以帮助患者发展其听觉、视觉、运动、语言交流、社会、认知,以及自救能力和技巧。同时,音乐还可以帮助患者学习正确地表达自我情感的能力。

(二)音乐治疗的基本功能

(1)生理/物理作用:音乐可以引起各种生理反应,如血压降低、呼吸减慢等。音乐还可以产生明显的镇痛作用。此外,一些研究发现,音乐可以明显增加体内的免疫球蛋白的含量。

(2)人际/社会作用:音乐是一种社会性的非语言交流的艺术形式,音乐活动本身就是一种社会交往活动。音乐治疗师通过组织各种音乐活动,如合唱、乐器演奏、舞蹈等,为患者提供一个安全愉快的人际交往环境,让他们逐渐地恢复和保持自己的社会交往能力。

(3)心理/情绪作用:音乐对于人的情绪的影响力是非常巨大的,因此音乐成了音乐心理治疗师手中的有力武器。一个人的情绪改变,对问题的看法也会改变,音乐治疗师正是利用音乐对情绪的巨大影响力,通过音乐来改变人的情绪,最终改变人的认知。

(4)审美作用:音乐与人的内心世界的关系最为直接和贴近,音乐纯粹是人类的心灵的创造物,并不受客观现实世界的任何束缚,它是人类内心世界的直接外化。人类在音乐中体会到了完全的自由和解放,也就找到了人类灵魂的自由本质。美是人的本质力量的对象化,如果一个人体验到了美,他就体验到了自己生命的本质力量。当一个人将创伤体验转化为一种悲剧式的美的体验,创伤事件所带来的影响就会最终转化为一种非常深刻而又积极的人生体验。

（三）音乐治疗的层次

（1）支持性的层次：在支持性层次的治疗中，治疗的目标一般来说是通过各种治疗性的音乐活动，而不是通过心理的内省或心理的分析来达到的。支持性音乐治疗活动是通过提供患者参与和体验治疗过程的机会，以强化患者健康的行为。内省、思考和语言的心理分析等方法的使用在治疗过程中仅占很小的部分，治疗的重点集中在对"此时此地"的体验和可观察的行为上。活动的目标是增强正常的心理防御机制，促进正确的行为控制能力，支持健康的情感和思想，打破社会性孤立状态提供安全感和现实社会的信息刺激，把患者置于集体的动力影响之下，并对紧张、焦虑的患者起到安抚作用。

（2）认知和行为的层次：治疗强调暴露个人的思想、情感和人际关系中的问题。治疗的注意力主要集中在对"此时此地"的体验及治疗师与患者之间的人际反应过程。在这一层次的治疗中，患者的心理防御机制和不正常的人际行为都可能受到挑战，而治疗的目的是建立和促进正确的社会行为模式。治疗活动的设计强调认识情感，创造性地解决自己所面临的问题，促进不良行为的改变。但是，在这一层次的治疗中，并不对潜意识矛盾进行探索。侧重于帮助患者建立自己的价值体系和行为模式，学习新的人际态度和责任感。

（3）心理分析和体验的层次：音乐与潜意识活动有一个显著的共同特点，即它们的非语言性。在这一层次，音乐治疗活动被用来发现、释放和解决那些对个体的人格发展产生消极影响的潜意识矛盾。音乐治疗活动常常被用来引发联想和与现在或过去经历有关的情感,被治疗者的潜意识内容被用来重建新的心理防御机制,深化自我理解,促进自我的冲动控制能力和更加成熟的本能动机及内驱力,进而达到重建人格的目的。这一层次,要求治疗师必须受过高级水平的训练和督导,参与这一层次治疗的被治疗者通常要向自己的现有人格结构进行挑战,必须能够并有足够的治疗动机参与这种通常为长程的治疗。

四、音乐治疗的作用

(一)物理学基础

音乐治疗的物理学基础指的是音乐声学或称音乐音响的作用。音乐是声音的艺术,乐音的物理属性有音高、音长、音强与音色,这四种特性在音乐中构成了旋律、节奏、节拍、和声、速度、力度、调性、调式等音乐要素或称音乐语言,这些要素均有益于身心健康。

(1)旋律有助于调整情绪:旋律是音乐的基础,是塑造音乐形象的核心,是音乐的灵魂,是表现情感最重要的因素。乐音中具有一定特征的、占有显著地位的旋律称之为主题。这些主题的发展变化,塑造出不同的音乐形式,表达不同的现实。人们在欣赏音乐作品时,无论是标题音乐或无标题音乐,都有助于疏泄情感,可使某种过分强烈的情绪得到宣泄、疏导甚至升华,有助于培养健康向上的良好情绪。

(2)节奏有助于调整人类的生物节律:人类生活在一个有节奏的大环境中。节奏又称节律,节律是生命的基础特征之一,是人类生活的一个重要组成部分,身体节律缺少是疾病的症候,复杂节律失调可能产生孤独、抑郁、狂躁、失语等表现。

（3）和声给人以舒适完美的感觉：和声表现情感是由和声紧张度、和声稳定性与和声节奏三个因素决定的。音乐是一个整体，协和的和声给人以舒适完美感，有利于培养优雅、平稳的情感，使人感到清澈、明亮、平静、安详。

（4）恰当的速度与人的情感运动同步：音乐要素中速度对于情感作用十分突出，它贯穿于人的情感运动状态，人们高兴时语速会加快，而在悲伤时语速徐缓。因此，恰当的音乐速度可准确表达人的情感。

（5）调式使人获得深刻的情感体验：两者之间高低的距离称为音程，音程的单位是度，一般有八度。不同高度的几个音（一般不超过7个音），按照一定的音程关系结合在一起，以其中一个音为中心（主音）建立起来的体系称为调式。任何一段音乐都是以调式的形式出现的，西洋调式主要有大调式与小调式，前者充满激情，犹如波澜壮阔的大河；后者轻柔细腻，像平静流淌的小溪。无论何种调式，都能使人获得深刻的情感体验，从而宣泄疏导潜意识心理，陶冶情操，净化灵魂，使内心趋于和谐与平衡。

（6）音乐是构成的现实：音乐的旋律、节奏、和声、速度、调式等具有相当精细的结构，因为音乐是有结构的音响形式。音乐声响会把人带到现实的境界，其感受的真实性不亚于闻着花香、看见阳光、尝着水果的感受。另外，音乐通过音响的作用来影响人的生理功能。音乐对人的生理作用，首先是通过音响对人的听觉器官和听神经开始的，一根听神经纤维只接受一种频率的音响，由于人体的神经和器官都有其振动频率与生理节奏，而音响也有它的振动频率和节奏。当音响传入人体后，就会引起与其频率节奏相一致的人体的共振共鸣，从而激发人体潜能，使人体原有能量动员起来，维护内环境的稳定与平衡，增加抵抗疾病的能力。

第三章 现代音乐治疗

(二)生理、心理效应

19世纪末20世纪初,德国著名的生理学家和心理学家赫姆霍茨及后来的一些科学家曾就声音对人的听觉器官和听神经的作用进行过深入而详尽的研究发现,一根听神经纤维只接收和传导相应的一种频率的音响。音乐的生理作用首先是通过音响对人的听觉器官和听神经的作用开始的,进而才影响到全身的肌肉、血脉及其他器官的活动。

音乐治疗的生理和心理效应,是指一定的音乐声调可使人或动物产生某种生理性或心理性的效应。这在我国早已有文字记载,战国时代的公孙尼子在《乐记》中说:"凡音之起,由人心生也,物使之然也。"明代张景岳在《类经附翼》中解释说:"乐者音之所由生也,其本在人心之感于物。"这就是说,音乐首先感受于人心,而心又主宰着人的神与志。一曲活泼欢快的音乐能使人振奋精神,激发情趣;一首优美典雅的乐曲能让人畅志抒怀,情绪安定。相反,一段悲哀低沉的乐曲能催人泪下,悲切不已,这就是所谓外因通过内因来调节心理状态。早在古希腊时代,人们就认为E调安定、D调热烈、C调和蔼、B调哀怨、A调高扬、G调浮躁、F调淫荡。古希腊的哲学家和科学家亚里士多德就推崇C调,认为C调宜于陶冶情操。关于音乐对人的情绪的影响,20世纪20年代有人曾做过这样的试验:选用290种名曲先后测试过20 000人,均能引起听众的情绪变化,情绪变化大小与被试人的欣赏能力的高低成正相关。但是,音乐只能引起抽象的情绪,如平静、欣喜、凄凉、眷恋等;而不能引起特殊的情绪,如愤怒、畏惧、妒忌等。

1. 对中枢神经系统的影响

(1)音乐直接作用于边缘系统,调节人的情绪与行为:边缘系统由边缘叶与杏仁体(核)、下丘脑等皮质下结构共同组成边缘部分,在大脑半球的内侧面,其上方为扣带回,延续部分为海马回。边缘系统管理内脏调节、情绪反应和性活动,其突出的功能是调控情绪反应和情绪体验,故边缘系统又称情绪脑;边缘系统中的海马回还和学习与记忆有密切的关系。由于音乐直接作用于边缘系统,所以能对人的情绪和行为发挥调节作用。

(2)音乐兴奋下丘脑的"快乐中枢",抑制"痛苦中枢":下丘脑属于间脑的一部分。间脑位于大脑与脑干之间,由五部分构成,即背侧丘脑、后丘脑、上丘脑、下丘脑和底丘脑。下丘脑是神经-内分泌和内脏功能的调节中枢,下丘脑还与边缘系统有密切联系,参与情绪和行为调节。经研究显示,下丘脑在进化中是储存情绪模式的部位,脑生理实验中发现下丘脑有专门的"快乐中枢"和"痛苦中枢",音乐激动"快乐中枢"而阻滞"痛苦中枢",兴奋"快乐中枢"而抑制"痛苦中枢"。

(3)音乐通过脑干网状结构,激活情绪,保持一定的唤醒水平:脑干包括延髓、脑桥与中脑三部分。脑干网状结构位于脑干中央区,具有广泛的整合作用,既能维持大脑觉醒状态、激活情绪、保持注意状态,又能启动网状结构抑制系统,从而降低大脑皮质兴奋水平,诱导进入睡眠状态,这就有助于消除睡眠障碍、注意力障碍及紧张情绪的调节。

2. 对自主神经系统的影响 自主神经系统的活动与情绪密切相关。人的情绪常伴明显自主神经反应,并影响到相应的内脏器官,音乐养生明显影响人的情绪,而情绪通过自主神经反应影响人的内脏器官。音乐主要激活副交感神经系统,从而具有良好的抗应激作用。副交感神经兴奋,有利于机体的修复建设,提高能量储备,降低交感神经张力,从而促使机体从紧张状态或高生理唤醒水平上松弛下来,达到或接近内稳状态,恢复正常的生理水平与健康状态。

3. 影响人的神经-内分泌系统 音乐治疗影响人的神经-内分

泌系统,主要表现在对神经递质系统的影响。音乐刺激胆碱能神经的神经递质乙酰胆碱,刺激肾上腺素与内啡肽等生物活性物质的增加,从而调节脑垂体功能、脑电流,调整血压、皮温、皮电、肌电等。音乐对神经-内分泌系统的影响主要体现在以下几个方面。

(1)兴奋作用:优美的乐音声波作用于大脑,可提高神经系统的兴奋性,通过神经、体液的调节,促进人体分泌有益于健康的激素、酶和乙酰胆碱等生物活性物质,从而促进血液循环及增加胃肠蠕动、促进消化液分泌、增强肺功能、加强新陈代谢,进而使人精力充沛,朝气蓬勃,洋溢着青春活力。音乐还可以通过音调影响人的情绪。

(2)镇静作用:平衡柔美的音乐能调控人的呼吸、心率与心律,可消除精神紧张,去除烦躁和不安情绪,起到松弛和镇静催眠作用。手术前让患者听听轻松音乐,可以缓解紧张感与恐惧不安情绪;神经衰弱与失眠者多听平稳柔美的音乐,可以促进其安静入睡;支气管哮喘的人多听舒缓节奏的音乐,再配合药物治疗,优于单纯服用药物。

(3)镇痛作用:活跃、欢快、雄壮、激情的音乐有抑制疼痛的作用,并能提高麻醉效果。机制有二:其一是由于恐惧、焦虑等情绪降低痛阈,而愉快兴奋的情绪能使痛阈提高;其二是因为大脑听觉中枢对疼痛有相互抑制作用,同时音乐还能提高垂体脑啡肽(具有强大镇痛作用)的分泌,故音乐具有镇痛作用。

(4)降压作用:高血压的发生和发展机制有多种学说,其中神经、精神源学说居主导地位,由于长期紧张、压力、焦虑以致大脑皮质功能紊乱,交感神经活动增强,儿茶酚胺释放增多,α肾素释放增加,这就使小动脉收缩,血压增加。由于音乐有利于消除精神紧张与烦躁不安感,因而对心血管系统发生良好的调节作用,促使血管扩张、紧张度降低、外周阻力下降,从而使血压下降。另外,音乐通过振奋精神、陶冶情操、净化心灵、增强自信,可以改善高血压患者压抑、敌意情绪及孤僻与焦虑状态,也有利于优化个性,降低血压。一般选约翰·施特劳斯轻松的圆舞曲,我国的广东音乐都有较好的降压效果。

(5)调节情绪作用:音乐直接作用于下丘脑和边缘系统等主管情绪的中枢,对人的情绪具有双向调节作用。音乐能使消极的情绪变为积极,也能使激昂的情绪转为淡漠。明快、活跃的音乐使人心情愉快、精神爽朗;抒情、优美的音乐使人心旷神怡、心胸开阔;激情、亢奋的音乐使人精神振奋、斗志昂扬;平静、柔和的音乐使人心平气和、精神安详。

有研究表明,声音可以使肌肉增加力量,快速的和愉快的音乐可以消除肌肉的疲劳。还有人发现,在音调完全和谐或音的强度猛然更换及一曲乐调将终结时,脉搏和呼吸都变慢;在听不调和的音阶及音阶迅速更换时,脉搏和呼吸速度变快。又有人研究认为,忧伤的音乐使脉率变缓,欢快的音乐则使脉率变快。对音响变化的感受使人们能构想出这些音乐本身所不能提供的东西,从而通过听者的主观体验将音响引起的人的感情、情绪具体化。由此可从生理学角度看出音乐的两种作用:一种是使人兴奋,给人以刺激,运动神经产生冲动,脉搏跳动加快;另一种是使人安静,呼吸和心跳减慢,运动神经得到平衡。当音乐能满足人们审美需要的时候,就会产生爱、满意、愉快的体验,对人的容貌美产生正面性效应。

人们欣赏音乐时,音乐产生的美感可以调节人的喜、怒、哀、乐、悲、恐、忧等情志的变化,进而可以改变人的情绪,使人产生愉悦,而达到呼吸、脉搏、血压、新陈代谢等的和谐。人们欣赏音乐时往往精神专注,身心放松,这样有利于呼吸功能的调节,增加肺活量,进而使气血畅通,调节大脑功能,延缓衰老。

第三章 现代音乐治疗

(三)音乐与情感、行为

研究表明,音乐是一种能表达人类感情的艺术,对人的情绪及人体各系统的生理功能有调节作用,能改善注意力和记忆力,改善情绪和精神状态,解除复杂的社会环境和人际关系给人带来的精神紧张、坎坷的生活及不幸的遭遇所造成的内心焦虑不安、忧郁等,使人恢复健康愉快的心境。音乐还有镇静、镇痛、催眠等作用,甚至能在某种程度上代替药物。而这种治疗作用,是通过影响人的情感、行为来实现的。

音乐对人的情绪影响,既与音乐的整体有关,又与音乐要素密切联系。人的情感往往会随着音乐的音高变化而起伏波动,高音易使人情绪高涨,低音易使人压抑,中音会使人舒畅平静;较强的音响展现力量,令人振奋;较轻的响声虚弱宁静;中等的响度使人感到温暖随和。

音乐的要素影响着人的情绪。旋律能唤起强烈的情感反应和许多美妙的想象;协和的和弦带给人的是丰满和谐,不协和的和弦带给人的是尖锐、紧张。二拍子的进行曲带给人的是步伐坚定的感觉,三拍子的舞曲给人带来欣然的跳跃。音色富有表现力,奇妙的音色给人以魔幻般的感觉,小提琴的音色使人感到秀丽,萨克斯管的音色使人感到哀怨忧伤。优美的人声带来活力。力度强弱的对比,给人们突然爆发或跌入深谷的感觉。大调式常表现隆重、快乐的气氛,小调式常表现悲伤的情怀。

音高、音色、旋律、节奏和调式,各层次的音量力度及众多的要素相结合,音乐带给人的情感变化几乎是无穷无尽的,而这些正是音乐治疗所需要的。

音乐是一种非语义性交流。正是这种语言所不能替代的交流,才使得音乐具有了自己的效能和价值。对于不了解音乐的人来说,音乐的这种非语义性交流形式似乎是没有结构的,其实并非如此。音乐的速度、旋律、节奏、和声等都有相当精确的结构。正是因为音乐是有结构的音响形式,音乐声响才会把人带到现实的境界。听音乐的一个和弦,其感觉的真实性不亚于闻着花香,看见阳光,尝着水果或触到东西的感觉。正是这种触手可及,才使那些在虚幻梦想的世界度日的患者,返回到有结构的现实生活中来。

在社会生活中,音乐表现了人类的情感,音乐给人带来了爱和真挚,带来温暖和友谊。同时,音乐也是增强凝聚力的一种力量,有利于培养人的集体精神,使人的孤独得到缓解,能增进人们相互热爱,并养成良好的行为。这也是人们喜爱音乐并以音乐来增进健康的原因之一。

正是音乐集感觉、运动、情感、交流于一体,影响着人的个性,改变着人的行为,使音乐治疗具有了独特的意义和价值。

音乐虽然不能改变现实生活,但是音乐有着强大的力量,可唤起人们共同的情感,使人愉快、满足,并释放出巨大的热情,使人找到了快乐,得到了力量,重新燃起了对生活的热爱,使身心健康得到发展。

(四)音乐治疗的人际、社会作用

音乐是一种社会性的非语言交流的艺术形式,音乐活动包括歌唱、乐器演奏、创作等,本身就是一种社会交往活动。社会信息和社会交往方面的不足,会严重地影响人的心理健康,而患有精神疾病、心理疾病、儿童孤独症、包括老年痴呆症在内的各种老年疾病的患者,以及长期住院的各种慢性病患者,都有不同程度存在着人际交往功能的障碍或不足。

音乐治疗师通过组织各种音乐活动,如合唱、乐器合奏、舞蹈等,为患者提供一个安全愉快的人际交往环境,让他们逐渐地恢复

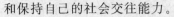

第三章 现代音乐治疗

和保持自己的社会交往能力。

患者在音乐活动中学习和提高他们的人际能力、语言能力、正确的社会行为、行为的自我克制能力、与他人合作的能力,并提高自信心和自我评价。另外,音乐活动为患者提供了一个通过音乐和语言交流来表达、宣泄内心情感的机会。患者在相互的情感交流中相互支持、理解和同情,使患者的各种心理和情感的困扰和痛苦得到缓解。患者在音乐活动中获得了自我表现和成功感的机会,从而增加了自信心和自我评价,促进了心理健康。

五、音乐治疗的实施

音乐治疗方法可分为接受式、即兴式、再创造式音乐治疗。其中接受式音乐治疗的方法包括了聆听、歌曲讨论、音乐引导想象(GIM)等诸多的方法。再创造式音乐治疗则包括了歌曲创作、乐曲创作、音乐心理剧等。即兴音乐治疗则包括了器乐即兴、口头即兴等方法。

(一)治疗原则

音乐治疗是心理治疗的一种方法手段,因此应遵守与一般心理治疗相同的一些治疗原则,如保密原则、交友原则等。除此之外,音乐治疗还有一些特殊的治疗原则。

音乐治疗要根据来访者的心理特点,循序渐进播放音乐。从音乐的选择的角度来看,要循序渐进,如引导悲伤情绪的音乐有轻度、中度和重度之分。选择音乐是一般从轻度音乐开始,逐渐过渡到中度悲伤音乐。从播放音量角度来看,音量也要逐渐增大,让来访者逐渐适应。

学习与启发原则是指在进行音乐治疗时,对不懂音乐的来访者进行教育和引导,向来访者介绍有关音乐创作的背景和音乐家所要表达的意境。可以在治疗前,先尝试让来访者听一段音乐,用心体验音乐的意境。如果来访者听不懂音乐的意境,心理治疗师应作一些解释,帮助来访者理解音乐含义。

体验原则是治疗中让来访者根据音乐所营造的氛围,用心体验自己的情绪或感受。

(二)实施方法

(1)听:与聆听相关的音乐治疗方法主要为接受式的音乐治疗方法。利用声音和音乐情绪的各种形式,以及不同的聆听方式达到治疗的目的。促进听觉能力,包括注意力、持续度、记忆力、感受力、辨认能力(强弱、快慢、音色、音高等),引导与刺激想象力。

(2)唱:增进表达性语言的训练;增进语言表达的呼吸与肌肉控制;刺激与提高使用声音的动机;增进词汇与认知能力;探索自己的身体乐器;提供美好的交互经验。

(3)奏:创建关系、引导主动参与动机;帮助肢体动作能力复健;提供非语言的表达工具;培养与团体交互(合作、轮流、配合等)的能力;反映身体状态及活动量;培养休闲技能;表现创意,主要为即兴音乐治疗,器乐教授,即兴器乐演奏。

(4)运动:增进对身体部位及功能之察觉;发展空间、方向概念;增进动作能力及动作协调;通过碰触、模仿与他人共舞,促进交互。统合视觉、听觉、触觉及身体本位觉的感官经验;以身体响应速度、节奏、力度的变化;歌词创作、歌曲创作;综合性的音乐治疗方法。

（三）治疗形式

（1）个体音乐治疗：指一个治疗师与一个患者的一对一的治疗形式。在个体治疗中，治疗师与患者的关系至关重要，往往决定治疗的成败。这里的医患关系应该是建立在共情、理解、信任和支持的基础上。同时，移情与反移情的现象也是个体治疗中至关重要的。恰当处理移情关系可以增加医患之间的理解和共情，使关系更加和谐，从而建立起巩固的治疗联盟。处理不当则会导致治疗的失败，造成患者更大的精神创伤。就个体音乐治疗的目的而言，它适用较深层的心理分析与治疗，为患者提供一个开发和暴露自己内心深处的情感和情节，甚至隐私的安全环境。治疗师与患者共同探讨、分析、挖掘和理解患者的内心深层世界，乃至潜意识矛盾。

（2）集体音乐治疗：治疗目的与个体治疗不同，集体治疗强调的是小组成员之间的动力关系。集体治疗的特点在于为患者提供一个"小社会"的环境，患者在集体的音乐活动中与其他成员及治疗师形成一个多层次的互动的治疗关系。每个成员的行为及心理都受到其他成员的影响，并同时影响着其他成员。在集体治疗中，最重要的是充分调动小组成员之间的互动反应，避免每一个成员都仅仅与治疗师发生反应。小组成员之间的动力关系远远比治疗师和个体成员之间的动力关系更为重要。

（四）治疗方法

1. 接受式音乐治疗 接受式音乐治疗强调聆听音乐及由聆听音乐所引起的各种生理和心理体验。

（1）歌曲讨论：这是最常用的方法之一，多用于集体治疗。可以由治疗师或被治疗者选择歌曲,聆听之后对音乐及歌词的含义进行讨论。此方法的目的在于:引发小组成员之间的语言和情感交流;帮助被治疗者识别不正常的思维和行为;治疗师通过对被治疗者提供的歌曲或乐曲进行深入分析、体验和探讨,了解和发现患者的深层心理需要和问题。

(2)音乐回忆:治疗师要求被治疗者选择一首或数首歌曲或乐曲在小组中播放。这些歌曲或乐曲都是他在自己的生活历史中有着特别意义的,目的在于引发音乐所伴随的情感和回忆。当此方法运用在集体治疗时,小组的成员互相倾诉自己的往事,宣泄自己的情感,互相支持和安抚,以促进相互理解和情感沟通。治疗师可以通过被治疗者的"个人音乐历史"了解到被治疗者的较为完整的成长史和情感发展史。音乐回忆的特点在于它的生动和富于感情色彩,较少遇到阻抗,也可以使治疗师较为容易地了解到事件对患者产生的深层心理影响和意义。这种方法在老年患者,特别是老年痴呆症患者中最为常用,治疗师利用音乐对记忆的刺激作用来引发和改善患者记忆力,延缓记忆力衰退的病程。

(3)音乐同步:治疗师使用录制好的音乐或即兴演奏音乐来与被治疗者的生理、心理状态同步。被治疗者与音乐产生共鸣后,逐渐地改变音乐,把被治疗者的生理、心理和情绪状态向预期的方向引导,以达到治疗目的。但需注意,使用的音乐风格必须是治疗者喜爱的,至少是能接受的。另外,不能主观地认为某一种音乐就一定会引起某一种情绪,要注意到被治疗者对音乐反应的特异性。

(4)音乐想象:被治疗者在特别编制的音乐的背景下产生自发的自由想象。这种想象通常是生动的视觉联想,有时会伴随强烈的情绪反应,想象不会是无意义的,它往往会与被治疗者的深层的内心世界和潜意识中的矛盾有关。音乐想象可以分为引导性的和非引导性的两种。

(5)音乐引导想象(GIM):这一方法目前是音乐心理治疗中

第三章 现代音乐治疗

最复杂,也是最强有力的方法。由于这种方法涉及的心理层次很深,使用不当,可能会给被治疗者造成很大的心理伤害。GIM通常只采用个体治疗的方法。治疗师先研究被治疗者的病历材料,并与被治疗者交谈,以确定被治疗者当时的心理困扰和问题,然后决定音乐的选择。治疗师用语言引导被治疗者进入浅、中度的睡眠状态,即完全放松状态。然后播放音乐,并引导被治疗者开始视觉想象。当被治疗者进入想象之后,治疗师便不再引导,给被治疗者以充分的自由想象的空间,但要求被治疗者不断报告其想象的内容及对想象内容的情绪和生理反应。这时,治疗师的角色是帮助被治疗者把注意力集中在与治疗目的相关的想象上,以及帮助被治疗者进一步深化他的体验。音乐结束时,治疗师引导被治疗者逐渐回到现实中来,然后对想象的内容及整个过程进行讨论。在音乐引导想象中,被治疗者处于主导地位,治疗师表面上看来处于辅导和支持的地位。这是因为音乐引导想象的理论出发点在于人本主义的观念,即每一个人的经验都是其独有的,包括治疗师在内的任何其他人都不可能真正了解,每一个理智健全的人都有自我治愈和走出心理危机及情绪困扰的能力,治疗师的责任是进入被治疗者的内心情感世界,帮助他发现自我治愈的能力和潜能。

(6)音乐生物反馈:指将音乐与生物反馈仪器相结合来促进生理放松。

(7)音乐强化物:即把聆听音乐作为行为矫正的强化刺激物。有多项研究结果显示,音乐强化产生的效果大大超过在学校中经常使用的社会性强化和实惠物品的强化。大量临床研究证明,音乐作为强化物对改变人的行为具有非常强大的作用,其作用超过物质强化物。

(8)音乐振动治疗:使用音乐的频率振动,特别是低频的振动直接作用于治疗对象的身体,通常伴随着音乐聆听,以达到某些心理、生理或医疗的目的。

(9)音乐感知觉刺激:音乐感知觉刺激通过聆听音乐来促进和加强各种患有感知觉障碍,如耳聋、目盲和阿尔茨海默症的患者的感知觉的接受能力。

(10)音乐现实定位:音乐现实定位通过聆听音乐帮助患者与现实生活环境建立联系,消除意识混乱和现实感知觉丧失,并促进患者的自我意识和环境意识。这一方法主要应用在老年痴呆症患者的治疗中。

(11)音乐镇痛:音乐对疼痛的缓解作用已经为大量的相关研究和临床实践所证实。音乐镇痛的机制可能基于两个方面:听觉神经中枢在大脑皮质的位置与痛觉中枢的位置相邻,都位于大脑的颞叶部分,由于音乐刺激引起听觉神经中枢的兴奋而造成对痛觉神经中枢的抑制;音乐信号会刺激脑垂体的内啡肽增加,而内啡肽具有明显的镇痛作用。在临床实践中,音乐广泛地使用在外科手术过程中,可使麻醉药的药量减少50%。

(12)投射式音乐聆听:指治疗对象在聆听音乐或某种特别设计的音响时进行自由联想,在聆听之后,治疗师要求治疗对象根据自己的联系编写出一个故事来,而治疗师根据故事的内容及治疗对象的问题进行分析和诊断。

(13)音乐无痛分娩:音乐被广泛地应用在产科分娩过程中。虽然在产妇的分娩过程中使用音乐的主要目的仍然是减少疼痛,但是比较前面所提到的"音乐镇痛"中简单地播放音乐的方法,音乐无痛分娩的方法就显得复杂一些。音乐无痛分娩的方法由三部分组成:音乐-拉马兹放松训练、音乐想象训练、音乐无痛镇痛。

(14)音乐肌肉放松训练:肌肉渐进放松训练的方式可分为两种:主动式和被动式。主动式的方法是在治疗师的指导下,治疗对象学习让身体的各个部分不断地练习紧张-放松,从而体验到紧张和放松的不同感觉,并掌握放松的方法。被动式与主动式的区别在于,在治疗师的指导下直接放松身体的各个部位,而没有人为地

第三章 现代音乐治疗

让肌肉紧张、使劲的环节。

（15）音乐系统脱敏：音乐系统脱敏是建立在传统心理治疗的系统脱敏方法基础上的一种音乐治疗方法。系统脱敏属于行为主义的一种行为矫治方法，通常被使用在恐惧症的治疗中。系统脱敏包括两个部分：肌肉渐进放松和等级脱敏。

（16）音乐精神减压放松：音乐精神减压放松的方法将"肌肉渐进放松训练"和"音乐想象"结合在一起，以达到使身体和精神都得到深度的放松的目的。

（17）音乐催眠：睡眠障碍是困扰现代都市人群的一个常见的问题，长期的睡眠障碍不但会严重影响正常的生活和工作能力，而且可能引发诸多的其他疾病。音乐催眠的方法与音乐精神减压放松的方法十分类似，但是顺序相反。

2. 再创造式音乐治疗　　再创造式音乐治疗是通过主动参与演唱、演奏现有的音乐作品，根据治疗的需要对现有的作品进行改变的各种音乐活动（包括演唱、演奏、创作等）来达到治疗的目的。再创造式音乐治疗法可以分为以过程为取向和以结果为取向两种。它们的主要区别是：以过程为取向，治疗目的是非音乐的，治疗的中心在于音乐活动的过程；以结果为取向，治疗是以音乐为目的，治疗的中心集中在音乐行为的结果上。以过程为取向的治疗患者，多半都是在集体的交往、社会交往中有一定障碍，不合群、反集体，或者退避孤独、害怕和回避与他人交往；以结果为取向的治疗则多侧重患者个人的生理或心理问题；患者的问题并不只限于人际交往，且都有正常的音乐学习技能。以过程为取向的治疗是将患者置于集体环境中，在音乐活动中与集体其他成员交往互动从而治疗其交往障碍，对音乐效果追求不大；以结果为取向的治疗，让患者努力学习音乐技能，最终获得成功，让患者在这学习过程中不断解决问题、克服困难和获得成功经验，从而获得抗挫折能力。

3. 即兴演奏式音乐治疗 即兴演奏式音乐治疗通过在特定的乐器上随心所欲地即兴演奏音乐的活动来达到治疗的目的。即兴演奏式的音乐治疗方法可以分为集体治疗和个体治疗。

在集体治疗中,通过被治疗者对乐器的选择及其在整个音乐中所占的位置,来显示、暴露出他的人格特征、在社会和人际关系中的行为特点;通过集体演奏过程中患者间的相互适应,让被治疗者在改变自己去适应他人的过程中学习适应社会生活和人际关系、找到自己让他人接受的地位和角色。

在个体治疗中,即兴演奏式的音乐治疗可以让被治疗者抒发和宣泄情感,再通过和治疗师的讨论、治疗师的分析指导来达到治疗的目的。

(五)疗程与环境

音乐治疗的疗程一般为1~2个月,也有以3个月为1个疗程,每周5~6次,每次1~2小时。在具体实施时,如何选择音乐或歌曲是一个亟待进一步解决的问题,原则上应适合患者的心理(尤其情绪方面),更要适合患者的病情。然后编制设计,规定出一系列适用的音乐处方,故宜深入这方面的研究讨论,以促成相对统一的定式化、规范化。

音乐治疗室应设置在清雅静谧、绿荫浓郁之处。室内要求舒适美观,陈设典雅,应有纱窗、窗帘及灯光调节,灯光以淡蓝、翠绿、樱红等,根据音、乐处方的需要,交互使用,淡蓝、翠绿可安定情绪,樱红、橙黄可激发感情,疗室壁上应悬挂少量字画,亦可放置1~2盆盆景(文竹、吊兰均可),更可增添意境,令人心旷神怡。

在心理音疗期间,可根据病种、病情适当配合一些药物,一般接受此项疗法者,在疗程内均予服用舒心露、慰心丸等,以加强治疗效果。

第三章 现代音乐治疗

(六) 适应人群

根据美国音乐治疗协会1999年对4 000多名美国国家注册的音乐治疗师工作领域的统计显示,结合施密特·彼得斯(Schmidt Peters)所著《音乐治疗介绍》中对音乐治疗的适应人群的综述,现今音乐治疗主要应用在艾滋病、虐待与性虐待救助、脑部损伤、听力障碍、语言障碍、学习障碍、智力缺陷、分娩、早产儿、外科手术、精神病、神经损伤、脊椎损伤、老年痴呆、脑中风后遗症、儿童心理治疗、临终关怀、青少年犯罪、戒毒/戒酒、哮喘、舞台表演紧张、家庭治疗、正常人心理治疗、视力损伤、外形损伤、沟通障碍或损伤、自闭症、情感障碍(儿童、青少年、成年人)严重的多种残疾的人群,还包括医院治疗者、接受身体康复项目者、老年人及要达到身心健康的普通人群等。

音乐治疗适宜具有气血不足、肝郁气滞、心脾两虚、心肾不交等证的亚健康人群,尤其是老年人、孕妇、婴幼儿、术后康复人群等。

第四章　音乐美容

爱美之心人皆有之,利用音乐进行美容,已在世界各地风靡多时,是一种公认的简便而又高雅的方法。近年来,西方国家流行用德国著名作曲大师莫扎特的音乐进行美容,日本用莫扎特的音乐来防治脱发……这些都是用音乐美容的具体应用。

一、音乐美容的由来与原理

(一)音乐美容的由来

将音乐引入医学领域在我国已有2000多年的历史。从《黄帝内经》开始就有许多记载,探讨了音乐对人的生理、心理作用,将音乐运用于养生驻颜、防病治病中去。随着科学的发展,人们对音乐的研究不断深入,已经认识到音乐对人的情绪及人的某些生理功能具有一定程度的调节作用。音乐美容正是利用音乐的这一特性,以达到美气质、驻容颜的目的。音乐作为一种治疗方法,散见于历代文献中。而音乐美容更是近几年通过对中国传统的音乐养生、国外的音乐治疗和中医美容学的研究后才提出的。它还有许多不尽完善之处,但毕竟是为丰富美容方法,迈出了可喜的一步。

第四章 音乐美容

(二)音乐美容的原理

音乐对人体来说是一种必不可少的"营养",作为一种高层次的艺术享受,可以提高人们对美的理解和追求,使聆听者具有更加高雅的气质和端庄的仪态。音乐美容应选择高中低音丰富、音质纯正的音乐作品,乐曲的体裁最好选择交响乐、轻音乐等。乐曲的情绪应与人的气质、性格互补,这对消除或延缓面部皮肤上的皱纹有一定的帮助。人体皮肤皱纹产生的原因除了内在因素外,还有一些外在因素,如精神紧张、情绪低落的人,皮肤油脂会超量分泌、皱纹增多;爱哭、爱笑或面部表情夸张的人,也容易出现某些特有的皱纹。所以,对于性格内向型的人来说,应多听开阔、激动的大调式乐曲;而对于外向型的人来说,则应多听细腻、优美的小调式乐曲。音乐美容是通过音乐进行的心理治疗,以聆听音乐的方式对宾客进行心理调适,以达到培养人格、促进身心健康、缓解疲劳、舒缓压力、调节情绪、预防疾病、改善亚健康状态为目的的养生保健方法。音乐美容属于应用心理学范畴。音乐对情绪和躯体健康具有特殊意义。音乐有宣泄情绪的作用,特定的音乐可作为改善情绪的有力工具。音乐美容是一个系统的干预过程,在这个过程中,养生美容顾问运用各种音乐来帮助宾客达到身心健康的目的。

音乐美容是以音乐作为调养治疗手段,根据个体的不同体质、情志变化,分别选用不同音调、节奏、旋律、强度的乐曲,激发情感,陶冶情操,调节脏腑功能,以达到防病治病、健美身心目的的一种美容方法。

音乐美容是运用医学理论研究音乐对于人体心理、生理的作用及其实际运用规律的一种美容方法。它针对不同个体,利用不同风格的音乐所具有的物理特性及情感色彩,一方面作用于人体,通过影响人体生理节奏,消除精神障碍,治疗某些损容性疾病(如斑秃、神经性皮炎、黄褐斑等);另一方面使人气血调和,精神平稳和谐,保持美好的形容姿态,从而提高人体自身的抗病能力,以达到防病、益寿、驻颜的目的。

音乐与人体密切相关。音乐对于人体的生理、心理甚至行为举止等方面都可以产生影响。声音是声波的振动,是一种物理能量,而音乐则是一定频率的声波振动,它作用于人体内各个振动系统位之产生有益的共振,使各个组织器官协调一致,提高兴奋性,起到刺激内分泌及自主神经系统,调节血液流量,促进血液循环,增加胃肠蠕动,加强新陈代谢等作用,从而使人精力旺盛,充满青春活力,保持健美体魄。《礼记·乐记》中说:"乐努心之动"。音乐自古以来就是一种感情色彩丰富、强烈的艺术形式。它以独特的方式推动着人的情绪发展,并对人的道德行为举止进行潜移默化的影响。在缓和柔美纳音乐中,人的情绪松弛,举止文雅;在欢乐跳动的音乐中,人的情绪和动作兴奋活泼。经常使人处于一种良好的心理状态之中,则有益身体健康与美容。国外音乐美容的理论表述和应用实践也很多,西方国家流行近年来用德国著名作曲大师莫扎特的乐曲进行美容,日本用莫扎特的乐曲治疗脱发,都是具体例证。人们经常会发现,音乐工作者往往看起来很年轻,这与音乐的美容作用是分不开的。

(1)从物理学上看:音乐作为一种特殊的物质形态,在一定条件下能与皮肤产生和谐共振。音乐声波是频率在20～20 000赫兹的振动波,声波接触到人的皮肤或肌肉后,被皮肤和肌肉吸收,使皮肤和肌肉随之振动,从而产生一种按摩活动。低频声波振动幅度大,高频声波振动幅度小,但易于被吸收。高音、中音和低音对皮肤和肌肉的作用又是不相同的。所以,声波的按摩作用是很独特的,可以加速血液循环和新陈代谢,使皮肤的血供处于良好状态,加快皮肤再生速度,使皮肤更加润泽、光滑。音乐含有各种频率和声波,按照"同声相应,同气相求"的道理,当音乐的频率、节

第四章 音乐美容

奏、强度等与人体内部的振动频率、生理节奏相一致时，便会发生同步的谐振，产生一种类似细胞按摩的作用。国外一项测试显示，在音乐振波作用下，人体舒适感、放松感均有增强。聆听音乐可以松弛神经，放松肌肉，进而产生养颜驻容效果。国内美容实践也证明，当音乐的频率处于 8～13 赫兹时，人的意识处于非常平静放松的 α 波，人会感到遍体舒泰。随着赫兹的变化，人的意识会在不同状态中游走，不仅能够改善人的皮肤，而且会对不同的疾病产生治疗作用。

(2)从生理学上看：一定的音乐声调能够使人产生某种生理性效应。因为音乐是由曲调、节奏、旋律、音色、力度、速度等要素组成的特殊信息，其节奏模式和曲调体系与人体的特征节律有许多共通。音乐的节奏可以调节人体的心跳、呼吸速率、神经传导、血压和内分泌，分别使人产生镇静安定、轻松愉快、活跃兴奋等不同作用。研究发现，轻柔的音乐会使人体脑中的血液循环减慢，活泼的音乐则会增加人体的血液流速；高音阶或快节奏使人体的肌肉紧张，低音阶或慢板拍则会使人体感觉放松。一首优美的曲子能使人精神放松，心情舒畅，大脑得到充分的休息，进而忘记工作的疲劳和生活的烦恼。经常听音乐的人大脑皮质、内分泌系统、消化系统等都会得到改善，还能柔润皮肤，延年益寿。

(3)从心理学上看：音乐能够引起主管人体情绪和感觉的大脑之自主反应，进而促使情绪发生改变。许多研究显示，良性的音乐能提高大脑皮质的兴奋性，可以改善人的情绪，激发人的感情，振奋人的精神。同时有助于消除心理、社会因素所造成的紧张、焦虑、忧郁、恐怖等不良心理状态，提高应激能力。聆听自然和谐的音乐，可以在短时间内将压力全然释放，让身、心、灵达到充分的平衡。一位博客曾感言：寒冷的冬天外出培训，室温很低睡不着觉，脸上灰暗而无光泽。第二天勉强听完课回到房间，又冷得睡不着，后来打开电视，正好音乐频道播放俄国著名钢琴家斯克里亚宾的

音乐养生

《夜曲》《马祖卡》《奏鸣曲》,在音乐优美的旋律、和声中,寒冷的感觉已不存在,一种惬意传遍全身,很快便在一种欢喜释然和精神平衡的氛围之中,甜蜜地进入梦乡。可见,长期聆听音乐,能够调整人的心境,陶冶人的性情,让人的容颜散发出由内而外的光彩。

(4)从音乐美学上看:音乐本身具有塑造功能。贝多芬曾说过:"音乐能使人类的精神爆发出火花,音乐比一切智慧,一切哲学有更高的启示。"柏拉图亦认为:"节奏与乐调有最强烈的力量浸入心灵的深处,如果教育方式合适,它们就会拿美来浸润心灵,使它也就因而美化。"优美的音乐可以带给人感官上的刺激,获得精神上的愉悦和乐趣。优秀的音乐作品还能让人在欣赏音乐的联想中得到美的熏陶,获得心灵的升华,汲取人生的力量和慰藉。例如,《苏武牧羊》,深深地激发了中国人民不屈不挠抵抗外来侵略的爱国热情。还有大量的近现代创作歌曲、民歌及器乐曲等,通过音乐作品的思想内容和艺术形象,潜移默化的向人们传播正能量,提升人们的道德情操。这不仅能给人以美好的享受,而且可以通过自身的意念导入和作用于人体,完成它的美的工程。因此,音乐对人体来说是一种必不可少的"营养",它作为一种高层次的艺术享受,可以提高人们对美的理解和追求,使聆听者具有更加高雅的气质和端庄的仪态。

在科学技术飞速发展的今天,市场上的化妆品日新月异,以满足人们对美的追求,同时,美容外科手术技术的不断提高,以及电脑技术、人工仿真器官等高科技产品的介入,不但使重新塑造人体形象成为可能,而且能以"假"乱真,使人们对外形美的追求能得到最大限度地满足。但是,随着对美的认识不断深入,单一的外表形体美已不能满足要求,人们开始追求从形体到精神气质的以致健康之美。要达到这样一种完美状态,仅仅依靠化妆品和美容手术等方法是不够的。而音乐美容以其独特的"以声表情,声情并茂"的艺术形式,作用于人体身心,进而影响人体内在器官的功能活动,以达到平秘阴阳、纠偏除弊的目的,不仅可以辅助损容性疾病的治疗,而且在陶冶性情、美化气质方面的优势日益明显,必将在美容领域大有作为。

二、音乐的美容作用

(一)养生延年,益寿驻颜

中医养生学认为,长寿之道首先要保持乐观的情绪,开朗的性格,高雅的情趣,这是延年益寿、养生抗衰的根本。善于怡养性情的人,就能使意志和精神不为外物的荣辱所干扰,达到心境平和,五脏安宁。而悦耳的音乐能使人轻松愉快,对身心健康很有益处。因此,历代养生家及医家都十分重视音乐的养生作用。先秦时期的《吕氏春秋》认为:只有和谐的音乐,即"适音"才能适应人的心理、生理。在该书的《侈乐》中说:"乐之有情,辟之若肌肤形体之有情性也,有情性则必有性养矣。"指出乐出之于情,故可以通过音乐调节人的情性而养生。晋代嵇康更是强调:"抚以五弦(五弦指五弦琵琶,至宋代失传),躭嗜琴弦。"用以养性调神,益寿驻颜。唐代大诗人白居易酷爱音乐,好弹古琴,我们从他的一些诗句中可以看出诗人对音乐怡情养性的重视。他在《好听琴》中写道:"本性好丝桐,尘机闻自空,一声来耳里,万事离心中。畅情堪销疾,恬和好养蒙,尤宜听三乐,安慰白头翁。"指出音乐具有畅情怡性的功效,既能防病消疾,又能颐养天年。关于因爱好音乐而长寿的例子,古今中外不乏其人。据史料记载,我国汉文帝时的一位盲人音乐家活到100多岁,当汉文帝问及长寿之道时,他说:"这是我一心学琴爱好音乐的缘故。"日本平安朝有一位音乐家叫张滨,活到110岁尚能在皇帝御前演奏乐曲。这些记载由于年代久远,或许有不翔实的地方,但近代美国加利福尼亚大学医学博士阿特拉斯在经过统计研究后发现,35名美国已故音乐指挥的平均寿命是73.4岁,要比美国男子的平均寿命高5岁。通过大量的研究和观察,证实音乐不仅能够调节情绪,使人精神平和,而且能够增强智力和记忆。当播放一些老年人年轻时所熟悉和喜欢的乐曲时,无疑能唤起他们对往求的回忆,使心理上感到自己还年轻,这对延缓衰老起到重要作用。

(二)防病治病,美化身形

大量临床实践证明,人的形容姿态美不仅与人体内在脏腑气血功能及外表皮肤有关,人的心理状况和人格倾向,也可以通过情绪的变化而在皮肤、体态上表现出来。宋代张果曾在《医说·妇人》中说:"心发爱涎,举体光润。"如果情绪平和,充满爱心,皮肤会表现光滑润泽;反之,情志过极,心理矛盾,则会引发皮肤的疾病或缺陷,如黄褐斑、痤疮、酒渣鼻、神经性皮炎、脂溢性皮炎、扁平疣、寻常疣、斑秃等损容性疾病都与之有关。而且不良情绪还能使人衰老,使得皮肤干燥、弹性减退,老年斑提早出现,面部皱纹增多、加深,眼睑水肿,身体肥胖或羸瘦等。音乐具有独特的艺术感染力和物理特性,一方面刺激人体的生理功能,加速新陈代谢,尤其是当人们随着优美动听的乐曲而朗朗起舞、舒展身体时,更能使人气血调和,精力充沛,而美化人体姿态表情,洋溢出青春健康的活力。另一方面,健康的音乐能够调节人的情绪,培养人的意志,陶冶人的情操。沉静、典雅的音乐能调节思虑;柔和、畅快、舒达的音乐能使气机调顺,志意调达;清澈、高亢的音乐能够使人肃静清爽,从而消除悲愁;活泼、热情、欣慰的音乐可使人有兴奋、热烈之感;流畅、奔放的音乐能使人精神振作。音乐的这些优势,对于调节人体心理状态,以及养生防衰具有重要意义,对于某些损容性疾病,尤其是精神因素作为主要病因之一的疾病(如黄褐斑、痤疮、神经性皮炎、斑秃等)的预防治疗起到重要作用。

美国约翰金斯大学保健专家西蒙逊经过长时间研究发现,听音乐可以减肥。因为,听柔和缓慢的音乐会使人神经松弛,进食的节奏减慢,由此收到"少食"的效果。由他的试验估算,如果每餐都有柔和缓慢的音乐伴奏,平均每日可减少摄食量的20%,1个月可使体重减少1 350~2 250克。

(三)陶冶情操,美化心灵

在我国,自古以来音乐就与"德"有密不可分的联系。《礼记·乐记》中记载:"乐者德之华",指出音乐是道德操守的精华。《礼记·乐记》中还写道:"乐也者,圣人之乐也,而可以善民心,其感人深,其移风易俗,故先王著其教焉;诗言其志也,歌咏其声也,舞动其容也,三者本于心,然后乐器从之,是故情深而文明气盛,而化神和神,积中而英华发外。"意思是说,健康的音乐具有良好的作用,能够改善人的品德操守,能够深刻激发人的情感,起到移风易俗的作用。在临床实践中,古人认为,听到宫音,使人温和舒展而心胸广大;听到商音,使人正直而有义;听到角音,使人产生恻隐之心而爱人;听到徵音,使人乐于做善事而施舍穷人;听到羽音,使人规矩而有礼节。这些都是谦谦君子所必备的美德。对于音乐的这种道德伦理教育作用,古代思想家、教育家孔子最为重视,他把诗、礼、乐定为教育的三个阶段,"兴于诗,立于礼,成于乐"。《论语·泰伯》认为,学习要经过学诗之后学礼,继而学乐的过程,通过感奋于《诗》,立足于"礼",完成于"乐",使诗、礼、乐融合为一,在具体、感性的愉悦中,使人成为一个有特定教养的,道德上完美的人。

人为万物之灵,在人的生活中,音乐已不是一种单纯的只有物理能量的声波振动。它是人类智慧的波动,也是人们情感的波动。

音乐养生

音乐是具有一定频率的声波振动,而人体各器官的活动同样也具有一定的振动频率。人体的生物节律,如呼吸交替,脉搏跳动,胃肠蠕动,以及行走迈步,左右相继,日出而作,日没而息,工作休息等生物节律都有稳定的周期,这些生物节律之间构成一种相对稳定的同步或协调关系。大自然有四季交替,昼夜更迭,潮起潮落,月圆月缺,以及温度、湿度、气压、磁场变化等自然节律(这些都是人类最初创作音乐的素材)。人体的生物节律与自然节律相互协调,保持同步,以达到"与天地如一"的状态,这是维持人体健康的一个重要条件。人在生病时,器官的振动频率(即生物节律)就会发生改变,而产生于自然,能反映自然规律或节律的音乐能够通过自身的声波振动来调节生物节律,使之调和,以达到防病治病,养生驻颜的目的。另一方面,音乐通过其优美的乐音声波对大脑及脑干的网状结构能产生直接影响,改善人脑及整个神经系统的功能,从而协调各个器官系统的正常功能活动,促使人体分泌一些有益于健康的激素、酶、乙酰胆碱等生物活性物质,调节血液流量,促进血液循环;增加消化液的分泌,促进胃肠蠕动,提高神经兴奋性,加强新陈代谢,使人保持青春健美的体魄。

三、音乐美容实施原则

音乐美容是利用乐曲的不同调式、节拍、强度等来作用于人体,激发情感,陶冶情操,提高人类内在素养,美化气质的。同时,音乐可以使人体产生生理上的共鸣,影响脏腑功能,补偏救弊,平秘阴阳,从而可以辅助损容性疾病的治疗,并提高人体防衰驻颜的能力。在临床上,我们通常根据中医阴阳相胜,五行生克,补虚泻实,顺势利导,三因制宜等原则辨证施乐。

第四章 音乐美容

（一）阴阳相胜

人体的阴阳两方是相互对立制约力，始终处在一种平衡状态，当这种动态平衡遭到破坏，人体就会患病。而音乐能够运用其本身具有的或活泼阳动、或缠绵阴静的特点，来调节人体四阳，使之不断地处于协调平衡状态，即阴阳调和，使人保持一种健康的美。勿用平和婉转、清悠深沉的阴类乐曲来调治情绪紧张焦虑、激动亢奋的阳类患者。这一类乐曲有《梅花三弄》《病中吟》《平沙落雁》《春江花月夜》《小胡笳》《平湖秋月》等民族乐曲，以及克莱德曼《绿袖子》《乡愁》《玫瑰的人生》，施特劳斯《蓝色多瑙河》《维也纳森林的故事》，瓦格纳《春之歌》，柴可夫斯基《花之圆舞曲》《如歌的行板》，威尔第《阿依达序曲》，德沃夏克《幽默曲》，贝多芬《爱格蒙特序曲》《田园交响曲》《月光奏鸣曲》，德彪西《夜曲》，格什文《古巴序曲》等。用欢快沉畅、悠扬高亢的阳类乐曲来调治情志郁结、消沉厌世的阴类患者。《阳关三叠》《流水》《喜洋洋》《金水河》《光明行》《百马朝风》《荫中鸟》《鸟投林》等民族乐曲，以及克莱德曼《秋的私语》《爱的协奏曲》《恋爱时乒乓》《爱的故事》，李斯特《匈牙利狂想曲》，西贝柳斯《芬兰颂》，比才《卡门组曲》，勃拉姆斯《学院节庆序曲》，莫扎特《剧院经理》，普契尼《仙后》，肖邦《夜曲》，贝多芬《命运》，亨德尔《水上音乐组曲》，维尔《山谷夕阳》等即属这一类乐曲。

（二）五行生克

不同的乐曲可以激起人们不同的情感活动，而中医学认为情志活动可以按照五行分属、具有相互制约的属性。因此，可以利用音乐所激起的情志活动去制约或抵消另一种情志异常，使人体心态少和,有利于养生延衰驻颜。对于情志抑郁的患者,可以用兴奋、热烈的徵类音乐,以火胜金;对于固惊恐伤肾而致怵惕善惊,坐卧不安者,可给予敦厚稳定的宫类音乐,以土胜水,使其具有端庄娴静的风韵;对于郁怒伤肝面色黧黑的人,可给予清澈悠扬的商类乐曲疏达气机,以金胜木;对于过喜伤心以致心悸失眠、神魂不安的人,可给予哀婉悲凉的羽类音乐镇静抑制,以水胜火。

(三) 补益虚损

正常的情志活动是人对客观外界事物刺激的反应,不仅能够使人适应千变万化的社会,还可使人气血调和,有益于身心健康仰疾病康复。但是,情志过度就会内伤脏腑,造成脏腑虚损,功能紊乱。此时,可以选择合宜的乐曲来调节情志,扶助正气,增强体质,以提高机体的抗御能力。例如,因思虑过度伤及脾土,以致运化失常,气血生化乏源,而表现为倦怠健忘,皮毛憔悴,面色枯槁萎黄者,可以给予松弛沉静的宫类音乐来助脾健运,使其再现典雅的气质和光泽红润的面容。对于过度悲哀伤及肺金,以致肺气闭塞,血行不畅而表现为月经不调,面色晦暗,肌肉枯萎色黑者,可以给予清澈悠扬的音乐来疏解气机,使其容光焕发。对于怒伤肝木,以致肝阳上亢,肝之阴血亏虚,化火灼炼,气血瘀滞而表现为面生褐斑者,可以给予相缓条畅的角类音乐来消除怒气,和畅气血,使其柔和而抑制色斑的形成。

(四) 顺热利导

在中医的治疗原则中有一则称为"反治"法,是指利用药物的寒热补泻性能,顺疾病的征象而治,包括热因热用、寒因寒用、塞因塞用、通因通用等。在应用音乐治疗时也会遇到这种情况，有些人不愿接受与其情志活动属性相反的情绪色彩的音乐，此时即可采取顺势利导的原则，应用与其情志属性近似的音乐使其情志先得以宣泄，然后再给予具有针对性的音乐来加以调整。对于情绪抑郁哀伤、悲观厌世的人，不必急于克制，可以先用一些深沉悲凉的乐曲，如《二泉映月》《江河水》及贝多芬《第八奏鸣曲"悲怆"》等，令其忧伤之情尽放，再用节奏明快多变，旋律悠扬，充满希望的乐曲使之感到轻松愉快，如《百鸟朝凤》等民族音乐，以及兴德米特《音的游戏》、维尔《山谷夕阳》等。对于情志过于亢奋，难以控制的人，可以先用节奏欢快的乐曲因势利导使其充分宣泄，如《喜洋洋》《欢乐颂》，其后再用情调低沉，节律缓慢，旋律深沉的音乐，使其体内阴阳气机平降，如《小胡笳》《平湖秋月》等民族音乐及贝多芬《月光奏鸣曲》、舒曼声乐套曲《诗人之恋》等。

（五）三因制宜

三因制宜是中医治疗原则中的一个重要方法，是指因人、因地、因时实施不同的治疗。这一原则在音乐美容中同样适用，在选择音乐时，要根据个人的基本情况、病症类型及音乐的特点来选择。由于每个人的性别、年龄、经历、性格、生活习惯、音乐爱好修养及病情种类等有很大差别，而音乐也有传统和现代，东方和西方，流行曲和严肃音乐，以及民歌、戏曲等的不同。因此，在临床施乐时就要一方面不断提高人们对音乐的鉴赏能力，另一方面根据不同音乐对人体所产生的不同作用，以及不同的人对音乐的不同需求，而精心选样曲目。对于青年人来说，他们精力旺盛，心理状态不稳定，采用节拍强烈，旋律起伏大的摇滚乐，可使其烦躁的情绪得以抒发。而对于中老年人来说，热烈的摇滚乐反而会使其产生烦躁的感觉,甚至感到厌恶,这时选用韵律缓慢的古典音乐或传统戏曲则更适合中老年人安闲平静的心理状态。对于心神不宁,情绪紧张,睡眠不佳的人,最好选用一些轻缓悠扬平和的乐曲以宁心安神,有利于入睡。对于思想忧虑、神情淡漠者,可选用高亢激昂的乐曲,使人大脑兴奋,精神愉快。而在工间休息时,就要听一些轻松明快的乐曲,以利于解除劳动疲劳,使心情感到愉快。

四、美容音乐的选择与适应证

(一)美容音乐的选择

音乐艺术有很强的特殊个性,通过音响在音高、速度、节奏节拍、力度和色彩的变化,直接给人一种明显的运动感觉。对音响变化的感受,使我们能构想出这些音乐本身所不能提供的东西,从而通过听者的主观体验将音响运动具体化,可见对音乐的选择非常重要。

用音乐美容关键是要选择那些高中低音丰富、音质纯正的音乐作品。乐曲的形式最好选择交响乐、轻音乐等,乐曲的情调应与人的气质和性格互补,这对延缓或消除面部皮肤出现皱纹有一定的帮助。人体皮肤皱纹产生的原因除了内在因素外,还有一些外在因素,如精神紧张、情绪低落的人,皮脂腺会超量分泌,使皱纹增多;爱哭、爱笑或面部表情夸张的人,也容易出现某些特有的皱纹。所以,对于性格内向型的人,应多听开阔、欢快的乐曲,如《G大调小步舞曲》《解放区的天》《采茶扑蝶》《喜洋洋》《蓝色多瑙河》等;对于性格外向型的人,则应多听细腻、优美的乐曲,如《小夜曲》《梁山伯与祝英台》《江河水》《春江花月夜》《安魂曲》等。

第四章 音乐美容

所选用的歌曲应该以柔缓为主,以适应闲暇时人体的生理节奏。缓慢而不很鲜明的节奏很快就会使人的呼吸变慢变深,全身放松。那些旋律起伏不大、和缓平静的乐曲,旋律线没有太强烈的上升下降的对比,整个乐曲让人如沐和风细雨之中,温馨宁静,安心定神,美容的作用明显。

演奏乐曲的乐器应该以中音乐器和穿透性较强的乐器为主,这是因为这两类乐器的泛音较多。在对人的心理影响上,中音乐器有柔和的心理效应,穿透性强的乐器使人有渗透的感觉,这些都是为了实现"美容"这个特定的目标而提出的要求。此外,乐器的演奏响度上大多是中等,因为中等响度的音乐给人以安详、温暖、舒适的感觉,这是千余年来一直被公认的理论。另一部分乐器应该是穿透性较强的乐器,发出的脆亮声音,在空气中的传播速度快,达到的距离远,如柳琴、琵琶等。从"阴阳"的观点来说,中音乐器偏于阴,穿透性乐器偏于阳,能造成阴阳平衡的音乐感受。此外,所谓穿透性其实也是从美容的效果出发,一是能使人产生向皮肤渗透的心理感受,二是也能产生皮肤的谐振,维护皮肤的血液循环。我国传统音乐典雅平和、阴阳和调,对协调人体生理节奏、提高美容质量具有独特的效果,如民族管弦乐曲《春江花月夜》、小提琴曲《梁山伯与祝英台》和二胡曲《二泉映月》等是首选之曲。

在选择美容音乐时,以相对恒定、持续、用多泛音乐器演奏出来的曲子为妙。同时还要注意以下禁忌。

(1)节奏忌起伏大:用于美容的音乐,不要求有较大的起伏,那样会造成年人情绪的剧烈波动,同时声能的变化过大,会使全身许多器官发生共振,不利于"抚慰皮肤"。而美容音乐,要求音波的刺激量要保持相对恒定和持续,对心理、生理的某一方面恒定地发挥作用,既要有起伏变化以体现音乐的美感,又不致变化过大而达不到持续的刺激量。

(2)乐曲宜多泛音:所选的美容音乐最好有比较多的泛音。这样,可引起人生理、心理产生平静、快乐的情绪变化。泛音多的乐曲能使人安宁和愉悦,泛音少的能引起人激动或紧张。

(二)音乐美容适应证

音乐养生美容疗法属于心理疗法之一,适应证包括音乐止痛、降压、缓解疲劳、调整情绪等。因此,音乐养生美容疗法的适应证首先就是调整心律与心率、松弛肌紧张、调节内分泌。

(1)聆听法:又称接受式音乐养生,或称感受式音乐养生。是运用非常普遍的方法,通过聆听特定的音乐以调整身心,从而达到祛病、养生、健身的目的。这里所谓的聆听,不是消极地听,不是随意地听、不在意地听,而是仔细地听、认真地听,是一种赏析、一种领悟。一般所说的听,是指由耳朵、皮肤、骨骼来接受听觉信息,而聆听是指用心地听,指的是一种能过滤声音、选择性集中、形成记忆和反应的能力。

(2)超觉静坐法:是印度音乐家玛哈礼首创,核心是静坐聆听印度古老的甘达瓦音乐产生超绝体验,以达到天人合一,进入"自然规律统一场"。采取集中聆听的方式,每日1次,每次1小时,30日为1个疗程。例如,维瓦弟的音乐帮助消化,巴赫的音乐安神助眠,海顿的音乐可以止痛,莫扎特的音乐被许多人称为音乐治疗万灵丹,贝多芬的音乐用来振奋精神,舒曼和勃拉姆斯的音乐可让左脑休息,拉赫玛尼诺夫的音乐可以再造灵感、平衡身心,柴可夫斯基的《芭蕾》可以用于胎教,普罗科菲耶夫的音乐开发婴幼儿智能,舒伯特的音乐可再造患儿春天,斯美塔纳的音乐开启自闭,帕格尼尼的音乐预防老化,门德尔松的音乐使人感到安宁、温馨,韦伯的乐曲改善心脏功能,施特劳斯的圆舞曲减肥瘦身,德彪西的音乐改善脑电波和放松身心,格什温的音乐消除手术焦虑。

(3)音乐冥想法:通过聆听音乐达到放松的效果,在日、美甚为流行。日本吸收了尼泊尔瑜伽修行的"冥想"技术,选择不同乐曲编织成音乐带与CD片。美国称之为"引导意象和音乐"(GIM法),共分准备、进入、建立、目的、安慰与回归六个阶段。CIM法被认为是目前美国音乐养生中最高发展技术之一,已进入音乐治疗博士课程。

(4)名曲情绪转变法:是日本山本直纯制造的,可让音乐为人营造24小时愉悦,如选用贝多芬交响曲消除抑郁,以斯特文斯基的音乐缓解焦虑。

音乐养生美容疗法的过程一般包括四个主要步骤:了解、评估及确定宾客的问题;制定目标;根据目标选择音乐并制定音乐计划;实施音乐活动,评价宾客的反应。

五、音乐美容方法

音乐美容方法多种多样,根据音乐对人体产生作用的途径,可以将它分为以下几种形式。

(一)被动疗法

被动疗法是通过听音乐达到调情目的的一种疗法。所谓"听"音乐,不仅是依靠耳朵,而是要在听的过程中,使颅腔、胸腔、腹腔及内脏、皮肤全方位的感受音乐节奏和声波所产生的能量,并以之影响生理功能。同时,通过欣赏音乐后所产生的情感变化来调节心理状态,使人体的生理、心理都处于一个良好的状态下而健美身心。

(1)喜乐疗法:这种方法通常选用轻松欢快的乐曲来消除悲哀忧思等不良情绪,如表现百鸟争鸣的唢呐独奏曲《百鸟朝凤》,它以热情欢快的旋律与百鸟相鸣之声,表现了生气勃勃的大自然景象,尤其是运用特殊循环换气法的长音技巧的华彩乐句,扩充了快板尾段,使全曲在热烈欢腾的气氛中结束,使人感到欢欣喜悦;又如内蒙古民歌《满野歌声满野笑》,运用民歌曲调,又进行发展和创作,曲调开朗明快,反映了新中国成立后人民翻身做主人的喜悦心情。

(2)悲哀疗法:这种方法通常采用旋律低沉悲凉的乐曲来抑制过于兴奋的情绪,如二胡独奏曲《江河水》,原是东北地区的民间乐曲,由于音乐形象深刻动人,扣人心弦,具有很强的艺术感染力,而被用作音乐舞蹈史诗《东方红》第一场"苦难岁月"的配乐。乐曲由最低音区起奏,连续上扬,冲击顿挫,表现悲愤的情绪,使人有悲痛欲绝,泣不成声之感;又如弹词《宫怨》,曲调凄清悲凉,回环曲折,婉转柔美,抒发了长期后宫生活,孤独寂寞之情。

(3)开郁疗法:这种方法通常采用洒脱豪放的乐曲来开畅郁结,如古琴曲《醉渔唱晚》,结构严谨,语音精炼,手法丰富,描写渔夫放声高歌,豪放不羁的醉态。音乐从低音区开始,以缓慢均匀的吟揉技法,奏出富有吟唱性的旋律,犹见江岸月色,渔夫独酌,哼唱渔歌,自得其乐的情景。开郁疗法也可以选用忧闷的乐曲,使其郁结之情得以宣泄,而达到目的。如琴歌《阳关三叠》,这是唐代诗人王维所写的一首赠别诗,原诗名《送元二使安西》,入琴曲后又增添了一些词句,加强了惜别之情。全曲分三大段,每段都根据内容的不同,作了恰当的变化,在情绪上逐步有所发扬。这首琴歌音调纯朴而富于激情,情意真切,激动而沉郁,达到了"千巡有尽,少女难泯"的无穷伤感的境界,而后又用高昂激动的乐句来宣泄郁闷的心情,而达到开畅情怀的目的。

(4)镇静疗法:这种疗法通常采用旋律缓慢,曲调轻柔的乐曲来宁心安神,消除紧张情绪。例如,二胡独奏曲《空山鸟语》以拟声于法模仿百气啁啾之声,音乐优美生动,富有情趣。先是描写空谷回声,犹如山林召唤,题意幽静,令人神往。接着活跃的旋律把人与鸟鸣交融结合,给人以清新愉悦的心情。又如梁代古曲《幽兰》,以"芝兰生于深谷,不以无人而不芳"为主题,曲调短小精悍,清而委婉,描写出深山幽谷中,悄悄绽放的兰花发出阵阵清香,给人以幽远宁静之感。

(5)激励疗法:这种疗法通常采用高亢激昂或悲壮的乐曲激发人的斗志,以发泄郁闷,排遣忧思。例如,古曲《满江红》,描述抗金名将岳飞回忆过去转战南北的艰苦岁月,想到而今却是"二十功名尘与土",靖康之耻犹未报雪,发出了"臣子恨,何时灭"的感叹,并表达了坚持收复旧山河的壮志和决心。歌曲音调淳厚,节奏稳健,感情昂扬而壮烈,从中不难看出南宋统治阶级在异族侵略下的屈辱无能和岳飞忠勇爱国,英雄忘我的精神。又如古曲《念奴娇·赤壁怀古》,是一首抒发个人感慨的歌曲,作者描写了如画的江山,歌颂了古代英雄人物,在这生动的形象中流露出对祖国山河的热爱,以及政治上的失意和不满。词曲富有气魄,具有雄健豪放的气质和浓厚的古典风格。

(6)五音疗法:五音疗法是根据五音与人体的关系,按照五行生克的关系实施调治的方法。这里的"五音"并不是五个单独的音,而是指具有不同特色的五种调式。中医五音理论认为,天有五运六气,人有五脏六腑,乐有五音六律,它们之间是紧密相连的。天运有太过不及,气血有盛有虚,同样音乐也有太少之分。因此,在临床应用时就要根据不同的病症类型(表4-3),按照五行生克关系,选择不同的调式,在中医辨证施治原则的指导下,决定是用正类音乐进行调理,太类音乐进行泻实,还是少类音乐进行补虚。

表 4-3　辨证施乐原则

脏腑经络	调理法	相生关系		相克关系		
		虚则补其母	实则泻其子	相克太过	反克为病	相克不及
脾、胃	正宫	少徵	太商	太角	太羽	少角
肺、大肠	正商	少宫	太羽	太徵	太角	少徵
肝、胆	正角	少羽	太徵	太商	太宫	少商
心、小肠	正徵	少角	太宫	太羽	太商	少羽
肾、膀胱	正羽	少商	太角	太宫	太徵	少宫

（7）音乐美容注意事项：实施音乐美容法时务必因人而异，不能不顾患者的具体需要而盲目施乐，否则不但达不到调节身心、美颜养生的目的，反而会使人产生厌恶之感。实施音乐美容法时要注意听曲、演奏或歌唱的时间都不宜过长，否则就会引起疲劳，对身体不利。实施音乐美容法时要注意声音不宜过大，否则美妙的乐音就会变成害人的噪声，使人烦躁不安。实施音乐美容顺势利导法时应注意适度，如惊恐之后，不宜听具有紧迫危险特点的音乐，以免惊恐加剧而致气机逆乱。

（二）主动疗法

主动疗法是通过音乐教育、学习、排练、表演等方式，最终达到调治目的，是一种音乐美容方法，也是一种特殊的音乐活动，要求患者亲自参与学习、表演活动。在进行的过程中，医生可以随时观察他们的心理变化和生理状况，对音乐及时地进行调整，或即兴作一些特殊的乐曲，必要时可以编入一些简单的动作，甚至配合跑、跳等运动，来提高患者的兴趣，强化治疗作用。前文所述的欧阳修

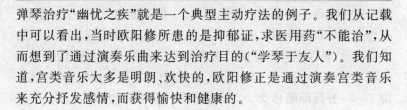

弹琴治疗"幽忧之疾"就是一个典型主动疗法的例子。我们从记载中可以看出,当时欧阳修所患的是抑郁证,求医用药"不能治",从而想到了通过演奏乐曲来达到治疗目的("学琴于友人")。我们知道,宫类音乐大多是明朗、欢快的,欧阳修正是通过演奏宫类音乐来充分抒发感情,而获得愉快和健康的。

(三)音乐电疗法

音乐电疗法是以音乐电信号转换成电流,令电流随着音乐的变化而变化,使音乐与电流通过电极同步作用于人体,这一过程是通过音乐电疗机来完成的,是音乐养生与电疗法相结合的形式。电疗法有很长的历史,公元前2世纪的罗马人就会用电鲟触电来治疗疼痛,但电疗法真正普及还是在20世纪50年代以后,当时人们应用电刺激来止痛,并对精神疾病进行治疗。但是,在应用电经皮刺激的治疗中,人们发现无规律的电流变化常常会使人感到不适,影响效果,于是就将音乐与电疗结合起来,人体在接受这种具有音乐节律的电刺激后感到舒适,疗效也得到提高,音乐电疗法也就此应运而生。音乐电疗法能够在电疗与欣赏音乐两个途径同时产生作用,一方面通过音乐调整人的心理状态,陶冶情操,美化气质;另一方面通过音乐控制的电刺激直接作用于局部或是经络腧穴,疏通经脉,调畅气血,美化容颜。

(四)音乐美容的应用技巧

(1)音响的选择:家庭音乐美容要选择高保真的音响系统,最好用CD机放送音乐信号,如果没有CD机也可以用盒式磁带放音机代替,但一定要选用音质好的原版带。

(2)音乐频率与音量:要注意调整音乐的频率,使高音、中音和低音比例适宜。音量不宜开得过大,一般不能超过 80～90 分贝。有些人觉得音量特别大的或"贝斯"(即低音)特别丰满的音乐才能得以满足,其实这种音乐对于美容不利。因为一般人用耳听音乐的最适宜的音域在 40～60 分贝,而且对中、高频音较敏感,一般只需 5～10 分贝即能感受。当音量大到一定程度时,优美、悦耳、逼真的音乐,就会变成刺耳、烦人、失真的噪声。广谱或"宽带"噪声之所以对耳部最有害,就是因为它同时含有各种不同频率的声音。有人也许不知道人耳对于低频音的感受能力差,频率越低,需要的声压就越大,当把低音放足时,实际上增加了声压。有人做过统计,当噪声级别达到 80 分贝时,人耳连续接触 8 小时以上,就会造成听力损伤的危险;当达到 120 分贝时(如站在摇滚乐演奏会的扩音器前面),强大的声压首先被三叉神经所感受,会产生明显的疼痛,并可能立刻发生听力损伤。这一方面是因为强噪声有类似耳毒性药物对耳蜗的作用,损伤了人耳内听觉末梢感受器毛细胞的缘故;另一方面是强大的低频振动波损伤了内耳。如果经常听这种音乐,将会产生头涨、耳鸣、易激动、听力下降和记忆力减退等症状,时间长了,听力将会明显下降,有损健康,美容也就无从谈起。因此,在欣赏音乐时要"悦耳",特别是美容院和家里的音乐,音量要尽量小,这样,便于边做面部保养边休息,有利于提高美容的质量,促进身心健康。听音乐时,双耳的高度要与音箱的水平高度一致。如果音箱过高或过低,则应适当倾斜,听的位置在两音箱的中轴线且与两音箱成 60°角最为适宜。

(3)听音乐的姿势:最好采用坐姿,要尽量放松,调整呼吸,把自己融入音乐的气氛中去。欣赏音乐的房间应保持空气清新,环境优雅。用音乐进行美容简便易行,只要方法得当,坚持不懈,一般都可以收到良好的效果。

(4)体会音乐:聆听音乐,最重要的是使人最真切地体会到音乐所具有的强烈的情感力量,这种力量可以支持人们去调整情感

第四章 音乐美容

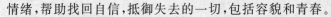

情绪,帮助找回自信,抵御失去的一切,包括容貌和青春。

(5)培养个体的音乐欣赏能力:音乐的欣赏能力对人的心理会产生影响,同时也可以使音乐的作用得到更好的发挥。不过,如果认为音乐美容机制深奥无比,需要高深的文化修养和音乐教育,好像用音乐美容只适用于文化层次很高的少部分人,那就会对音乐美容活动的发展起到消极的作用。根据对音乐生理作用的分析,音乐对机体的作用首先是生物性的,性别、年龄、音乐训练、文化修养等只起辅助作用,而不是决定因素。

(6)选择个体乐于接受的乐曲:如用音乐美容时,选择乐曲可以根据个体的体质条件加上个人的音乐爱好来决定,必须是自己乐于接受的乐曲。不论是愉快的、活泼的、轻松的、流畅的,还是热烈的、欢腾的、雄壮的、有力的曲目,只要适合自己,都能取得满意的效果。

(7)善于体会音乐是否适合个体的需要:当人们听到某种音乐后便会产生各种各样错综复杂的生理反应和心理活动,从而对人的情绪、理智、思想意识发生影响,并在一定程度上影响行为方式。因此,在欣赏音乐过程中,如果觉得某些乐曲对自己有益,就坚持下去;如发现对自己情绪有损,则应停止。

(8)听音乐时思想集中,培养对音乐的注意力和记忆力:注意是心理活动对某事物的指向和集中,记忆是通过识记、保持、再现和再认识等方式在人脑中积累个体经验的过程,如果注意力分散或记忆力缺损,则会影响音乐欣赏及音乐美容的效果。

(9)用音乐美容要与个体的生活和工作结合起来:用音乐美容不需要特殊的条件,家庭居室、工作和美容场所、旅游途中都可以伴用一曲曲优雅流畅的乐曲。人们可以看到,在有柔和、优雅的背景音乐的美容院里,顾客量会增加,当然要有服务质量的配合,就像在有平和、流畅背景的音乐饭店里,客人的食欲会大大增加,逗留的时间会增长,这都是利用了音乐对人们的生理心理所产生的作用。

(10)用音乐美容要有信心和恒心:信心和恒心是意志力的体现,没有信心和恒心将一事无成。用音乐美容不能要求速效,只要持之以恒,就一定会收到意想不到的美容效果。

(五)音乐美容举例

音乐美容疗法以音乐特有的旋律、节奏、音效来配合美容护肤中的各个程序,使人伴随着优美的音乐,享受一次高质量的美容,既美化了肌肤,又使心理压力得到释放。选用乐曲时应适应人体闲暇时的生理节奏选择柔缓为主,节奏不宜有大的起伏,乐曲宜多泛音,最好以相对恒定、持续、用多泛音乐器演奏出来。这样,可使人的生理、心理产生平静,呼吸变慢变深,全身放松。欧洲17～19世纪的巴赫、亨德尔、海顿、莫扎特、贝多芬、肖邦等著名音乐家所做的古典音乐作品和我国著名的《梁山伯与祝英台》《春江花月夜》《高山流水》等音乐,都是极具美感和魅力的音乐作品,能够把人引入一个美妙的精神世界,并收获美丽的肌肤。另外,乐曲的情调应与人的气质、性格和心境互补。例如,给一个处于兴奋状态下的人听缓和、平静的音乐,会使其心烦意乱,产生厌恶感;给予活跃、激奋的音乐,可以使其兴奋到一定程度后感到疲劳,不想再听下去了。这时再给予镇静性音乐,就会达到平静下来的效果。

应根据美容护肤的不同程序选择不同的乐曲。有专家推荐了10部乐曲,即放松时播放《森林晨曦》,清洗时播放《纯水之恋》,按摩时播放《浪尖上的轻舞》,排毒时播放《风笛情话》,香熏时播放《英格兰玫瑰》,脉冲时播放《原始节拍》,纤体时播放《奇迹在你眼里》,补水时播放《海洋气息》,滋养时可播放《涓涓细流》,休息时播放《恬然入梦》。长期播放这些乐曲可对人的皮肤、容貌、气色产生事半功倍的良性影响。

第四章　音乐美容

音乐具有调神养生功能,可根据"五音对五脏"理论调神养生,间接作用于美容护肤。具体做法如下。

(1)对于脾胃虚弱,升降紊乱,恶心呕吐,饮食不化,消瘦乏力,神衰失眠,肺虚气短等病症,宜多听"五音"中的"宫"音,即属土、主化,通于脾,具有养脾健胃、补肺利肾、泻心火的作用宫调式乐曲,如《春江花月夜》《月儿高》《月光奏鸣典》等。这些乐曲风格悠扬沉静,犹如"土"般宽厚结实,能促进全身气机稳定,调节脾胃之气的升降。欣赏该类乐曲适宜在餐后1小时内或进餐期间,乐曲的刺激能有节奏地对食物进行消化和吸收。

(2)对于肺气虚衰,气血耗散,自汗盗汗,咳嗽气喘,心烦易怒,头晕目眩,悲伤不能自控等病症,宜多听"五音"中的"商"音,即属金,主收,通于肺,具有养阴保肺、补肾利肝、泻脾胃虚火之功效的商调式乐曲,如《阳春白雪》《黄河》《十五的月亮》《第三交响曲》等乐曲。这些乐曲风格高亢悲壮,铿锵雄伟,具有"金"之特性,能促进全身气机的内收,调节肺气的宣发和肃降。欣赏该类乐曲适宜在15:00~19:00点体内肺气较为旺盛时段,随着曲子的旋律进行呼吸,有利于通过音乐将肺从里到外梳理一遍。

(3)对于肝气郁结,肋胀胸闷,食欲缺乏,性欲低下,月经不调,心情郁闷,精神不快,烦躁易怒等病症,宜多听"五音"中的"角"音,即属木,主生,通于肝,具有疏肝解郁、养阳保肝、补心利脾、泻肾火的作用的角调式乐曲,如《胡笳十八拍》《春之声圆舞曲》《蓝色多瑙河》《春风得意》《江南好》等。这些乐曲风格悠扬,生机勃勃,有"木"之特性,能促进体内气机的上升、宣发和展放。欣赏该类乐曲适宜在一天中阴气最重的19:00~23:00时段,有利于克服旺盛的肝气,防止过多的肝气演变成火。

(4)对于心脾两虚,内脏下垂,神疲力衰,神思恍惚,胸闷气短,情绪低落,形寒肢冷等病症,宜多听"五音"中的"徵"音,即属火,主长,通于心,具有养阳助心、补脾利肺、泻肝火的作用的徵调式乐曲,如《紫竹调》《春节序曲》《溜冰圆舞曲》等。这些乐曲风格欢快、轻松活泼,具有"火"之特性,可入心。欣赏该乐曲适宜在21:00～23:00前要尽量让心气平和下来,使乐曲对补益心脏、促进心脏功能正常运转产生较好效果。

  对于虚火上炎,心烦意躁,头痛失眠,夜寐多梦,腰酸腿软,性欲低下,阳痿早泄,肾不藏精,小便不利等病症,宜多听"五音"中的"羽"音,即属水,主藏,通于肾,具有养阴、保肾藏精、补肝利心、泻肺火的作用的羽调式乐曲,如《梅花三弄》《梁山伯与祝英台》《二泉映月》《汉宫秋月》等。这些乐曲风格清纯、凄切哀怨,如天垂晶幕,行云流水,具有"水"之特性,能促进全身气机的潜降。欣赏该类乐曲适宜在一天中气温持续走高的7:00～11:00时段,在这个时段里,体内的肾气也会接受外界的感召,在乐曲的刺激下,可以促使肾中精气隆盛。

  随着生活节奏的加快,人的疲劳和压力也接踵而来,亟须通过各种方法来调节自己,消除疲劳,舒缓压力。实践证明,音乐疗法具有明显疗效。经常聆听节奏慢而韵律安详的音乐,如《一个梦》《风雨中的惆怅》《蓝色的爱》等乐曲,能够减低人体内具有刺激和兴奋作用的激素,使人感觉轻松舒畅,从而使精神疲劳得以消除;经常聆听高音频的音乐,如《小夜曲》《圣母玛丽亚》《献给爱丽丝》等,会使人伴着和谐生动的旋律振奋精神,消除压力,恢复积极健康的心态;当心情不好的时候,聆听《种下快乐》《与爱相随》《天使在飞舞》等乐曲,可以将人带入一种非常的放松状态,甚至进入自己的潜意识深层心理世界,这样就会换一种心情,换一种状态。常听音乐会使人情趣盎然,生活美轮美奂,人的容貌肌肤自然会得到改善。每次音乐治疗以30分钟为宜,音量在70分贝以下效果最佳。

第五章　现代临床应用

音乐养生是以音乐语言进行暗示，对人的身心有调剂作用。人们不仅把音乐作为一种艺术欣赏，而且用优美动听的音乐使人心情舒畅，也使患者忘记了痛苦。将音乐治疗与心理护理、生活护理、健康宣教相结合，必能更好地满足患者的生理、心理需求，从而益于患者的治疗和康复。如果能在医学院校开设音乐治疗专业，使音乐治疗与生命科学结合起来，使音乐治疗的范围从疾病患者，逐步走向亚健康人群，最终进入千家万户，相信音乐全面促进人类心身健康的新时代很快就会到来。

一、音乐养生在内科的应用

(一)呼吸系统心身病

常见的呼吸系统心身疾病有支气管哮喘、肺结核、过度换气综合征、慢性阻塞性肺疾病等。呼吸系统心身病的患者常表现出情绪不稳定，依赖性较强，敏感懦弱，被动内向的性格特征。音乐养生一方面通过改善患者的呼吸功能起效，另一方面通过改变患者的心境与调整性格来减轻患者的呼吸困难，促进肺功能的恢复，其主要包括以下方法。

(1)歌唱：引导患者直接引吭高歌，歌唱时呼吸气量大大增加，不仅锻炼了肺功能,也有利于促进血液循环,增强心功能;歌唱能与呼吸频率产生共鸣与共振,并有利于加强膈肌活动,有助于增加肺活量,从而改善呼吸功能。同时,歌唱是通往潜意识的捷径。弗洛伊德用言语疗法让患者自由联想,使患者呈现潜意识,而"歌声是最美的语言",更易产生自由联想,更可以承载移情和反移情,是把潜意识的感情提高到意识层面上来的有效途径,从而可以发现与疏泄不良情绪。实施时,首先活动四肢,然后加入发音练习与歌唱,练习能给人一种抚慰,使人变得平静,在心境渐趋平和的基础上自由联想歌唱,放开嗓子,高唱数曲自己平素喜爱的歌曲,以达到愉悦心情与增加肺活量、促进肺功能的效果。对于儿童来说,在唱喜爱的儿歌或教患儿唱歌时,要求唱到最后一个章节延长10秒钟以上,这样才能慢慢学会腹式呼吸,使呼吸变得更顺畅,病情得以减轻。

(2)适宜聆听的乐曲:研究表明,节奏平衡、速度徐缓的音乐可使支气管平滑肌松弛,在出现哮喘前驱症状或有呼吸困难感觉时不失时机地进行音乐处方治疗,能起到一定的防治哮喘发作与缓解呼吸困难的效果。

《阳春白雪》是中国著名的十大古琴曲之一,描绘了冬去春来,万象更新,欣欣向荣,生机勃勃的景象。乐曲分7段,旋律清新流畅,轻快活泼。起部为《独占鳌头》,一片生机;承部为《风摆荷花》与《一轮明月》,情绪更加热烈;转部《玉版参禅》《铁策板声》《道院琴声》时而轻盈流畅,时而铿锵有力,特别是《道院琴声》,整段突出泛音,恰如"大珠小珠落玉盘",晶莹四射,充满生命活力;合部《东皋鹤鸣》,再现承部,并在尾部扩充,音乐气氛非常热烈。

《平沙落雁》是一首古琴曲,琴曲借大雁的远志,抒发出逸士的高远的胸怀。因曲调流畅、优美动听,且表现手法新颖、别致,容易为听众理解,是近300年来流传最广的古琴曲之一。本曲用跌宕起伏的3部分7小段表现了秋高气爽、风静沙平、云程万里、大雁

第五章 现代临床应用

在天际飞鸣的情景。第一部分即第一段,描绘了鸿雁来滨与如诗如画的秋江风情;第二部分包括第2~6段,生动描述了雁群欲落、将落、既落时的不同情态,尽情地表现了生命的活力与喜悦;第三部分即第七段,再现了群雁自由、和谐的曲情。全曲具有一种静美与静中有动的基调,曲意爽朗,乐思开阔,意境恬美,格调高雅;乐曲委婉流畅,隽永清新。

《出水莲》是传统的筝曲,其曲调古朴、清丽,风格淡雅脱俗,速度中庸、悠闲,全曲以各种丰富的表现手法将出水莲的神态、气质刻画得栩栩如生,表现了莲花高洁的品质,"出淤泥而不染,濯清涟而不妖,中通外直,不蔓不枝",令人在悠然中肃然起敬。

《姑苏行》是南派曲笛演奏的经典曲目之一,其旋律优美亲切、风格典雅舒泰、节奏轻松明快、结构简练完整。姑苏即今天的苏州地区,本曲表现了古城苏州的秀丽风光和人们游览时的愉悦心情。宁静的引子,是一幅晨雾依稀、楼台亭阁、小桥流水诱人画面;抒情的行板,使游人尽情地观赏精巧秀丽的姑苏园林。中段是热情的小快板,游人嬉戏,情溢于外,接着再现主题,在压缩的音调中,更感旋律婉转动听,使人久久沉浸在美景中,流连忘返,令人寻味。整曲以优美如歌的旋律、醇厚圆润的音色和深沉含蓄的激情抒发出对苏州这座文化名城的热爱和赞美,歌颂了妩媚清幽的江南风光。

此外,梁代古代古曲《幽兰》、晋代古曲《梅花三弄》属清幽柔和、怡情悦志之曲,能消除焦虑烦躁;春秋古曲《高山流水》、唐代古曲《阳关三迭》等爽快鲜明、激情洋溢,能疏泄抑郁与忧虑;宋元词曲《满江红》及贝多芬《命运交响曲》等激昂悲壮、荡气回肠可以治疗忧思郁结。这些音乐的安神、开郁、激励作用对肺结核、慢性阻塞性肺疾病等长期受病痛折磨,引起不良情绪的慢性呼吸系统心身疾病患者有良好的治疗作用。

(3) 参与性音乐治疗:呼吸系统心身病患者常因精神刺激或躯

体因素引起发作性呼吸困难或过度呼吸,可聆听带有指导语的音乐带并参与练习,常用的是米勒与荷尔佩恩共同制作的《让紧张消失》音乐录音带。录音带分 A、B 两面,包括 4 种有效的放松和缓解紧张的技术。A 面第一部分是神经肌肉紧张状态的放松,放松即可消除呼吸深而快、头晕心悸、四肢麻木、手足搐搦等症状与体征;A 面第二部分是瑜伽式呼吸的心理学训练方法——自然发生法,自动调节深呼吸,稳定情绪。B 面第一部分是"一次海滨旅行",用放松反应引导心理意象,形成视觉图像:浩瀚的天空,苍茫的大海,一望无际的沙滩,嬉戏的海鸥海燕,海风习习、碧波荡漾、蓝天白云、绿树黄沙、喷火的红珊瑚、如玉的礁石丛……仿佛经历了一个真正令人愉快的海滨旅行;B 面第二部分是"精神和躯体的放松",结合确定的图像和安定精神的方法,把精力集中在既定目标上,逐渐掌握并巩固这些技巧,就能达到防治呼吸系统心身病的目的。需要强调的是,放松训练的自始至终都必须加入音乐养生方能起到有效治疗作用。

(4)辨证施乐:肺结核患者中医辨证多属肺阴虚,宜用商音。患者免疫力差,常有咳嗽、乏力等症状,选气息宽广、刚劲有力、旋律明快坚定、节奏富有弹性的乐曲,如《江南好》《金蛇狂舞》《春风得意》《旱天雷》等有利于患者休养解乏及增强免疫功能与抵抗力,音乐养生的时间以早晨进行为好。哮喘患者中医辨证总属邪实正虚,尤其是肺气虚,症状常表现为自汗,畏,易感冒,面色灰白,舌质淡,脉细弱,应选旋律明快、节奏有力的乐曲,如《彩云追月》《光明行》《听松》等。

(5)音乐冥想:又称超觉静思法或超觉冥想法。"冥想"即深沉的思索,这是开发"自我治愈力"最安全、最简易的手段。本法有进入冥想、退出冥想、调身、阅心、调息等步骤,主要着眼于自我意识,要求患者端正姿势,调整呼吸,闭目安神,内视自己,控制感觉,把意识集中于特定的乐曲与音乐,主要是莫扎特的作品,进行聆听和

第五章　现代临床应用

冥想、回忆与联想,使人进入一个优雅美妙的境界,让全身处于音乐营造的通体舒泰的良好氛围中。

(6)音乐养生功:是音乐和养生功的有机结合,养生功的基本方法是调身(调整姿势,从身体各部分处于生理的放松状态,为调心和调息做好准备)。调心(调整心态,对意念、精神、情绪等心理活动进行调理,使精神进入轻松愉快的境界),调息(调整呼吸,实现吐故纳新)。就调息来说,轻松悠扬的乐曲促使人的呼吸深长,这种低消耗高效能的呼吸方式有助于改善肺的通气与换养生功能。哮喘发作期要用放松功结合保健功,在养生功操练的全过程中,都要辅以相应的音乐,阳虚患者着重意守丹田或命门,而且应该少放多守;阴虚患者意守涌泉且宜多守多放。肺阴虚的肺结核患者,先做放松功,行三线放松2~3个循环,再行内养功,意守丹田形成腹式呼吸,肺气虚者与气阴两虚患者音乐养生功大同小异。放松法宜采用三线放松法,全身放松后,应在此基础上再放松胸部,从上到下,从右到左,由总支气管到小支气管,逐渐放松并辅以胸部按摩。

(二)心血管系统心身病

心血管系统心身疾病主要包括冠心病、高血压、心律失常等。现代科技发展日新月异,各行各业竞争激烈,工作与情感的压力导致了心血管疾病发病率日益增高,加上心血管系统疾病危害性大、死亡率高,已成为全球重大的公共卫生问题。心血管系统心身疾病的发病常与社会心理因素与行为方式相关,患者多呈雄心勃勃、精力旺盛、容易激动、富于竞争的A型性格,音乐养生是调整心绪,改变心境与行为的有效方法。

(1)欣赏音乐:冠心病患者主要是聆听中外舒缓轻松的曲目,如贝多芬的《欢乐颂》、门德尔松的《乘着那歌声的翅膀》及《梅花三弄》《春江花月夜》等乐曲,以助于矫正和改善 A 型行为,提高疗效及生命质量与生活质量。据研究显示,本疗法能使多数冠心病患者逐渐恢复正常,尤其是慢性冠状动脉供血不足、隐匿型冠心病患者;本疗法还能使介入治疗患者及冠状动脉旁路移植术后的患者心率降低、血压下降,从而使其耗氧量减少,生命质量提高。原发性高血压患者适宜欣赏印象音乐派创始人、法国作曲家德彪西的作品,如《大海》《水的反光》《浪漫圆舞曲》《雨中花园》《前奏曲》等。德彪西的音乐使人们感受到水的荡漾、光的闪烁,静听德彪西,会进入一种梦幻境界,在氤氲中产生许多遐思。这种朦胧美,能使大脑高度放松,从而能更好地调节情绪与各器官功能。高血压患者通过聆听德彪西等印象派音乐,易于进入半醒半梦、通体舒泰的状态,身心常能得到充分休息,有助于血压恢复正常。

(2)音乐冥想:聆听音乐的同时要主动参与音乐活动,要进行联想、回忆、幻想等心理活动,使患者进入一个神奇美好、妙不可言的境界,处于一个音乐营造的良好氛围之中,主要是聆听莫扎特的音乐,如《C 大调小提琴奏鸣曲》《F 大调小步舞曲》《G 大调小提琴奏鸣曲》等。莫扎特的每一部作品,都富有缓冲应激、减轻压力、让人放松的功能,他的每一首乐曲都被称之为良好的音乐养生的素材。美国的唐·坎贝尔在他所著的《莫扎特效应》一书中,盛赞莫扎特作品纯真、优雅、精致、自信、成熟、乐观,认为莫扎特的音乐比任何其他音乐都更具有治疗功能。人们在聆听莫扎特优美动人的乐章时,遥想这位音乐骄子的人生,定能引起思想上的共鸣与心灵的感动。对于冠心病患者来说,莫扎特的音乐能起到良好的安慰剂的功效,从而有效地疏泄了患者的焦虑、抑郁的心境。

(3)适宜聆听的乐曲:心律失常患者可用音乐来调整情绪,选择最能使自己放松的音乐,持之以恒,使情绪平稳、焦虑降低,血压与心律都得到改善,德国著名作曲家韦伯的作品更胜一筹。韦伯是开启浪漫派新音乐世界之门的人,作品乐章华丽多彩,旋律柔美

第五章　现代临床应用

而热情奔放,具有丰富灵感所闪耀出的强烈感召力,代表作品有《邀舞》《魔弹射手》《单簧管五重奏》等。《邀舞》又名《华丽回旋曲》,音乐既有丰富的想象和辉煌的技巧,同时又充满了优美的情绪、华丽的场面;《魔弹射手》又称《自由射手》,是一首意气轩昂的英雄进行曲,让人们感到十分振奋;《单簧管五重奏》在和谐中表现出了单簧管特别的凄美,但在整体风格上还是生机盎然,适宜在休憩静养时倾听。对于高血压患者来说,音乐可以改变长期疾病带来的压抑及焦虑、孤僻状态,也可以振奋精神、陶冶情操、增强自信,从而改善个性,降低血压。一般选约翰·施特劳斯轻松的圆舞曲,如《蓝色的多瑙河》《拉德茨基进行曲》《春之声》《维也纳森林的故事》等。《蓝色的多瑙河》音乐主题优美动听,节奏明快而富于弹性,体现出华丽、高雅的格调,曲风欢快无忧;《拉德茨基进行曲》以铿锵有力的节奏热烈庆祝军队的凯旋,表现出前所未有的欢快及对未来充满的美好憧憬;《春之声》回旋的旋律华丽敏捷,犹如春风扑面,传递明媚阳光般的朝气和活力,给患者带来温馨与愉悦;《维也纳森林的故事》是一幅郁郁葱葱、惟妙惟肖的"森林肖像画",表现出乡间和平、宁静的气氛,给患者带来清新与安宁。

(4)生物反馈结合背景音乐:生物反馈疗法兴起于20世纪60年代,理论基础是巴甫洛夫经典条件反射理念、斯金纳的操作条件反射理论及桑代克学习心理学原理。生物反馈疗法本质上是一种松弛疗法,源于中国养生功、日本坐禅与印度瑜伽。该疗法是将个体在通常情况下不能意识和觉察到的生理、心理过程反映出来,利用声光信号回授给个体,以便对症进行迅速有效的自我调节,达到控制某种病理过程的目的。生物反馈结合背景音乐养生可降低血压、减慢心率,从而减少心肌耗氧量及心血管身心疾病的危险因素,此外还可以矫正A型性格,降低冠心病的发病率与死亡率。

(5)辨证施乐法:心律失常与中医"心悸"相当。心悸以虚为本,以实为标,临床多见本虚标实的病症。对于心悸属虚者,可选用《喜洋洋》《步步高》；对于心悸属实者，可选用《塞上曲》《平沙落雁》等。冠心病相当于古人所谓的"胸痹"，病情属本虚标实。虚为气虚、阴虚、阳虚而心脉失养；实为寒凝、气滞、痰浊、血瘀从而痹阻心脉。根据辨证分型，宜选用节奏明快的乐曲，如《阳春白雪》《月儿高》用以活血化瘀、振奋心阳；同时，心五行属火，在身体中如阳光一样。《黄帝内经》中说，火表现为徵音，在五声中属笑，因此心在五声中也为笑，欢快喜悦是心的特性，听海顿的《时钟交响曲》、柴可夫斯基的《意大利幻想曲》等欢快的音乐，可以使血液充盈，流通顺利，神思敏捷，有利于心脏病病情改善。而对阴虚体质与火型太阳之人（A型性格），应多听以羽调为基本调式的柔和舒缓如水之波澜的水乐，如《春江花月夜》《渔舟唱晚》等，羽声入肾，滋补肾精，尤宜于阴虚火旺、心火亢盛的冠心病患者。

（6）音乐养生功：传统养生功属于广义的生物反馈，主要通过入静调息来疏通经络、调和气血，改善自主神经功能，改善冠状动脉循环，而音乐能辅助入静，与养生功相辅相成。养生功疗法一般由3部分组成，即势子导引（生理锻炼）、意念导引（心理锻炼）、呼吸导引（内脏锻炼）。练功的自始至终，都要辅以相应的音乐，患者要与音乐融为一体，也就是要做到姿态-乐态-心态的统一。治疗冠心病常用的功法为吐纳导引功（包括山根纳气、拍击脏腑、自我胸部按摩）、放松功、内养功配合太极拳运动；高血压治疗一般采用松静功或站功为主，也可因人制宜，辨证施宋功。

（7）七情相胜：心血管心身疾病，如高血压、心律失常患者多有肝阳上亢、肝肾阴虚、肾阳虚衰等症候。对肝阳上亢的患者治以平肝潜阳，"潜阳"在音乐养生中体现在选择凄美、悲切的乐曲，如《潇湘水云》《汉宫秋月》《江河水》《病中吟》《双声恨》等。这些凄切感人的乐曲多为商调，取其悲胜怒、悲制怒之意，凄苦悲切的乐曲可缓解患者的肝火旺盛；也可选择平和、舒缓的羽调音乐，如《彩云追月》《空山鸟语》，借以抑制肝火过亢。

第五章　现代临床应用

　　《潇湘水云》是南宋浙派古琴演奏家郭沔创作的。元兵南侵，南宋政权摇摇欲坠，作者移居衡山，在潇湘二水会合之地，眺望九嶷山云水奔腾的景象，抒发了热爱祖国山河，感慨时势飘零，想望隐遁生活等复杂心情。全曲既有轻烟缭绕、水波荡漾的优美意境，又有云水翻腾、气魄雄伟的激越感情，引人共鸣。

　　《汉宫秋月》为崇明派琵琶曲，表现了古代宫女在寂静的秋夜满腔愁怨，感叹"年年花落无人见，空逐春泉出御沟"的悲惨命运。旋律流畅，速度缓慢，短促的休止和顿音，时断时续，如哽如泣，哀婉幽怨的情绪感染人心，无可奈何、寂寥清冷的生命意境引人反思。

　　《江河水》的曲调凄切悲凉，如泣如诉，令人心碎亦令人心醉，从另一个侧面演绎着孟姜女哭长城的故事，即千里寻夫，得知丈夫在劳苦中死去，只能对着逝去的江河水无助而悲痛欲绝的哭泣。乐曲由引子和3个乐段组成：引子的旋律时断时续、时起时伏，描绘了压抑、凄苦和啜泣般的情绪；第一乐段速度缓慢，是悲痛欲绝的哭诉腔调；第二乐段在调式、调性变化的基础上，音乐进入神思恍惚的意境；第三乐段是第一乐段的再现，又使音乐回到思绪万千的悲痛之中，末句在余音袅袅的凄凉意境中结束。

　　《空山鸟语》系刘天华创作的二胡曲，曲风生机勃勃，乐观向上，优美抒情，生动描绘了山清水秀、鸟语花香的大自然景色，表达了作者对祖国大好河山的无限热爱之情。全曲由引子、5个乐段与尾声组成：引子展示了晨光乍现、山林尽染，鸟儿被唤醒的情景；5个乐段描绘出群鸟争鸣、生机勃勃的大自然景象；渐慢、渐弱的尾声更有一种空山幽谷、群鸟归林远去的意境。

　　《病中吟》是我国现代著名民族音乐家、作曲家刘天华的代表作品之一，表现了郁郁不得志的心情，逆境中的挣扎和走投无路的痛苦，以及忧郁、彷徨、苦闷中却又有所期待的心境。乐曲第一段表现了苦闷彷徨，"剪不断，理还乱"的情绪，旋律如泣如诉、缠绵委婉;第二段节奏果断有力,旋律较为急速,表现了一种要从苦闷的重压下解脱出来的愿望,以及誓与黑暗势力做斗争的抱负;第三段和尾声表达了奋斗的意志不断加强和在逆境中挣扎前进的感叹和苦衷,让人听后有所感触与启发。

《双声恨》倾诉了牛郎织女的别绪离情,以及哀怨缠绵之中对未来美好生活的向往。乐曲前部分慢板色彩暗淡,曲调哀怨缠绵,多段旋律的重复如泣如诉,深沉悱恻,描述了"千里明月千里恨,五更风雨五更愁"的离怨情绪;乐曲后部分快板乐段的反复加花演奏,速度渐快渐强,明朗有力,表达了对美好生活的向往。

(8)音乐体育:是指在音乐参与下,人们从事体育活动的总称。主要包括体操类与舞蹈类两大类。前者又有广播操、健美操、韵律操、形体操、保健操等;后者又有集体舞、交谊舞、广场舞、街舞等的不同。融音乐和体育于一体,具有促进身心健康的双重价值,一方面促进人体分泌一些有益于健康的激素、酶和乙酰胆碱,从而促进血液循环、增强了新陈代谢;另一方面,大脑右半球逐渐活跃,内啡肽分泌增多,这就促进了人的情绪高涨,缓解了人们的紧张状态,有助于心血管系统的健康。

(9)灯光音乐催眠:催眠疗法是指运用科学的生理放松、心理诱导与暗示等方法,使人进入相对抑制的催眠状态(潜意识状态),然后医生借助言语暗示,用以清除患者病理心理和躯体障碍,进而科学调控人的生理与心理状态的医疗技术。催眠疗法又称催眠术,是由奥地利维也纳医生麦斯美创立的,催眠的诱导方法有多种,灯光与音乐即方法之一,原发性高血压就是灯光音乐催眠法的适应证之一。本疗法要在一个幽静、舒适温暖而光线暗淡的催眠室内进行,患者坐在柔软的沙发上,注视 2 米开外的蓝色灯光(蓝光具有镇静作用),灯光由明渐暗,同时播放具有催眠暗示语的音乐录音带,或者催眠师循循诱导并播放背景音乐。再通过一针见血的言语指令,能使患者遭受的挫折、压力、紧张、不安得以宣泄,

第五章 现代临床应用

体验到心身松弛的快感和愉悦,血压自然恢复正常。

(10)自我训练结合背景音乐:自我训练法是柏林大学舒尔兹教授于1905年提出的一种自我催眠法,又称自主训练或自生训练。该法通过集中注意力与自我暗示的练习,使全身紧张状态松弛下来,从而达到调整身心失调,治疗呼吸系统心身病的目的。自我训练法是一种分阶段进行的自我暗示训练方式,标准公式有6个:第一公式是重感公式,即练习"双臂双腿重";第二公式是温感公式,即"双臂双腿温暖";第三公式是心脏调整公式,练习"心脏在静静地搏动";第四公式是呼吸调整公式,练习"呼吸平稳舒适";第五公式是腹部的练习,即进行"胃周围温暖"的自我暗示;第六公式是额部凉感公式,练习"额部清凉感"。进行自我训练时,要配合背景音乐练习,房间要安静,光线要适中,眼睛要闭上,注意要保持宁静平和的基本心境。心律失常患者的自我训练法,着重于心脏调整公式,练习时,背景音乐与自我训练相辅相成,起到良好的协同作用。

(三)消化系统心身病

消化系统心身病的病因有遗传、免疫等生物性因素,饮食、生活习惯等行为因素及应激事件引起紧张、焦虑等心理社会性因素。消化系统心身病患者常有孤独、悲观、易焦虑、抑郁的个性,在精神创伤或情绪紧张时,大脑皮质作用于下丘脑,引起自主神经功能紊乱,迷走神经异常兴奋,导致消化系统功能异常。而音乐养生通过影响患者的情绪与心理,进而调节激素分泌与神经系统功能,起到对消化系统疾病的治疗作用,音乐养生行之有效的身心病主要包括消化性溃疡、溃疡性结肠炎、胃肠动力性疾病等与心理社会因素密切相关的疾病。

(1)适宜聆听的乐曲:贝多芬的音乐《春天奏鸣曲》是一首F

大调小提琴奏鸣曲,全曲充满自信乐观的精神信念,洋溢着乐观向上、生气勃勃的情绪,充分体现了春天的欣欣向荣、生机盎然,给人以明快、刚健、清新与欢乐,有着不可阻止的动力性;《英雄交响曲》充满了英雄的精神与理想,富于革新精神,感情奔放,篇幅巨大,和声与节奏新颖自由,体现了英雄意志的充沛和锐不可当的气势,在深沉、真挚的感情中呈现出强烈的浪漫主义气氛;《命运交响曲》凝练而严峻凌厉,所表现的如火如荼的斗争热情与坚定的信念,具有强大的感染力;《第九交响曲》构思广阔、思想深刻、形象丰富,尤其是第四乐章《欢乐颂》,其音乐激情澎湃、气象万千,经过男声合唱重唱,更加显得英武非凡、气势磅礴、情绪激昂。这些音乐都有助于患者克服自卑与不安全感、消极与失望心态,一扫往日的抑郁、焦虑情绪,从而有利于病情缓解。功能性胃肠病常与过度劳累、精神紧张、工作或生活压力长期得不到解决等有关,可选择《海滨》《仙境》《锦上添花》《日落时分》《往日时光》等放松心身;广东音乐《旱天雷》《步步高》也可以使人充满活力与信心;功能性消化不良、神经性厌食等病症应选佐餐音乐,如《爱的梦》《晚安》《我渴望的欢乐》《记忆》《纽约城市华尔兹》等。此外,古典前期的巴洛克音乐,尤其是维瓦尔第的小提琴协奏曲——《四季合奏协奏曲》,能治疗胃痛与帮助消化,因为听觉影响迷走神经,从而使胃肠道的分泌正常,缓解了胃平滑肌的痉挛;同时这种典雅的音乐也安抚了患者的情绪,稳定了焦躁的精神状态。溃疡性结肠炎患者还可选用老约翰的《拉德斯基进行曲》,这首管弦乐作品结构十分工整而清晰,全曲充满了英雄气概,有前所未有的欢快,更是团聚奋发的呼喊,对未来充满了憧憬,是一首情绪热烈又令人振奋的进行曲,听后使人意气风发,自豪无比,有助于优化溃疡性结肠炎患者的强迫-强制型性格;小约翰的《蓝色的多瑙河圆舞曲》旋律优美、感情热烈,全曲充满了春天的气息,聆听后精神为之一振,可扭转消极低沉的情绪,也适宜选用。

第五章　现代临床应用

（2）自我训练结合背景音乐：溃疡性结肠炎自我训练和背景音乐着重于标准第五公式训练，即腹部胃周围温暖公式，由于促进了胃肠血液循环，消化系统功能得以改善，溃疡性结肠炎的病情就能逐渐好转，腹部胃周围温暖公式训练对神经性厌食、肠易激综合征等胃肠动力性疾病也同样有效。但消化性溃疡患者应用本法要注意两方面：一是要避免标准第五公式"胃周围温暖"的练习，因可能令血流大量增加，引起胃出血而加重病情；二是要注意与制酸药、质子泵抑制药等药物治疗配合使用。

（3）生物反馈结合背景音乐：主要通过视觉反馈，训练患者改变胃内 pH 值，使 pH 值由酸性趋向碱性化，早在 1974 年国外就有研究者用此方法治愈了一些溃疡病。尤其适宜于自主神经系统功能障碍有关的消化系统心身病，如功能性消化不良、肠易激综合征；对部分有直肠肛门、盆底肌功能性紊乱的功能性便秘也有较好疗效。

（4）灯光音乐催眠：1 个疗程为 1～5 次，开始为每 2～3 日 1 次，3 次后改为每周 1 次，每次 30 分钟左右。当患者进入浅度催眠状态时，要注意灌输"上腹部疼痛减轻""胃排空加快""恶心呕吐、反酸嗳气缓解""胃酸分泌有所减少"等的意念。经过半个月后会发现胃肠道疾病病情明显改善，再坚持数个疗程，复发率也会降低。中医学认为，相应的音乐要配合黄光效果更佳，因黄色为土，通脾，催眠术辅以明朗欢快的音乐与黄光更能健脾养胃、促进溃疡的愈合。音乐以宫调为基本调式，因根据五音通五脏理论，宫音入脾，土乐对脾胃作用明显，常选的乐曲有《霓裳曲》《中花六板》《鲜花调》《三六》等。

（5）辨证施乐：中医的"胃脘不适"主要包括了现代医学中的急性胃炎、慢性胃炎、胃溃疡、十二指肠溃疡、胃神经官能症等以胃痛为主要症状者，临床常见证不外虚、实两大类。前者又包括脾胃虚寒证、胃阴亏虚证；后者包括肝胃不和证、瘀血阻络证、湿热中阻证、饮食停滞证。对于脾胃虚寒证,应选择热情明快的音乐,如《空山鸟语》《彩云追月》《阳春》《步步高》等;胃阴亏虚证应选择柔和、恬静、舒缓的音乐,如《阳关三叠》《平湖秋月》等;肝胃不和者宜选明朗愉悦的乐曲,如《阳春白雪》《将军令》《月儿高》等。

(6)音乐体育:文娱体育活动不仅可以增强体质,而且还能起到调节情绪的作用。患者可根据自身情况,制定切合实际的计划并持之以恒地锻炼,文体活动能唤醒人的身体与情感,也能让患者把注意力集中于活动本身,使其从不良情绪中解脱出来。此外,还有助于患者性格变得开朗热情,从而有利于减轻精神压力,缓解病情。音乐体育疗法对功能性消化不良、胃轻瘫、功能性便秘与肠易激综合征患者尤其有效。

(7)聆听讨论:常用于集体治疗,包括歌曲讨论和编制个人"音乐小传"。治疗师先制作一些短小的音乐片段,给患者聆听,听后要求患者编写出短小的故事,故事中要有时间、地点、人物、场景和情节,治疗师通过分析患者所写故事,迅速了解患者的情感经历。进一步的聆听讨论,可由当事人选择自己人生各阶段特别有意义的歌曲与乐曲,聆听并回忆当时情景,回忆时常引起强烈的情绪反应,并敞开心扉充分表达压抑的不良情感,这样既可疏泄郁闷,又能与病友同病相怜,互相帮助,有利于矫正患者人格的不成熟与人际关系的不适应,逐步改变患者的依赖性、强迫性、优柔寡断、神经质等性格特征,从而消除消化系统心身病的诱因。

(四)内分泌与代谢系统心身病

音乐养生有效应用的内分泌与代谢系统心身病主要有甲状腺功能亢进、糖尿病与肥胖症等。甲状腺功能亢进的发病主要是在遗传(基因缺陷)基础上,因精神刺激、感染等应激因素而诱发自体免疫反应,是较典型的心身病之一。甲状腺功能亢进患者的性格

第五章　现代临床应用

特征多表现出焦虑、疑病倾向、紧张易怒、烦躁、易激惹,对外部刺激反应强烈、脆弱、社会适应性差。糖尿病、肥胖症也多与不良生活刺激等心理社会因素相关,这些疾病音乐养生的主要方法有以下几种。

（1）适宜聆听的乐曲：糖尿病患者宜听比才的《斗牛士之歌》,其铿锵有力的节奏、号角似的大调性旋律,集中体现了斗牛士气宇轩昂、英姿勃勃的形象及勇敢、坚毅、乐观、豪爽的性格,聆听后有助于改善糖尿病患者性格不成熟、情绪不稳定、优柔寡断、缺乏自信的心理障碍；罗西尼的《威廉－退尔序曲》旋律优美、节奏活泼,富有英雄气概,患者能体会到的刚毅和坚强有助于克服其被动依赖性及抑郁不安全感；圣·桑的大提琴曲《天鹅》以优美而舒展的旋律清晰而简洁地奏出阳光闪耀、碧波荡漾的湖面上,白天鹅安详游弋,端庄典雅,雍容华贵把人带入一种纯洁崇高的境界,这种放松音乐对 2 型糖尿病具备明显的治疗效果；管弦乐《彩云追月》描绘了浩瀚夜空迷人的景色,"彩"代表颜色,描绘了月光如水,清澈透明,"追"字赋予画面以动感,朦胧中云月相逐,相映成趣,生机盎然。整个乐曲和谐、圆融地表现了"皎洁明月动,彩云紧相随"的诗画般佳境,有助矫治糖尿病患者"习得性失助"感觉与"失望-放弃情结"。甲状腺功能亢进患者平素就处于一种慢性紧张状态,故聆听冥想音乐,引导患者进入冥想,营造回归自然的情境,能达到缓解压力,求得心灵宁静的目的。例如,专门用于治疗的实用音乐磁带《东方的安宁》《让紧张消失》《宁静的山脉》等,有助于克服甲状腺功能亢进患者的神经质、焦虑、抑郁、疑病倾向及紧张易怒、烦躁、易激惹状态。

（2）自我训练结合背景音乐：甲状腺功能亢进患者着重训练标准第三、四、六公式,即心脏调整公式、呼吸调整公式与额部凉感公式。训练患者达到呼吸舒畅、心脏缓慢跳动、前额感到凉爽程度,缓解因甲状腺素过多引起的面部潮红、多汗、心动过速、血压升高、胸闷、气促等症状。糖尿病患者通过标准六公式训练,可使自主神经系统的调节功能增强,有利于血糖恢复正常与尿糖阴转。

(3)生物反馈结合背景音乐:一些临床试验表明,人在焦虑时胰岛素分泌减少,血糖升高;受刺激或情绪紧张时,胰岛素分泌受抑制,不仅引起空腹血糖水平升高,而且还影响到血糖昼夜节律的变化。因此,对紧张性刺激引起的糖尿病,可用肌电生物反馈疗法,采用三线放松法放松肌肉后,胰岛素分泌有所增加,耐糖能力有所改善。对甲状腺功能亢进患者,可以通过放松来调节自主神经系统功能与激素分泌,改善甲状腺功能亢进症状。

(4)名曲情绪转变法:名曲情绪转变法是日本山本直纯所著《音乐灵药》中介绍的。他开宗明义地指出,听音乐是转变情绪低潮的良好方法,对于糖尿病与甲状腺功能亢进患者,可以多听优雅、动听的中外名曲改变情绪状态,如柏辽兹《幻想交响曲》的第二乐章、维瓦尔迪《和谐的灵感》等;对于肥胖症来说,应聆听高雅音乐来代替美食,用"精神食粮"代替物质食粮,精神有了高层次寄托,贪食就会逐渐改变,从而可以达到节食减肥的目的。

(5)音乐催眠:音乐催眠可以改善甲状腺功能亢进与糖尿病患者的焦虑、烦躁状态,同时也是一种有效减肥法。美国的研究表明,医生可以在催眠状态下用语言指令作用于患者的潜意识,改变患者的饮食习惯,经过一周治疗后,取得了良好的减肥效果。

(6)辨证施乐:中医学认为,"肥胖"的原因主要是活动过少、气虚痰湿或摄入食物过多引起肥胖,临床主要分为脾虚不运证、脾肾阳虚证、胃热滞脾证与痰浊内盛证。前两型为虚证,后两者为实证,实证宜选《十面埋伏》《金蛇狂舞》等"武曲",让人兴奋,可控制亢进的食欲;虚证宜《渔樵问答》《春江花月夜》等"文曲",因欣赏舒缓的音乐,可转移对美食的欲望。

《十面埋伏》属于琵琶大套武曲,内容壮丽而宏大,气势雄伟而辉煌,描述了公元前202年楚汉在垓下的决战,使人热血沸腾、乐

第五章 现代临床应用

观向上、光大志向、充满斗志。

《金蛇狂舞》是我国著名作曲家聂耳创作的,明快而有力的旋律给人以昂扬、奔放的印象,而配以激越的锣鼓节奏,更渲染出了热烈欢腾的气氛,反映了乐观的革命精神与坚强的信念。

《渔樵问答》曲调飘逸潇洒、音乐形象生动精确,栩栩如生地描绘了渔夫和樵夫在青山绿水间自得其乐的情趣,以及"古今多少事,都付笑谈中"的悠然。

《春江花月夜》质朴柔美、气韵优雅,真切生动表现了江南水乡月夜的迷人景色和泛舟人的怡然自得、恬静闲适的心情。全曲分"江楼钟鼓""月上东山""风回曲水""花影层叠""水深云际""渔歌唱晚""洄澜拍岸""桡鸣远濑""欸乃归舟"与尾声十个部分,以细腻的手法描绘出一幅春江、花林、江月的美不胜收的画卷。

(五)结缔组织心身病

结缔组织心身病是一种非器官特异性自身免疫性疾病,包括类风湿关节炎、系统性红斑狼疮、系统性硬化病皮肌炎等,其中类风湿关节炎较为多见。寒冷、潮湿、疲劳、营养不良、创伤等是结缔组织心身病的重要诱发因素,心理、社会因素对本病发生和加剧也有重要作用。结缔组织心身病患者性格特征多为"顺从-受虐型",常有隐藏于内心的羞怯、焦虑、愤怒、不安全感,但又不表现出来,长期心理困扰导致继发神经-内分泌功能障碍,使皮质激素水平增高,又造成免疫功能障碍,诱发或加重疾病。因此,应鼓励患者寄情山水、养花修行、焚香烹茶等怡情养性,以利于疏导内心的焦虑、愤怒、不安全感,其常用的音乐养生有以下几种。

(1)音乐共乘:在美国唐·坎贝儿的《莫扎特效应》一书中称"共乘原理",即音乐与情绪同步法,其步骤是先疏导情绪,后调整情绪。对于类风湿关节炎患者来说,因患者常有隐藏的焦虑、压抑与愤怒,故治疗过程可分为3个阶段:首先是宣泄焦虑情绪,如先听伤感的爱尔兰民歌《夏天最后一朵玫瑰》、柴可夫斯基的《悲怆交响曲》、南斯拉夫民歌《深深的海洋》等;然后再逐渐引导和调整,聆听平静舒缓的乐曲,如圣桑的《天鹅》、何占豪的《梁山伯与祝英台》等;最后引人欢快的乐曲,如贝多芬《欢乐颂》、西班牙民歌《鸽子》、广东音乐《喜洋洋》与《步步高》等。

(2)参与性音乐治疗:主要方式是患者主动参与演唱与演奏,其宗旨是引导患者亲自感受音乐律动,将身心融入音乐,以激起自身活力,改变结缔组织心身病患者顺从-受虐型性格,疏泄内心负性情绪。

(3)自我训练结合背景音乐:临床应用十分广泛,多数内科病皆可采用,结缔组织心身病亦然。本法是操纵潜意识的最佳途径之一,国外学者亚历山大认为,类风湿关节炎患者潜意识里存在充满敌意的反叛意识,可以通过本法调整与消除。

(4)生物反馈结合背景音乐:主要借助于肌电反馈仪松弛关节及周围软组织、肌肉与骨骼,从而减轻患者晨僵、关节肿胀、疼痛、关节功能障碍等症状。

(5)辨证施乐:类风湿关节炎与中医"痹证"相似,痹证是风、寒、湿、热等外邪侵袭人体,闭阻经络而导致气血运行不畅的疾病。临床上分为活动期与缓解期,急性发作期为邪实痹阻,慢性缓解期为正虚邪恋。虚证宜用振奋阳气、提高情绪的乐曲,如《行街》《听松》;实证多用调节情志、愉悦精神的乐曲,如《鸟投林》《春晖曲》。

《行街》为江南丝竹八大曲之一,具备秀雅、委婉、明快、圆润、抒情、优美的特征,全曲分为慢板和快板两部分,慢板轻盈优美;快板则热烈欢快,且层层加快,把喜庆推上高潮,具有浓厚的生活气息。

《听松》为华彦钧创作的二胡曲,全曲气魄豪迈,刚劲有力,气势奔放,一气呵成。通过松涛之声借物抒怀,表现出刚直不阿的性

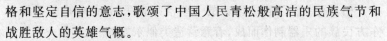

第五章　现代临床应用

格和坚定自信的意志,歌颂了中国人民青松般高洁的民族气节和战胜敌人的英雄气概。

《鸟投林》由易剑泉创作于1931年,是广东音乐兴盛时期的代表作。乐曲以明快欢愉的旋律,描绘了夕阳西下,百鸟归巢的动人景象,展现了富有诗情画意的南国风光。

《春晖曲》具备江南丝竹的轻、细、雅,充分体现了江南文化,旋律优美,表现了江南春天来到时的诗情画意和乡间风韵。

二、音乐养生在神经精神科的应用

音乐养生自从近代在国内应用以来,因音乐比其他艺术对情感的影响更迅速、更强烈,能形成一种心理动力;且比药物、电休克疗法等其他疗法更安全无不良反应,已非常广泛地应用于神经、精神疾病领域,其确切的疗效也日益得到重视。

(一)偏头痛

原发性偏头痛相当常见,约占普通人群的10%,是一种发作性头颅部神经-血管舒缩功能障碍引起的反复发作性头痛,以反复发生的偏侧或双侧头痛为特征,年龄多在15~50岁,女性显著高于男性,随年龄增长而减轻。偏头痛发作多由自主神经功能紊乱引起,心理、社会因素是发病机制中的重要一环。临床观察证实,精神过度紧张、长时间脑力劳动及家庭不和、人际关系紧张等都可激发偏头痛或加剧已有的搏动性头痛。典型偏头痛患者多具有刻板-嫉妒型人格特点,表现为固执、拘泥细节、竞争性强、多恨易怒、敏感任性、好攻击及精神易紧张等特征,当事不如人愿时常进行自我惩罚,表现为偏头痛发作。偏头痛的治疗中,心理治疗占重要地位,常用的音乐养生有以下几种。

(1)冥想音乐：西方国家的一些治疗音乐，常用电声乐器加上东方民族的乐器制作而成，着意营造类似东方的"天人合一""回归自然"的情境，引导人们进入冥想境界，达到消除紧张，增进心身健康，克服刻板-嫉妒型人格的目的。由于偏头痛患者精神易过度紧张，故可选择聆听《让紧张消失》等带有指导语的音乐带。

(2)自我训练结合背景音乐：着重训练标准六公式——额部清凉公式，通过标准练习可恢复大脑自我控制功能，纠正血管舒缩功能紊乱，缓解偏头痛症状。

(3)音乐催眠：当患者在音乐中进入浅度催眠状态时，治疗者应直接暗示偏头痛先兆症状消失、剧烈头痛减轻、精神障碍消失。

(4)生物反馈结合背景音乐：手指升温反馈训练与颞动脉搏动反馈技术，均可治疗偏头痛。国外研究表明，给予患者右手食指升温训练结合听觉反馈与视觉反馈，每次训练20分钟，每周2次，共20次。结果患者偏头痛次数大大减少，从每周发作1～2次改善到每年只发作1～2次。柯普曼1974年报道，用颞动脉反馈技术也能治疗偏头痛，方法是将传感器放在颞动脉表面，颞动脉搏动振幅通过了光电容积描记器反馈给患者，借以训练患者降低颞动脉搏动振幅，从而缓解了偏头痛。

（二）脑血管疾病

脑血管疾病指各种病因使脑血管发生病变而引起脑部疾病的总称，又称脑血管意外、卒中或中风，临床上可分为急性和慢性两种。急性脑血管疾病最多见，包括缺血性脑病与出血性脑病，脑血管病病死率与致残率均高，与心血管病、恶性肿瘤构成人类死亡率最高的3类疾病。脑血管疾病的情绪影响早被验证，脑血管意外患者多有特殊人格特征，即"劳碌"的行为类型。他们自律甚严，不断忙于追逐人生新目标，类似于A型行为，且急强好胜，怀有戒心

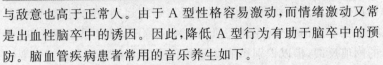
第五章 现代临床应用

与敌意也高于正常人。由于Ａ型性格容易激动，而情绪激动又常是出血性脑卒中的诱因。因此，降低Ａ型行为有助于脑卒中的预防。脑血管疾病患者常用的音乐养生如下。

（1）音乐想象：治疗师在诱导患者进入放松状态后，患者在特别编制的音乐背景下产生想象，想象中要出现视觉图像，想象脑血流畅通无阻，灌流正常，T淋巴细胞功能活跃，有利于脑缺血与脑出血后遗症的逐渐消除及促进肢体功能恢复。

（2）生物反馈结合背景音乐：脑血管疾病不但死亡率高，而且幸存者常遗留肢体瘫痪、意识障碍、失认、失语等后遗症。传统治疗方法（如中西药物、按摩、针灸、功能训练等）虽然可取得某些效果，但远不能达到功能恢复的理想。近年来，生物反馈已用于脑血管疾病患者神经肌肉的再训练，成为一种有效的综合性治疗方法。脑卒中康复中常用的生物反馈模式有肌电反馈、位置反馈与力反馈。

（1）肌电反馈是用于脑血管疾病康复的最常用反馈模式，可帮助医生和患者了解某一特殊肌肉或肌群的活动状况，帮助医生测定病肌的潜在能力，以及主动肌和拮抗肌是否处于协调状态，从而确定必要的有针对性的训练。

（2）位置反馈适用于运动的调节，可以向患者提供信息以随意恢复和放松相应肌群，也可用于训练多块肌肉、测定其协调性，如头位控制、共济失调、手运动的控制与协调，以及儿童脑性瘫痪、成年人偏瘫；对不宜肌电反馈的脑血管疾病患者，也可采用位置反馈，如用于前臂旋前与旋后动作的训练等。

（3）力反馈可得到身体部分和辅助装置所传递的力量信息，如在训练对称站立和步态时，可采用肢体负荷监测仪对成年人或儿童偏瘫患者进行肢体传递力量监测；此外，肢体负荷监测仪还可作为一种经济廉价的监测工具对步态做客观分析。

为取得更好的康复效果，临床上常将上述3种模式联合应用，即用肌电反馈训练肌肉,用位置反馈训练运动,用力反馈训练负荷。至于反馈信号,在训练肌肉收缩复原时,可以采用视觉、听觉的阈值反馈,借以识别松弛恢复水平;步态训练时由于患者需要注视环境,不宜使用视觉反馈而应采用听觉反馈。

(3)自我训练结合背景音乐:主要是第一公式"重感公式"与第二公式"温感公式",适用于脑卒中恢复期和有后遗症的患者。

(4)适宜聆听的乐曲:脑血管疾病患者多留有后遗症,导致生活质量下降,故常有情绪障碍、人格改变,如焦虑、抑郁、烦躁、悲观等心理行为反应;而半身不遂、说话困难、生活不能自理等,更易产生无价值感和孤独感,导致行为上的退化、依赖等,因此可选择古典交响乐的慢节奏部分来调整患者心绪,因为古典音乐崇尚理性,强调逻辑。

(5)辨证施乐:脑血管病主要因心、肝、肾三个内脏阴阳失调,由情绪激烈变化、饮酒、房劳或外邪侵袭等引起,临床诊治一般分为中经络、中脏腑和后遗症三大类。脑血管疾病后遗症的治疗,以滋补肝肾、益气活血通络为治疗原则,可以选择旋律平和的乐曲养心宁神、镇静安神,从而使情绪稳定,行为改善,自控力加强,如《阳春白雪》《平沙落雁》《春江花月夜》等;以及可以用雄壮有力、节奏感强的乐曲活血化瘀,振奋精神,促进血液循环,如《听松》《下山虎》《将军令》等。

(6)音乐电疗:适用于脑血管疾病引起的半身不遂,以电针机通以音乐电流,取上肢穴位曲池、手三里、外关、合谷等,取下肢穴位环跳、足三里、阳陵泉、昆仑等,采用疏波或断续波,电流刺激量逐渐加强,通电时间约30秒钟,稍停后再通电半分钟,可重复3～4次。

第五章 现代临床应用

（三）癫痫

癫痫是由于脑部神经元兴奋性过高，产生异常高频放电而出现的暂时性大脑功能失调综合征，可表现为运动、感觉、意识、行为和自主神经等障碍。我国癫痫发病率为 0.5%，且多在儿童和青少年时期发病。癫痫分为全面性发作与部分性发作两大类，全面性发作包括全面性强直-阵挛发作（又称大发作）与失神发作（又称小发作）。环境因素是影响癫痫发作的重要因素，包括年龄、内分泌因素、睡眠，以及一系列诱因（如疲劳、饥饿、饮酒、情感冲动等）。癫痫常用的音乐养生有以下几种。

(1) 自我训练结合背景音乐：主要训练标准六公式，即额部凉感公式，用以深度放松大脑，减少大脑异常放电。

(2) 生物反馈结合背景音乐：主要采用 α 节律反馈、SMR 反馈与 MV 反馈，其中 α 节律反馈更常用。当呈现 α 脑波时，人的意识清醒，但身体放松，提供了意识与潜意识的桥梁。有试验表明，人可以随意地产生和保持 α 波，试验的第一步是学会识别 α 波；第二步是学会随意产生 α 波；第三步将脑电记录器改装辅以发声装置，当出现 α 波就发出声响，使被试者学会持续 α 波状态。对于癫痫患者要训练他们随意产生 α 波，以逐步取代大发作的高波幅多棘波、小发作的慢波综合征、局限性癫痫的正性棘波与精神运动性癫痫的负性棘波。此外，用生物反馈仪训练增加脑电中的 SMR 成分与 MV 节律，也可达到控制癫痫发作的目的。

(3) 积极聆听：聆听古典前期巴洛克音乐中的维瓦尔第的作品及古典主义派莫扎特、海顿的作品，可使患者在 15 分钟脑电呈现 α 波而改变神经肌肉紧张，进而引起血压下降、心率减慢，并减少癫痫发作。聆听有朦胧之美的印象派音乐，如法国的德彪西、西班牙的法雅或英国的德留斯的乐曲，也能使脑电从 G 波转为 α 波，使杂乱的思绪得到充分休息,癫痫发作次数也得以减少。

(四)阿尔茨海默病

阿尔茨海默病(AD)是一种起病隐匿的进行性发展的神经系统退行性疾病。临床上以记忆障碍、失语、失用、失认、视空间技能损害、执行功能障碍,以及人格和行为改变等全面性痴呆表现为特征,病因迄今未明。65岁以前发病者,称早老性痴呆;65岁以后发病者称老年性痴呆。本病的音乐养生主要致力于使患者学会控制情绪,保持心境愉快、乐观向上、情绪饱满,遵守心理保健条例与保持神经系统平稳。

(1)积极聆听:主要聆听古典主义三杰(海顿、莫扎特、贝多芬)的乐曲,崇尚理性以驾驭情绪,从而保持神经系统平稳。脑电图检测发现,听30分钟古典音乐,脑电波变化显示大脑思维能力加强,反应更加敏捷。

(2)参与性音乐治疗:患者主动参与演唱演奏等"音乐操作",参与音乐活动是减慢脑衰的有效方法,因为音乐操作的本质是格式塔完形疗法,歌唱是表达内心体验的一种方法,即兴演奏矫正自我调节紊乱。

(3)音乐按摩:以乐曲为主,尤以风格清静淡远的乐曲为主,按音乐节拍按摩百会、太阳、风池、印堂、内关、神门、合谷、劳宫、膻中、关元、足三里、三阴交、太冲、涌泉穴等,以刺激神经系统,改善感知与认知功能。

(五)帕金森病

帕金森病是一种常见的神经系统变性疾病,平均发病年龄为60岁左右,40岁以下起病的青年帕金森病较少见。我国65岁以

第五章 现代临床应用

上人群帕金森病的患病率大约是1.7%。大部分帕金森病患者为散发病例,仅有不到10%的患者有家族史。帕金森病最主要的病理改变是中脑黑质多巴胺能神经元的变性死亡,由此而引起纹状体多巴胺含量显著性减少而致病。导致这一病理改变的确切病因目前仍不清楚,遗传因素、环境因素、年龄老化、氧化应激等,均可能参与帕金森病多巴胺能神经元的变性死亡过程。本病可产生认知障碍,出现健忘、思考迟缓、情感淡漠或抑郁,甚至失语、失用与失认。

(1)适宜聆听的乐曲:主要聆听竖琴乐曲,如施波尔的《幻想曲》、瑞夫的《奏鸣曲》、福列的《即兴曲》、杜赛克的《C小调奏鸣曲》或《竖琴协奏曲集》等。竖琴形状优美,琴韵仿佛珠落玉盘、清亮婉丽,又如空谷幽泉、流水淙淙,更像天上繁星、光芒璀璨。帕金森病患者陶醉于绮丽的幻境,耳目和心境都豁然开朗,是最好的心灵治疗。

(2)名曲情绪转变:以轻松喜悦的古典名曲,如《高山流水》《春天奏鸣曲》《欢乐颂》等,矫治患者悲凉抑郁的心理状态,保持心境愉快、乐观、向上,聆听时间一般为20分钟,每日2~3次。其中,《高山流水》深厚典雅,韵味隽永,以行云流水的旋律演绎"巍巍乎志在高山"和"洋洋乎志在流水"的情操与得遇知己的愉悦;《春天奏鸣曲》给人以明朗、清新与欢乐,充满了甜蜜的憧憬和幸福的梦想;《欢乐颂》展现了无比光明与辉煌。

(3)自主训练合背景音:患者应用标准六公式——额部凉感公式,以达到自我镇定、身心松弛、调整自主神经功能的效果。

(4)积极聆听:患者可以聆听中华医学会出版的音乐带,中国治疗音乐系列之一的CD《山水情》(舒心篇);晚期的帕金森病患者常有蹒跚步态,此时可听节奏强烈、台风不拘、气氛热烈欢快、充满激荡活力的摇滚乐,以加强刺激,改善行动能力。

（六）神经官能症

神经官能症又称神经症、精神症，临床类型有焦虑症、抑郁症、神经衰弱、癔症、疑病症、恐惧症、强迫症，共同特征是有心因性障碍，人格因素、心理社会因素是致病主要因素，其功能障碍性质属功能性而非器质性，一般具有精神和躯体两方面症状。神经症是可逆的，外因压力大时加重，反之症状减轻或消失。其音乐养生的方法有以下几种。

（1）自主训练结合背景音乐：焦虑症、神经衰弱、强迫症应用标准六公式——额部凉感公式，加拿大著名科学家罗茨曾深入进行心理生理研究证实，本法具有调整自主神经功能、保持心理平衡等功能，对消除疑病观念和多种内感性不适，效果也比较确定。

（2）音乐催眠：对焦虑症具有良好的效果，在催眠语言的诱导下，患者大脑得到充分休息，逐渐达到全身乃至心灵深处的放松，进而自控能力增强、自信心增强，能够承受种种压力与挫折。抑郁症是与个人性格气质有关的心理疾病，在催眠状态下，患者的潜意识被改造，加强了自我意识，提高了自我认识，增强了自我分析的能力，从而改造患者的人格素质，从根本上治疗了抑郁症。神经衰弱最常见的临床表现是睡眠障碍与紧张性头痛，音乐催眠对失眠症有较好的疗效，对改善神经衰弱患者的睡眠与生活质量意义重大。而癔症患者在催眠状态下，可使被遗忘的创伤性体验重现，受到压抑的情况获得释放，从而达到治疗效果。

（3）生物反馈结合背景音乐：神经症在背景音乐的引导下，借助于肌电反馈仪、反温反馈仪与心率反馈仪达到松弛效果，其治疗作用是肯定的，神经衰弱配合专门的松弛音乐效果更佳。

（4）积极聆听：焦虑症与强迫症等患者主要聆听门德尔松充满甜蜜温馨、欢欣幸福的乐曲，缓解心理与情感压力，如《婚礼进行

第五章 现代临床应用

曲》让人体会到充满幸福的感觉;《仲夏夜之梦序曲》刻画了夏季月明之夜,恬静、幽雅,给人以柔情似水、佳期如梦的甜美;《e小调小提琴协奏曲》充满迷人的色彩和温馨,可使思绪平和宁静。抑郁症可以聆听贝多芬扣人心弦的乐曲,如《月光奏鸣曲》可使抑郁心境改变;《命运交响曲》使人充满活力,勇向命运挑战,钢琴奏鸣曲《暴风雨》振奋精神,鼓励抑郁者百折不挠、勇往直前;《欢乐颂》高昂激越、气势宏大,使人领悟到人生真谛,能使抑郁症患者走出逆境,坚定"从痛苦到欢乐"的信念。

(5)辨证施乐:抑郁症常见证型有肝气郁结、气郁化火、血行瘀滞、气痰互阻、郁损心脾。一般以实证居多,久病伤及心、肝、脾三个内脏则属虚证,按五行选曲原则,虚证选用生机勃勃的角调木乐,而实证选用清悠柔和的羽调水乐。对于重度郁证患者,开始应先用凄切悲凉、如泣如诉的羽调乐曲,如《江河水》《塞上曲》《胡笳十八拍》等疏泄郁结之气,然后再选择欢快热烈、朝气蓬勃的角调乐曲,如《春晖曲》《翠湖春晓》《满庭芳》等改善情绪。

神经衰弱相当于中医学的不寐、健忘、惊悸等,主要有肝阳上亢证、肝气郁滞证、心脾两虚证。肝阳上亢证应选用旋律柔婉、节奏舒缓的乐曲,如《平湖秋月》《渔舟唱晚》《汉宫秋月》等;肝气郁滞证应选用旋律酣畅、节奏明快的乐曲,如《阳春白雪》《春晖曲》《满庭芳》等;心脾两虚证应选用振奋心阳、养心益脾的乐曲,如《喜洋洋》《百鸟朝凤》《步步高》等。

(6)音乐完形疗法:音乐完形疗法由德国珀尔斯创立。珀尔斯认为,人总在试图调节自己,从而使自己充分体验到此时此地的存在,当自我调节受到干扰时,便会失去自我平衡而出现极性,而音乐可帮助消除极性,增加现时体验的意识,使自己成为一个完整的人。音乐完形疗法主要的适应证是焦虑症、强迫症、疑病症、神经衰弱等。珀尔斯认为,神经官能症是此时此地仍存在问题的人,他们丧失了现时的力量,不是为过去而痛苦,就是无休止地计划将来,因此治疗师应帮助患者着眼于现时,让患者正视自己人格上的缺陷,这样才能实现自己的整合。当患者引吭高歌时,呼吸是充分体验的一种方式。此外,器乐即兴演奏也有助于患者矫正自我极性部分,有助于患者成为一个自我信任、有自我意识的人。

(7)适宜聆听的乐曲:神经官能症的患者多伴有精神焦虑、睡眠障碍,主要是聆听德国著名音乐家巴赫的乐曲以达到舒缓心神、催眠的疗效。

戈德堡变奏曲是古典乐曲中知名的安眠乐曲,历时55分钟,简单的旋律在变化多端的变奏中游走,起起伏伏,充满了纤细如缕的感情,安眠疗效良好。

无伴奏大提琴组曲,巴赫将大提琴当作独奏乐器,声音沉重而温暖,像是长者的慈祥的教诲、循循善诱,让人安眠。

管风琴作品集,巴赫的管风琴成就最高,《勃兰登堡协奏曲》《托卡塔和赋格》等充满安详宁静的气氛,让人进入一个祥和宁静的夜。

巴赫的音乐用音符做巧妙的排列组合,从简单的旋律中创造出缠绵悱恻的情感与和声,充满着温暖与宁静。拉威尔的《水的游戏》、德彪西的《梦》、福雷的《月光》、舒曼的《梦幻曲》,以及塔特的《平安夜》等旋律优美、节奏舒缓的乐曲配合呼吸训练,都能很快使人安然入睡。此外,我国音乐家贺绿汀的《摇篮曲》、吕文成的《烛影摇红》也可用来催眠。

(8)聆听讨论:适用于抑郁症的集体治疗,包括歌曲讨论与编制个人"音乐小传"。治疗小组的每位患者通过聆听、回忆与讨论敞开心扉、建立新的社交关系,从而打断了抑郁与人际关系之间的恶性循环,有助于患者恢复自信心与自尊心,矫正心理缺陷与人格障碍。

(9)音乐体育:可以使神经症患者摆脱烦恼处境,改善紧张状态,缓解精神压力,若辅以音乐,会获得更好的疗效。

第五章 现代临床应用

(七)精神分裂症

精神分裂症是以基本个性、感知、思维、情感、行为的分裂,精神活动与环境的不协调为主要特征的一类最常见的精神病,多在青壮年发病。我国目前有近600万人患精神分裂症,受心理因素影响者占40%~80%。流行病学资料提示,女性高于男性、城市高于农村。国内调查发现,精神分裂症分为急性与慢性两个临床阶段,急性精神分裂症主要表现为阳性症状,如幻觉、妄想等;慢性精神分裂症主要表现为阴性症状,如思维贫乏、情感淡漠、意志缺乏、孤僻内向等。精神分裂症的音乐心理治疗不但可以消除患者的精神症状,提高自知力,增强治疗依从性,也可改善家庭成员间的关系,促进患者与社会的接触。

(1)工娱疗法:即工作行为的康复训练与文体娱乐活动训练,前者指较简单的劳动作业,有助于激发创造力,增强才能,提高兴趣及稳定情绪;后者指歌咏、乐器演奏、舞蹈、体操、球类活动等。重点在于培养精神分裂症患者的社会活动能力,加强社会适应力,提高情趣和促进身心健康。

(2)适宜聆听的乐曲:精神分裂症临床表现主要为感知觉障碍、思维及联想障碍、情感障碍、意志与行为障碍等,由于音乐具有表达情绪与情感、拓宽认知领域、促进思维与提高智力、影响人的行为与人格及娱乐愉悦等功能,因此对精神分裂症的各种症状有针对性的治疗作用。研究表明,音乐养生对改善精神分裂症患者的语言与情感交流、帮助患者识别异常思维与行为、改善情绪和人际关系、转移病态注意力与克服淡漠退缩行为和提高社会功能等有益。阳性症状为主的患者主要是聆听贝多芬第三、五、九交响曲,即《英雄交响曲》《命运交响曲》与《欢乐颂》;阴性症状为主的患者主要选择节奏强烈、鲜明、活泼、轻快的乐曲,如《喜洋洋》《步步高》《金蛇狂舞》等。同时,研究者发现,视听相结合的音乐养生效果优于单纯的聆听法。

(3)辨证施乐:精神分裂症相当于中医癫狂。癫证属阴,为慢性,多寒证和虚证,包括肝郁气滞证、气郁痰结证、气虚痰结证、气血两虚证;狂证属阳,为急性,多热证和实证,包括阴虚火旺证、气滞血瘀证。癫证宜听解除抑郁的音乐,以活泼轻快为主,如《黄莺吟》《良宵》《花好月圆》等;狂证宜聆听节奏舒缓、恬静悦耳的音乐,如《平沙落雁》《平湖秋月》《彩云追月》等,也可利用七情相胜的原则消除其狂躁,如哀怨悲愁的《汉宫秋月》、柔婉惆怅的《渔光曲》,以及凄楚悲愤的《胡笳十八拍》等。

三、音乐养生在妇产科的应用

研究表明,音乐养生可以有效缓解产前与产后的焦虑、抑郁,并减轻分娩及人工流产时的疼痛;还可以减轻经前期综合征及围绝经期综合征症状。

(一)音乐胎教

临床研究表明,通过孕妇感受到的美学可以通过神经传导给胎儿,同时美育培养也逐渐成为胎儿教学中的一个重要组成部分。同时,轻松愉悦的经典音乐能使孕妇保持舒畅的心情,并能显著增加孕妇相关激素、酶及乙酰胆碱等物质的释放,其物质的增加随血液由胎盘进入胎儿体内,有利于胎儿的生长发育。

音乐胎教是指通过音乐对胎儿施教的过程,是以音乐的方式促进孕妇与胎儿健康成长的综合性方法。音乐胎教并不只是一个纯粹的聆听音乐,更不是社会上广泛认为的胎儿聆听音乐、听同样的音乐。科学的音乐胎教是一个由音乐贯穿起来的系统而综合的

第五章 现代临床应用

胎教方式,包含有聆听、律动、冥想、歌唱等不同的形式。音乐胎教法已为许多国家运用,如澳大利亚堪培拉的产科大夫曾让35名孕妇每天按时来医院欣赏音乐,胎儿生后个个体格健壮,10年后有27名儿童获音乐奖,4名儿童成为舞蹈演员,其他人成绩均为良好,无一人有不良行为。

1. 音乐胎教的作用 音乐除了艺术上的价值之外,还有各种生理的、心理的效应音乐胎教。心理学家认为,音乐能渗入人们的心灵,激起人们无意识、超境界的幻觉,并能唤起平时被抑制了的记忆。音乐胎教能使孕妇心旷神怡,浮想联翩,从而改善不良情绪,产生良好的心境,并将这种信息传递给腹中的胎儿,使其深受感染。同时,优美动听的胎教音乐能够给腹中的胎儿留下深刻的印象,激发其艺术潜能,为后天造诣打下基础。

(1)研究发现,孕妇倾听胎教音乐10分钟后呼吸频率变慢,心率下降,这是副交感神经占优势的表现。人在平静放松时以副交感神经兴奋为主,可以使躯体获得积极的休息和恢复,保护机体,使消化道功能增强,促进营养物质吸收和能量补给等,这些都是副交感神经系统积蓄能量和保护机体的例子。由此可见,胎教音乐能使孕妇产生平静、放松的情绪反应,伴随着情绪活动发生一系列的生理变化,通过自主性神经的调节使副交感神经占优势,内分泌功能发生变化。这些生理变化都能保护母亲和胎儿更好地吸收营养和积蓄能量,为胎儿提供充足的营养。心理医学上的"放松疗法"就是通过有意识地松弛全身肌肉调整自主性神经系统,使交感神经兴奋性下降,副交感神经兴奋性增加,有利于缓解紧张,躯体获得积极的休息。胎教音乐的作用类似于心理治疗上的"放松疗法"。倾听胎教音乐后,孕妇动脉血氧饱和度上升。血氧饱和度指血氧含量和血氧容量的百分比值,取决于血氧分压的高低。如果血氧饱和度增加则人体血液的供氧能力有明显的改善作用,所以母亲在孕期经常倾听胎教音乐,对改善血液供氧能力,增加对胎儿的氧供,保护胎儿健康生长有积极作用,有效地防止胎儿宫内发育迟缓、胎儿宫内窘迫。

(2)怀孕 4 个月以后胎儿就有了听力,尤其是 6 个月后胎儿的听力几乎和成年人接近,此时给胎儿的音乐胎教可以直接刺激胎儿的听觉器官,通过传入神经,传入大脑。大脑中的神经突触,经过外在信息刺激,能够加速脑细胞之间的相互连接,不断增加胎儿的脑容量,从而提高胎儿的后天素质。近年来,胎教音乐越来越多地受到人们的关注。与之相关的 CD 音乐也相继出版,但是许多操作方式都并非正确与科学。例如,人们通常以为音乐胎教就是把音乐器材放在肚皮上给宝宝听,但是如果把传声器放在妈妈肚皮上,未经过安全控制的声波直接进入人体,会对胎儿耳基底膜上的短纤维造成强烈刺激,并易破坏耳蜗底部,导致有的孩子生下来就听力缺损。轻者仅能听到说话,重者对高频声音听不到,更甚者会造成终生耳聋。为了保证胎儿的安全,在使用胎教设备进行胎教的过程中,一定要保证声音控制在安全范围之内,即 60 分贝以下,2 000 赫兹以内。另外,还有许多传声器会产生电磁辐射,对胎儿和孕妇都会造成伤害,因此在选择这些设备时要注意这些问题。

(3)研究发现,播放胎教音乐后胎儿脐动脉收缩期血流速率峰值与舒张期血流速率峰值的比值(S/D)较播放前的胎儿脐动脉收缩期血流速率峰值与舒张期血流速率峰值的比值有显著的下降,脐动脉收缩期血流速率峰值与舒张期血流速率峰值的比值是测定胎盘血流外周阻力的指标,从血流动力学的角度反映了胎儿-胎盘循环阻力状况,如果脐动脉收缩期血流速率峰值与舒张期血流速率峰值的比值增高,说明外周阻力增高,那么胎盘灌注的血流量就会减少,单位时间内母儿通过胎盘交换营养物质和氧气的数量就会大大减少。试验表明,胎盘的血循环状况是调节胎盘和胎儿间物质交换面积的关键,脐动脉收缩期血流速率峰值与舒张期血流速率峰值的比值的降低说明了播放胎教音乐后,胎儿-胎盘循环阻

第五章 现代临床应用

力下降,灌注胎盘的血液量增加,这样的血流动力学改变有利于增加对胎儿的营养物质和氧气供应,保障胎儿正常成长的需要,防止胎儿宫内发育迟缓和胎儿宫内窘迫的发生。这样的血流动力学改变的可能机制是母亲通过情绪反应产生的内分泌改变,使子宫动脉扩张,子宫-胎盘血流灌注增加。

(4)孕妇与胎儿听到优美动听的乐曲后,母体通过欣赏思维,在神经系统产生递质并随血液循环流入胎盘,将这些特有递质反应传到胎儿大脑特定的递质环境中的相应部位,创造一个神经发育的外环境,使之发育完善,从而达到改善胎儿素质的目的。国外的研究表明,在妊娠 26~28 周时胎儿听觉神经即发育成熟,并随着妊娠的进展而增加,36 周后 100% 的正常胎儿受到刺激后产生胎动。美国学者探讨了胎儿听觉的发育过程,证明胎儿具有听觉能力约从 28 周开始,胎儿的听觉传导通路基本建立。国内专家选取胎龄 32~40 周的孕妇施行音乐胎教,发现音乐刺激后胎儿心率增加,说明此时胎儿交感神经占优势,也说明胎儿具有早期听力发育,无条件反射在胎儿期即已建立。99%胎儿在听到音乐后出现胎动,并且胎动增强,说明胎儿在孕 32 周后听力已发育成熟。此外,还能改善胎儿脐-胎盘血液循环,增加心排血量及大脑组织血液供应,促进胎儿智力发育。

(5)胎儿的听觉器官-耳蜗从孕 26 周起开始有功能,在孕 29 周时发育成熟。这时的胎儿接受声波刺激后使大脑皮质产生特殊的电信号,有学者用头皮吸引电极从宫内的胎儿的头顶部记录到胎儿的大脑皮质诱发电位,引起这种变化的刺激是声音。胎儿的中枢神经递质发生变化,通过神经反射改变胎儿行为状态,功能成熟的胎儿表现出胎心率改变,胎动增加或减少,呼吸运动减慢、眨眼、惊跳等反射。在某些情况下通过体液的途径即内分泌调节,使神经冲动传出神经到达内分泌腺,相应的激素在血液中转运,胎儿出现相应的反应。这样的反射效应在内分泌腺的参与下,往往就变得比较缓慢、广泛而持久。

(6)出生前3个月的胎儿大脑皮质的发育已经使胎儿开始具备了在中枢神经系统参与下对内外环境进行规律性应答的能力。音乐胎教只要达到胎儿的听阈,就有完整的神经反射途径,引起运动器官、自主神经系统和内分泌的改变。在成年人和婴儿,对应于某一处以声音刺激的心率减慢被认为是注意力集中的表现,在胎儿试验中也可看到这一现象。某些胎儿试验还显示,胎儿对同一内容、反复的声音刺激可以产生习惯化,当多次施以同一声音后胎动和胎心率不再发生反应。有人认为,这是智力发育的一个重要现象,因为这个习惯化过程反映了胎儿的感觉能力、选择性注意能力和短期记忆。这个过程可以在适当的训练中提高工作效率,无论是听觉系统敏感性的提高,还是大脑皮质神经元突触的连接增加都是有益的。

(7)胎教音乐无论是对孕母的健康,还是对胎儿生理和智力上的发育都是有益的,应该大力提倡。音乐胎教并不只是一个纯粹的聆听音乐,更不是社会上广泛认为的胎儿聆听音乐、听同样的音乐。科学的音乐胎教是一个由音乐贯穿起来的系统而综合的胎教方式,包含有聆听、律动、冥想、歌唱等不同的形式。在这些不同的音乐胎教方式中,音乐对胎儿和准妈妈们在不同的孕期起着不同的作用,提倡按照孕早期、孕中期、孕晚期的不同,合理的安排音乐胎教内容。

随着胎教科学研究的不断深入,各种胎教的专业设备被发明出来,使用专门的胎教设备进行胎教的科学性也得到了国内外科学家和父母的认可。音乐胎教所使用的播放设备的选择非常重要。由于胎儿耳蜗发育不完全,某些对于成年人无害的声音也可能伤害到胎儿幼小的耳朵。普通的CD播放器、音箱等播放设备都不能控制播放出的音量、音频大小,所以以往孕妇们打开大功率音箱或者将普通耳机放在腹部对胎儿进行音乐的胎教方式不仅不

第五章 现代临床应用

科学,还可能伤害到胎儿。美国科研人员最近发明的胎教设备(中文名称天才宝宝胎教系统)完美解决了这一问题,它使用具有专利技术的音量音频控制系统,将胎儿听到的音乐和母亲听到的音乐分别输出,传递到子宫内的声音精确控制在<60分贝,<2 000赫兹的安全范围内。该设备不仅能播放胎教音乐,同时还具有符合人体工程学设计的佩戴系统,3D结构能够减轻孕妇脊柱和腹部压力。

孕妇每天哼唱几首歌,最好是抒情音乐,也可以是摇篮曲。唱时应心情愉快,富于感情,通过歌声的和谐振动,使小宝宝有一种"世界是美好的"感觉,能获得感情、感觉上的满足。

母亲在每天多次的音乐欣赏中,会产生许多美好的联想,如同进入美妙无比的境界,而这种感受可通过孕妇的神经体液传导给胎儿。在音乐选择上,应选择孕妇喜爱的音乐,以动听悦耳的轻音乐为主。优美的音乐能使孕妇分泌更多的乙酰胆碱等物质,改善子宫的血流量,从而促进胎儿的生长发育,而且还能使胎儿在子宫内安稳。同时,音乐的节律性振动对胎儿的脑发育也是一种良好的刺激,这将促使胎儿大脑发育。

胎儿虽有听觉,但毕竟不能唱,孕妇可以想象自己腹中的小宝宝会唱。你可以从音符开始,然后教一些简单的乐谱,通过反复教唱,使胎儿产生记忆印迹。同时,父母的歌声对胎儿是一种良好的刺激,能促使胎儿大脑健康发育,也是父母与胎儿建立最初感情的最佳通道。

2. 胎教音乐的推荐

(1)外国乐曲:可选普罗科菲耶夫的《彼得与狼》——做个勇敢的宝宝;德沃夏克的e小调第九交响曲《自新大陆》第二乐章——淡淡的悲伤与思乡;约纳森的《杜鹃圆舞曲》——与鸟儿一起嬉戏;格里格的《培尔·金特》组曲中《在山魔王的宫殿里》——感受力度与节奏;罗伯特·舒曼的《梦幻曲》——梦幻的国度;约翰·施特劳

斯的《维也纳森林的故事》——穿越绿色的森林;贝多芬的F大调第六号交响曲《田园》——到自然中呼吸新鲜空气;老约翰·施特劳斯的《拉德斯基进行曲》——感受强烈的节奏与柔媚的线条之美;勃拉姆斯的《摇篮曲》——妈妈无尽的爱;维瓦尔第的小提琴协奏曲《四季》之《春》——春天降临后的鸟语花香。

(2)民族音乐:可选丝竹乐《春江花月夜》和《紫竹调》、古琴曲《高山流水》、古筝曲《渔舟唱晚》、管弦乐曲《金蛇狂舞》和《春节序曲》、重奏曲《春天来了》、唢呐曲《百鸟朝凤》、钢琴曲《牧童短笛》。可供选择的曲目还有二胡曲《良宵》《江河水》、广东音乐《喜洋洋》《步步高》《彩云追月》;古琴曲《平湖秋月》;小提琴曲《苗岭的早晨》和《新疆之春》;笛子曲《喜相逢》和《牧民新歌》等。

要想让早教音乐发挥最大作用,家长要坚持听,经常听,每天听4～5次,每次30分钟,不一定所有时间都要全神贯注听,如果家长在忙或休息,其实可以将音乐的音量调低,仅作为一种背景音乐而存在,即便如此,音乐依旧能通过潜移默化的形式影响宝宝的发育,不过重点是要坚持听,不能三天打鱼两天晒网。

关于曲目的选择,只要不是摇滚、节奏感很强的音乐都可以。具体来说,从胎教开始到出生后的5～6个月,建议爸爸妈妈最好选择一些悠扬、平和、少情绪、没有歌词的音乐来听,令初生宝宝有如待在母体内一般有安全感,对于安抚情绪有相当好的功用。从6个月开始到1岁,宝宝可以听一些包含重复性单词、节奏、旋律的歌曲,轻缓的音乐均可。

3. 音乐胎教特点 音乐胎教最大特点就是它的节奏性。正常胎儿的心跳频率大多是在每分钟120～160次,只有当音乐的节拍速度与胎儿心跳的节拍速度大致吻合的时候,胎儿在母体中的情绪才容易安定下来。所以,这与有的人认为要给胎儿听摇篮曲的想法实际上是大相径庭的。在利用音乐进行胎教时,最好不要只给听几首固定的曲子,应该多样化。但在选曲时应注意到胎动

第五章　现代临床应用

的类型,因为人的个体差异往往在胎儿期就有所显露,胎儿有的"淘气",有的"调皮",也有一些是老实、文静的。这些既和胎儿的内外环境有关,也和先天神经类型有关。一般来说,给那些活泼好动的胎儿听一些节奏缓慢、旋律柔和的乐曲,如"摇篮曲"等,而给那些文静、不爱活动的胎儿听一些轻松活泼、跳跃性强的儿童乐曲、歌曲,如"小天鹅舞曲"等,将对胎儿的生长、发育起到更明显的效果。不仅如此,音乐在对胎儿形成安全的条件反射之后,可使其在出生之后通过音乐来改善其不适应环境。因此,出生之前使用的音乐尽量积极、稳定而赋予平和、温暖的色彩,在孩子出生之后,这种音乐对孩子的情绪是有安抚作用。"莫扎特效应"在胎教里的应用,汤玛帝斯声音研究所针对胎教做了很多工作。他的可过滤频率的电子耳播放的莫扎特音乐可针对母体进行音乐胎教并非常有效。"莫扎特"音乐神童创作的音乐与儿童天真纯洁的心灵正好同步,关于他的音乐有着大量的研究,原则上来说巴洛克时期和维也纳古典音乐时期的音乐以声音的美为特点,可用于胎教。

4. 音乐胎教的观念　心灵成长有三种方式:参加一个心灵成长培训;记录一段时间的梦,进行精神分析;生一个小孩陪着她一起成长。当母亲有了宝宝的时候她的生命就有了新的意义。树立这种对生命的积极意义是胎教的第一步。音乐胎教是通过对胎儿施以适当的乐声刺激,促使其神经元轴突、树突及突触的发育,为优化后天的智力及发展音乐天赋奠定基础。从母亲的角度来说,怀孕的母亲大多伴随焦虑紧张等情绪,导致饮食与内分泌等功能混乱,民间通常称为"害喜"的反应,实际上是由于母体对怀孕过分忧虑的心理因素而造成。因此,母亲拥有好的心理环境是胎儿健康成长的好摇篮。针对母亲的胎教过程是通过音乐让母亲减轻对怀孕和生产的焦虑和紧张,为胎儿创造良好的生存环境。并且通过音乐与运动的关系增强母体体质从而改善胎儿的体质因素。

5. 音乐胎教可使用的方法　积极聆听,音乐放松与冥想,音乐与律动,母教子"唱"。用这些方法让宝宝听音乐,可产生与妈妈听音乐不同的效果。比较起来,为宝宝放音乐或哼唱显得要亲密、更直接,胎儿的心率、动作等也会发生较大的变化。尤其要注意,给胎儿听音乐的时间不宜过长,一般以 5~10 分钟为宜。音乐胎教一般从 6 个月开始比较合适,最早也要 4 个月大,因为 4 个月开始胎儿听力才足够成熟。

(1)胎教音乐的开始时间:音乐胎教是通过对胎儿不断地施以适当的乐声刺激,促使其神经元的轴突、树突及突触的发育,为优化后天的智力及发展音乐天赋奠定基础。在生理作用方面,胎教音乐通过悦耳怡人的音响效果对孕妇和胎儿听觉神经器官的刺激引起大脑细胞的兴奋,改变下丘脑递质的释放,促使母体分泌出一些有益于健康的激素(如酶、乙酰胆碱等),使身体保持极佳状态,促进腹中的胎儿健康成长。但它的时间也是有规定的,太早太晚都不好。一般怀孕 24 周,胎儿的听觉功能已经完全建立。母亲的说话声不但可以传递给胎儿,而且胸腔的振动对胎儿也有一定影响。孕妇进行胎教时的注意事项:孕妇从孕 26 周开始让胎儿听胎教音乐,每次不超过 20 分钟,每日 1~2 次。用录音机放音,孕妇距音箱 1.5~2 米,音箱的音强在 65~70 分贝。如果用耳机在孕妇腹壁放音,则耳机处为 60 分贝即可。孕 8 个月后反复播送一首固定的乐曲,可为出生后的孩子培养音乐爱好,并为开发孩子的想象力打下基础。作为胎教音乐,要求在频率、节奏、力度和频响范围等方面,应尽可能与宫内胎音合拍。如果频率过高会损害胎儿内耳螺旋器基底膜,使其出生后听不到高频声音;节奏过强、力度过大的音乐,会导致听力下降。播放音乐时不要使用普通传声器,并尽量地降低噪音。胎教还需与婴儿教育相连接。正如专家所说:"始自胎儿的胎教并不能以分娩而结束,还必须与婴儿的早期教育相连贯,这样才不会使胎教前功尽弃。"

(2)根据孕期调整胎教音乐:孕早期(即妊娠 3 个月后),宝宝

第五章 现代临床应用

的听觉器官开始发育,这时准妈妈可以选择轻松愉快、诙谐有趣的音乐,帮助消除早孕的烦恼与不适,以获得最佳的孕期心情;当胎儿4个月大,进行音乐胎教时可以选择准妈妈休息或吃饭时进行,在临睡前有胎动的情况下做更合适,每日2次,每次10～15分钟。孕中期宝宝听觉器官已经完全发育,胎教音乐内容可以更丰富些,增加轻松活泼、稍快节奏的乐曲,妈妈与宝宝互动,可以边做家务边听。孕晚期时,准妈妈心理难免会紧张焦虑,而宝宝的听觉已经接近成年人了,这时应该选择柔和舒缓、充满希望的乐曲,半躺在躺椅上或在床上听。也可以选择准妈妈给宝宝唱歌的方式,可随着播放的音乐哼哼,也可以自弹自奏自唱,如《摇篮曲》等。

6. 选择胎教音乐的要领 什么是最好的胎教音乐?孕妇用自己的爱心选编的自己最喜欢的"亲子"音乐是最好的胎教音乐。进行音乐冥想不一定非要选择古典音乐,因为强迫自己听不喜欢的音乐,可能会产生烦躁的感觉,增加精神压力,反而对胎儿不好。孕妇选择自己平时喜欢的音乐很重要,但最好避免听摇滚之类刺激性较强的音乐和交响乐之类音域过宽的音乐。冥想是暂时摆脱平时忙碌的生活,为腹中的孩子专门抽出时间,获得心理上和精神上的放松与安宁,因此最好不要选择过于复杂的音乐,而是应当选择旋律简单舒缓、具有重复性、可配合进行深呼吸的曲目。而且,如果同时能听到自然的声音(水声、风声、鸟叫等)效果更好。自然的声音与我们处于最安静状态时出现的波动类似,具有放松身心、维持自律神经系统良好平衡的作用。因此,不必选择市面上"适合早晨聆听的美妙古典音乐"之类的固定曲目,而应根据个人喜好,选择符合上述条件的音乐进行冥想。

胎教过程中夫妻双方进行的是一场潜移默化的灵魂交流,要想孕育出健康聪慧的宝宝,夫妻双方共同努力是至关重要的,即当妻子用身体辛勤培育胎儿时,丈夫也要从精神上付出相应的努力。准妈妈在聆听音乐时要加入自己的情感:诗情画意,浮想联翩,在脑海里形成各种生动感人的具体形象。同时全身放松,半坐半卧在摇椅上或一个舒适的地方,把手放在腹部注意胎儿的活动,并告诉宝宝"我们现在一起听音乐"。欣赏时可以想象着随着动听的音乐节奏,腹中宝宝迷人的笑脸和欢快的体态。在潜意识中同他进行情感交流。

(1)选择一个好故事:所选择的故事应该注重体现勇敢、善良、聪明、勤劳等美好的品质,故事中所蕴藏的情感也是丰富的,并且结局是美好的,给胎宝宝以良性刺激,有利于她的成长。

(2)自己编故事:如果准妈妈有足够的创造力,还可以周围常见的事物为主题,自编童话故事给宝宝听。

(3)画册上的图:童话书上的文字是一方面,还要把童话书上的画"读"给胎宝宝听,将图形描述给孩子听,让胎宝宝不仅能听到故事,还能"看"到故事书上所绘的图画。

(4)富有感染力的声音:许多准妈妈给宝宝读故事,音调没有起伏变化。一个连你都不能打动的故事,如何又能打动胎儿呢。想象"宝宝"正在你的身边聆听你讲的故事,根据故事情节的变化,变化多种的音调。坚持每日读,每次 20 分钟左右,每日累积 1 小时。

(5)朗诵抒情法:在音乐伴奏与歌曲伴唱的同时,选几首你喜欢的诗词或是童话合着音乐朗诵给胎宝宝听,器乐、歌曲与朗读三者前后呼应,优美流畅,娓娓动听,达到有条不紊的和谐统一,具有很好的抒发感情作用,能给你和胎宝宝带来美的享受。适宜孕妇采用的音乐胎教方法还有许多,每一个准妈妈可以根据自我的具体情况而采取相应的胎教音乐方法。

(6)倾听自然之声:清晨在睁开眼睛之前,先聆听窗外的声音:风声、鸟鸣抑或是雨敲打玻璃窗的声音,这些来自大自然的声音都会让你的心情变得轻松。

(7)唱歌给胎宝宝听:俄罗斯科学家鼓励孕妇大声唱歌,歌声

第五章　现代临床应用

不仅仅能平复心中的焦虑,而且对于胎宝宝来说也是很好的胎教。你低声哼唱自己所喜爱的歌曲,在哼唱时想象你腹中的她正在凝神倾听。这是一种很简单的音乐胎教方法,只要你愿意,任何时候都可以放声歌唱。

(二)音乐助产

在准妈妈分娩的过程中使用,可以帮助准妈妈专注于生产,缓解激动、不安的情绪。特制的助产音乐CD唱片中的乐曲长达70分钟,其中除了有各种乐器声(如小提琴、和弦)和敲击乐器声外,还有胎宝宝的心跳声。乐曲从16节拍的主旋律着手,不断重复节奏,使准妈妈产生相应的节奏感,呼吸变得更有规则和有层次,从而提高准妈妈在分娩过程中的呼吸技巧。不论乐曲从何处开始播放,准妈妈都能轻松地进入主旋律,而胎宝宝也将在这种轻松的音乐当中完成从子宫到人间的过程。

影响产妇分娩的主要因素是产力、产道、胎儿及精神心理因素。产力是分娩的动力,子宫收缩力是产力的最重要组成部分,子宫收缩乏力将使分娩进展受到障碍而导致异常分娩。子宫收缩力受胎儿、产道和产妇心理因素制约,产妇对分娩焦虑与恐惧的精神状态可直接影响子宫收缩力,尤其是一些高龄初产妇,由于精神过度紧张,使大脑皮质功能紊乱,加上睡眠不足、临产后进食不足及过多消耗体力,更易导致宫缩乏力。为避免孕妇出现宫缩乏力,常需对其进行产前教育,临产前应多听《让紧张消失》的录音带;进入产程后,为解除产妇不必要的思想顾虑与恐惧心理,可以聆听旋律优美、节奏舒缓的乐曲,如舒曼的《梦幻曲》、门德尔松的《乘着那歌声的翅膀》、福雷的《月光》等。此外,还可聆听竖琴协奏曲集,因为竖琴琴韵清亮婉丽,如空谷幽泉、乐曲柔和而神秘,是非常契合女性心理的一种乐器,产妇很容易在竖琴声中陶醉于绮丽的幻境,缓解焦虑与恐惧。通常,产前训练最好在孕期34周开始,至少每周1次,有条件的话也可以每周3～4次,包括音乐配合身体运动练习和音乐配合呼吸练习(腹式深呼吸和哈气练习)等。

(1)音乐配合身体运动练习:在音乐的节奏中,用手依次轻拍大腿、腰部、手臂、手腕和头部,活动全身。这是一种比较轻度的运动,所以可采用坐姿进行。在选择乐曲上,最好挑些速度稍快、节奏均匀、轻松、使用打击乐器的音乐类型,如克莱德曼的《爱的协奏曲》。

(2)音乐配合腹式深呼吸:训练时,先慢慢将气吸入腹部,然后再缓慢张嘴吐出。吸气和吐气都是4拍。哈气练习则可以帮助产妇在生产过程中迅速换气,有助分娩时向下用力。练习中,产妇保持仰卧,随音乐节奏哈气,找向下用力的感觉,但不要真的用力。进行这种练习时,应该选用一些长拍子、轻松、速度在每分钟60拍左右的音乐,如巴赫的《勃兰登堡协奏曲》等。

(三)原发性痛经

凡在行经前后或月经期出现下腹疼痛、坠胀、伴腰酸或其他不适、程度较重以致影响生活和工作者称为痛经。痛经是妇科最常见的症状之一,大约50%妇女均有痛经,其中10%痛经严重。原发性痛经的发生与子宫内膜释放前列腺素有关,前列腺素浓度越高,子宫平滑肌收缩越明显,痛经也越严重。原发性痛经的发生还受精神、神经因素的影响,内在或外来的应激可使痛阈降低,焦虑、恐惧状态可通过中枢神经系统刺激盆腔疼痛纤维而导致痛经。因此,要重视对本病的心理治疗,可通过音乐养生进行应激转移或替换,达到心身放松的目的。

常用的音乐养生主要有自主训练合背景音乐法、音乐催眠法、生物反馈结合背景音乐法与积极聆听法,但选曲应结合女性特点,

第五章 现代临床应用

以乐曲为主。乐曲充满阴柔之美,追求抒情,讲求意境,特别注重气质、风韵,如琴曲《幽兰》《高山流水》《潇湘水云》《梅花三弄》,筝曲《渔舟唱晚》,管弦乐曲《春江花月夜》等。此外,还可采用音乐电疗法,取中极、地机等穴,通以音乐电流,由于将音乐信号转换成了电信号,增加刺激,增强疗效。

(四)经前期综合征

经前期综合征是育龄妇女在月经周期的黄体期反复出现一系列精神、行为及体质等方面的症状,严重者影响生活质量,月经来潮后症状迅即消失。由于本病的精神、情绪障碍更为突出,以往曾命名为"经前紧张症""经前期紧张综合征"。其常用的音乐养生有积极聆听法、自主训练合背景音乐法及辨证施乐法,可直接聆听带有指导语的音乐带《让紧张消失》。因本病中医辨证为肝郁气滞证、肾虚肝郁证或肝肾阴虚证,应针对性地选择相应乐曲,在月经第10天开始就倾听相关乐曲,如《翠湖春晓》《浔阳曲》《牧歌》《流波曲》等,每日1次,每次30分钟。

(五)围绝经期综合征

围绝经期包括从接近绝经出现与绝经有关的内分泌、生物学的临床特征起至最后一次月经后1年,是妇女自生育旺盛的性成熟期逐渐过渡到老年期的一段时间。围绝经期综合征是指妇女在绝经前后由于内分泌的改变所引起的以自主神经系统紊乱为主,伴有神经心理变化的一组症候群。围绝经期妇女普遍存在记忆力减退、潮热、心悸、情绪低落、烦躁易怒、月经不调、睡眠差及抑郁、紧张等围绝经期综合征症状。围绝经期综合征中医辨为肝肾阴虚、心肾不交、脾肾两虚、心脾两虚、肝气郁结。对于肝气郁结者,按五行选乐,应选角调式木乐,角音为春之声,像春天新生的植物一样朝气蓬勃;同时,肝木的升发特性决定了它具有主疏泄的功能,疏泄功能正常则气机调畅,气血调和,从而有利于各脏器功能。其余以宫调式、羽调式为主。具体来说,实证选择柔和、悠缓的乐曲如《渔舟唱晚》《平湖秋月》;虚证宜选择舒缓、明快的乐曲如《阳春白雪》《空山鸟语》《百鸟朝凤》《春晖曲》等。

四、音乐养生在儿科的应用

(一)儿童孤独症

儿童孤独症是广泛性发育障碍的一种亚型,以男性多见,起病于婴幼儿期,主要表现为不同程度的言语发育障碍、人际交往障碍、兴趣狭窄和行为方式刻板。约有3/4的患儿伴有明显的精神发育迟滞,部分患儿在一般性智力落后的背景下某方面具有较好的能力。

(1)音乐活动促进了患儿对治疗师的认同感:美国孤独症研究院院长林兰德博士认为,孤独症儿童往往拥有超凡的音乐感,对音乐有强烈的反应与兴趣,在教育或训练过程中音乐大大提高了他们对治疗师的认同感、亲切感,从而促进了教育与训练的成效。其次,音乐活动有利于孤独症儿童的感觉统合,有利于促进孤独症儿童的语言表达能力,如在音乐游戏、齐唱、歌咏时,患儿彼此进行了沟通与社交,促进了对语言和感情的表达。音乐活动愉悦心身,缓解孤独症儿童的消极情绪,以及为孤独症儿童提供安全多元的感官刺激,有利于克服刻板、反复、机械、执拗的行为,塑造新的健康的行为。

(2)孤独症患儿的音乐养生主要是聆听捷克音乐家斯美塔纳

第五章 现代临床应用

的乐曲及浪漫主义作曲家舒伯特的作品:舒伯特作为"歌曲之王"以抒情的旋律闻名,而且歌中的情感总是能够自然流露、浑然天成,其代表作有《鳟鱼》《菩提树》《美妙的磨坊少女》《摇篮曲》等。其美妙的旋律能驱散患儿心灵中的苦闷,抒发积压已久的抑郁,再造人生的春天。斯美塔纳是一个写实的、充满爱国主义激情的作曲家,他的作品都是用来描绘景致或是吐露内心的感受,用音乐表现心路历程,其代表作是《我的祖国》《斯美塔纳管弦乐集》及《斯美塔纳第一号弦乐四重奏》等。

《我的祖国》是最为世人喜爱的 6 首交响诗套曲,其中《沃尔塔瓦河》是套曲中的第二首,他以深情的笔触和音调,歌颂了捷克人民的英雄气概和斗争精神,聆听后能深切感受到一种坚定不移的信念和乐观精神,其思想号召感直达人心。

《斯美塔纳管弦乐集》。斯美塔纳不少管弦乐四重奏里,充满了童年和成长中的快乐时光,听后使人能愉悦地享受到晨曦中的黄莺出谷和夕阳中的浪潮吟唱,能在孩子们荒芜的大脑中展现一片难以想象的绿洲,从而开启其自闭与孤僻,启发其智能并激发孩子们走出孤独的世界。

《斯美塔纳第一号弦乐四重奏》。弦乐的四重奏是斯美塔纳用来表达心境的,这一首是他回味金色的童年之作,洋溢着甜美温馨之情。

(3)积极聆听法要有计划、有步骤、分阶段进行:英国著名音乐养生医生朱丽叶就提出了患儿 3 个成长阶段的理论:第一阶段是初级阶段,即患儿与物体世界相联系;第二阶段是患儿与自我、与治疗师相联系;第三阶段是患儿与家庭成员相联系。治疗师在每一个阶段都要充分评估后,综合运用主动式的和接受式的音乐活动来刺激患儿,使其在生理、智力和社会情感方面全面地发展。

（二）注意缺陷多动障碍

注意缺陷多动障碍在我国称为多动症，是儿童期常见的一类心理障碍。表现为与年龄和发育水平不相称的注意力不集中和注意时间短暂、活动过度和冲动，常伴有学习困难、品行障碍和适应不良。国内外调查发现，患病率3%～7%，男女比例为(4～9)：1。部分患儿成年后仍有症状，明显影响患者学业、身心健康，以及成年后的家庭生活和社交能力。本病应实施合理的教育，向患儿父母和老师说明该病特点，减少对患儿的不良刺激，在加强心理卫生咨询同时给予药物治疗，音乐养生主要针对其注意力涣散，通过促进患儿精神集中以改善症状。

注意缺陷多动障碍临床表现以学龄前和学龄期显著，随着成熟而趋向好转，少年期多无症状，但注意力不集中都可持续存在，音乐养生可以促进注意力集中。患儿在参与音乐养生活动时，需要始终注意乐曲全貌，这就促使患儿精神必须集中，从而强化了有意注意、意志注意、选择性注意和分配性注意，假以时日，持之以恒地坚持疗程，患儿的病情就会好转乃至康复，因此可用积极聆听法治疗多动症。

关于乐曲选择，主要选择儿童音乐作品，即用音乐讲故事的方式，因为音乐故事最能打动孩子的心，会让孩子深深着迷，从而注意力高度集中。肖邦、舒曼、德彪西、莫扎特、舒伯特、勃拉姆斯的有关音乐作品，尤其是俄罗斯作曲家普罗科菲耶夫的作品都是适宜的选择。普罗科菲耶夫的管弦乐童话故事"彼得与狼"在多动症的治疗中颇具影响，作曲家一方面为孩子们介绍各种乐器，小鸟是长笛、鸭子以双簧管代表、猫则是单簧管、老爷爷是低音管，而可怕的狼是三支合奏的法国号，主角彼得则由弦乐表现，猎人的猎枪由小鼓、大鼓代表。故事的内容也相当有趣，老爷爷告诉彼得，大灰

第五章　现代临床应用

狼很危险,最初彼得不相信,后来真的看到大灰狼吞食鸭子,他才勇敢地捉住了大灰狼。这个故事与所配音乐让孩子们全神贯注,不仅学到了音乐,而且也从故事中受到了许多启发。

儿童是一个人一生中接受能力最强的时期,老师和医生所说的一切,对他们来说具有绝对权威,因此音乐催眠疗法对儿童多动症也十分有效,原理是"厌恶疗法"机制。催眠医师将"多动能造成身体不适"这样的意识"种植"在孩子的潜意识之中,借以抑制大脑皮质中"多动"的异常兴奋点,并成为新的优势兴奋点,儿童醒来后,不知不觉被催眠师在催眠时建立的强大意识所支配,每当出现多动行为时,新兴奋点就会"提醒"患儿安静下来,配合音乐更能使孩子聚精会神。

(三)儿童遗尿症

儿童遗尿症是指5岁以上的孩子还不能控制自己的排尿,夜间常尿湿或白天有时也有尿湿裤子的现象。据统计,4.5岁时有尿床现象的儿童为10%～20%,9岁时约占5%,而15岁仍尿床者只占2%。本病多见于男性儿童,男女比例为2:1。遗尿有些是泌尿生殖器官的局部刺激(如外阴炎、先天性尿道畸形、尿路感染等)引起,其次与脊柱裂、癫痫等全身疾病有关,但是绝大多数儿童遗尿的出现与疾病无关,是出于心理因素或其他各种因素造成的。有调查表明,本病患儿大多是过敏体质,心理上有神经质倾向,性格偏于焦虑、紧张和自卑,情绪易激动,有较强的依赖性,或精神易于紧张。

因儿童遗尿症与心理因素关系密切,音乐催眠法是排除心理障碍的有效方法,加上儿童时期最适宜催眠术,音乐催眠疗法用于治疗儿童遗尿症的效果明显。音乐催眠疗法主要应用"解除压力"原理,即治疗中治疗师"将需要排尿时立即起来"这样的意识"种植"在患儿大脑深处"潜意识"之中,从而在大脑中建立了正常的排尿机制,建立了"膀胱—胀,就要起来排尿"的兴奋点,这一强大兴奋点能够时刻提醒患儿在必要时及时清醒,起床排尿。此外,治疗师还应根据患儿性格、体质、心理等方面的特点,有针对性地为他们在催眠状态下树立自信的理念,强烈的自信心能引导正常排尿生理机制的完善。儿童争强好胜,喜欢表扬,不喜欢批评,音乐催眠中多用鼓励表扬的词语进行正性激励,可逐渐改善患儿的性格偏差,从根本上消除病因。

此外,儿童遗尿症还可实施音乐电针灸疗法。中医学认为,肾气不足,下元不能固摄,才导致膀胱约束无效,进而发生遗尿。采用音乐电针疗法,取关元、中极、三阴交、肾俞、膀胱俞等穴,通以音乐电流,以充益肾气、固摄下元、调补脾肾、振奋膀胱,是行之有效的治疗方法。

五、音乐养生在皮肤科的应用

皮肤是人体最外层的一个器官。皮肤由于许多内外因素的影响而引起的各种疾病称为皮肤病,包括感染性、物理性、变态反应性、职业性、症状性、代谢性皮肤病及皮肤肿瘤。皮肤病的病因不外乎外因与内因两大类:外因包括机械因素、生物因素、理化因素;内因包括饮食、代谢障碍、内分泌紊乱、慢性病灶、遗传及心理、社会因素。近年来发现,心理、社会因素对皮肤病的发生发展演变、治疗预防、预后都有重要意义,是独立的致皮肤病因子。一些皮肤病之所以迁延难愈、反复发生,与心理、社会因素有着密切的关系。有学者认为,皮肤其实也是一个心理器官,它经常把体内的生理、心理变化反映出来,使人们得以察"颜"观色,见微知著,有助于病情诊断;它还参与体温与体液调节,从器官系统看皮肤血液改变后的色泽可作为情绪反应的一个重要方面。皮肤在"或战或逃"的应

第五章 现代临床应用

激反应中"移缓济急",保证血液优先分配到肌肉中。另外,发汗、竖毛、皮脂腺分泌、微血管收缩又受自主神经支配,因此从心身医学、行为医学角度考虑,皮肤实质就是一个心理器官,是最高表现力的器官,是自我接触的唯一器官。因此,皮肤成为心理矛盾和人格倾向的反映部位,情绪矛盾无法解决时,可引起瘙痒、脱发、湿疹、皮疹等病理状态。心理、社会因素不仅与皮肤病的发生发展有关,而且还在皮肤病转归中起重要作用,如多汗症、慢性荨麻症、湿疹、酒渣鼻、斑秃等。此外,一些皮肤病恶化与复发直接受情绪支配,如寻常痤疮、牛皮癣、神经性皮炎与接触性皮炎等。

(一)慢性荨麻疹

荨麻疹俗称风疹块。是由于皮肤、黏膜小血管扩张及渗透性增加而出现的一种局限性水肿反应,通常在2～24小时消退,但反复发生新的皮疹,病程迁延数日至数月,临床上较为常见。荨麻疹的病因非常复杂,约3/4的患者找不到原因,特别是慢性荨麻疹。常见原因主要有食物及食物添加剂,吸入物,感染,药物,物理因素(如机械刺激、冷热、日光等),昆虫叮咬,精神因素,内分泌改变,遗传因素等。慢性荨麻疹患者常具攻击型或忍从型性格,患者在幼儿期有爱的欲求得不到满足,从而产生攻击性心理或者是一些过度服从别人意志的人,他们缺乏自信,多为依赖、顺从、被动的性格。病机有变态反应性与非变态反应性两种,特别是精神紧张、不安、愤怒时,可通过副交感神经释放乙酰胆碱使得痒阈、痛阈下降,加之血管通透性增加,就引起局部水肿而表现为荨麻疹。荨麻疹的治疗以抗组胺药为主,同时还应辅以音乐治疗等心理疗法。此类患者主要实施音乐催眠疗法,背景音乐可以用《让紧张消失》等带有指导语的音乐,包括A面与B面,每面又分为两部分。第一周听A面第一部分,每日3～4次,以后的3周,每周听一个新的部分,每日2次,并继续适当听前面部分,以逐渐掌握并巩固这些技巧。此外,还应积极聆听一些刚劲威武、雄浑豪放、奋发向上的乐曲,如贝多芬的《英雄交响曲》、老约翰的《拉德斯基进行曲》、岳飞的《满江红》,以及《中国人民解放军进行曲》《长征组歌》等,以逐渐矫正性格缺陷,培养主动、积极、优秀、强盛的人格。

(二)湿 疹

湿疹是由多种内外因素引起的瘙痒剧烈的一种皮肤炎症反应。分急性、亚急性、慢性三期。急性期具渗出倾向,慢性期则浸润、肥厚。有些患者直接表现为慢性湿疹。皮损具有多形性、对称性、瘙痒和易反复发作等特点。湿疹病因复杂,常为内外因相互作用结果。内因如慢性消化系统疾病、精神紧张、失眠、过度疲劳、情绪变化、内分泌失调、感染、新陈代谢障碍,外因如生活环境、气候变化、食物等,均可影响湿疹的发生;外界刺激如日光、寒冷、干燥、炎热、热水烫洗及各种动物皮毛、植物、化妆品、肥皂、人造纤维等均可诱发。湿疹是复杂的内外因子引起的一种迟发型变态反应。研究表明,负性生活事件与湿疹显著相关,主要是挫折感和消极的情绪体验,48%受过较严重的精神打击,21%湿疹患者有与亲人分离的生活经历,但病情轻重取决于个体对各种因素的易感性和耐受性。因此,除使用抗组胺药与抗焦虑药外,还应针对性地进行心理-行为疗法,多采用心理疏泄法与音乐等艺术疗法。音乐治疗湿疹主要采用音乐共乘法,即音乐与情绪同步原则与方法。治疗师对聆听的乐曲要做精心安排,具体来说可分为3个阶段:首先是宣泄悲痛情绪,如先听柴可夫斯基的《悲怆交响曲》、华彦钧《二泉映月》、民乐《江河水》、南斯拉夫民歌《深深的海洋》等一类歌曲;然后再逐渐引导和调整,聆听平静舒缓的乐曲,如圣桑的《天鹅》、何占豪的《梁山伯与祝英台》等;最后引入欢快的乐曲,如西班牙民歌

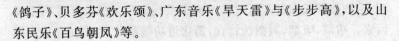

《鸽子》、贝多芬《欢乐颂》、广东音乐《旱天雷》与《步步高》,以及山东民乐《百鸟朝凤》等。

(三)神经性皮炎

神经性皮炎又称慢性单纯性苔藓,是以阵发性皮肤瘙痒和皮肤苔藓化为特征的慢性皮肤病。神经性皮炎为常见皮肤病,多见于成年人,儿童一般不发病。精神因素是发生神经性皮炎的主要诱因,情绪波动、精神过度紧张、焦虑不安、生活环境突然变化等,均可使病情加重和反复。胃肠道功能障碍、内分泌系统功能异常、体内慢性病灶感染等,均可能成为致病因素。局部刺激,如衣领过硬而引起的摩擦、化学物质刺激、昆虫叮咬、阳光照射、搔抓等,均可诱发本病的发生。根据皮疹好发部位,颈部系家庭问题引起;颜面部出于羞耻;膝、肘、肩部基于过度责任感;大腿和阴肛由性障碍引起,本病患者的性格为谨小慎微或欲求过高。神经炎皮炎发作时瘙痒剧烈,工作繁忙时瘙痒中止,就寝前或休息时立即爆发,愤怒悲哀时加重。因此,发作时应内服精神安定药、抗焦虑药;缓解时实施音乐疗法,包括生物反馈结合背景音乐法及舒尔兹自律训练结合背景音乐法,旨在使患者保持心情舒畅,改变与克服强迫型、自爱型性格,避免心身过劳,建立自愈信心,借以巩固止痒效果与防止复发。

(四)酒渣鼻

酒渣鼻,又称玫瑰痤疮,是一种主要发生于面部中央的红斑和毛细血管扩张的慢性炎症性皮肤病。多见于30~50岁中年人,女性多见。酒渣鼻的病因尚不十分清楚。可能是在皮脂溢出的基础上,由于体内外各种有害因子的作用,使患部血管舒缩神经功能失调,毛细血管长期扩张所致。毛囊虫及局部反复感染是发病重要因素。嗜酒,吸烟,刺激性饮食,消化道功能紊乱,内分泌功能失调(尤其绝经期),精神因素,病灶感染,长期作用于皮肤的冷热因素(如高温工作、日晒、寒冷、风吹等)均可诱发和加重本病。专家研究了50名酒渣鼻患者,发现36名有自卑不安感和不平感心理。本病患者性格温顺、腼腆,男性常带有几分女性气质,恬静寡欢,喜欢一人独乐。心理-行为疗法主要是进行行为指导与行为矫正,培养外向型人格,超越自卑,积极上进。由于音乐影响人的个性,塑造良好行为,故音乐疗法完全可用来矫正酒渣鼻患者的自卑心理与不安型人格,主要是聆听贝多芬的第三、五、九交响曲,老约翰的《拉德斯基进行曲》,小约翰的《蓝色的多瑙河》及广东音乐《旱天雷》《步步高》等。

(五) 斑 秃

斑秃是一种非瘢痕性脱发,常发生于身体有毛发的部位,局部皮肤正常,无自觉症状。斑秃的病因不明。在毛囊周围有淋巴细胞浸润,且本病有时合并其他自身免疫性疾病(如白癜风、特应性皮炎),故目前认为本病的发生可能存在自身免疫的发病机制。遗传素质也是一个重要因素,还可能与神经创伤、精神异常、感染病灶和内分泌失调有关。心理应激和严重不安可使患者突然脱发甚至全秃,脱发伴神经症者占63%。凡有神经症状群的人都有共同的性格特征:男性患者常以破坏性冲动作为防卫手段,女性有时出现防卫性诱惑及近亲相间的冲动愿望,故以无意识放弃"力"与"美"为象征的毛发,作为其发病的心理动机。另外,儿童患者常与父母管教过严、要求过高及过于溺爱、放纵有关。心理治疗的根本在于消除精神神经刺激,包括解决患者的工作学习方面、睡眠方面、性格方面、情绪方面的特殊具体问题,这样可望不用任何药物而迅速治愈本病,而音乐治疗就能消除患者的心理矛盾冲突与精神创伤,使患者学会放松、摆脱忧郁和焦虑状态。

(1)音乐催眠:在背景音乐的伴随下,催眠词首先说明斑秃的病因是社会环境和工作压力太大,考虑问题太多、精神刺激过强、身心过度疲劳,这就导致了头部血管的收缩、毛发营养障碍从而引起斑秃。然后嘱患者把注意力集中在头顶,并暗示头顶发热,这就促使头皮血管扩张,局部神经营养改善而有利于毛发再生。一般经10次左右的催眠,患者头发开始生长。

(2)自主训练结合背景音乐:自主训练的本质是自我暗示、自我催眠,主要按舒尔兹标准六公式训练,背景音乐选择《让紧张消失》音乐带。

(3)生物反馈结合背景音乐:生物反馈仪多采用皮温型,背景音乐选择《让紧张消失》音乐带。

(4)积极聆听:针对患者的严重焦虑不安,可倾听门德尔松的《乘着那歌声的翅膀》《仲夏夜之梦序曲》《婚礼进行曲》《e小调小提琴协奏曲》等,因为门德尔松的温馨可使人得到安宁。此外,还可聆听莫扎特的竖笛协奏曲,此曲充满了平静和温暖,也是很好的安宁音乐。有些致病因素一时难以清除,如学生追求高分、司机休息长期欠佳、性情急切难以改变,以及家长平素管教不严、放松溺爱、积习难改、积重难返,对此患者缺乏信心,陷入忧郁。针对此种情况,主要聆听贝多芬的《月光奏鸣曲》《命运交响曲》《春天奏鸣曲》《欢乐颂》等。

(六)银屑病

银屑病俗称牛皮癣,是一种慢性炎症性皮肤病,病程较长,有易复发倾向,有的病例几乎终身不愈。该病以青壮年为主,对患者的身体健康和精神状况影响较大。临床表现以红斑、鳞屑为主,全身均可发病,以头皮及四肢伸侧较为常见,多在冬季加重。银屑病系一种多基因控制疾病,与遗传、感染、精神创伤、免疫紊乱均有关,最易促发或加重的诱因是感染、应激与紧张,发生机制是一种免疫介导性疾病。目前,对银屑病的各种治疗只能达到近期疗效,不能防止复发,如配合心理治疗,特别是音乐疗法,有助于减少复发。

(1)聆听讨论:主要用于集体治疗,包括歌曲讨论和编制个人音乐小传。在小组治疗中,由治疗师或患者选择歌曲,在聆听后按治疗师的指导,定期召开座谈会、联谊会,病友互相交流经验与心得体会,将会明显改善病情。

(2)自主训练结合背景音乐:自主训练的本质是松弛训练,可使复发时间延长3～6个月。

(3)生物反馈结合背景音乐:优越性在于患者从显示系统上看到了、听到了、感受到了松弛训练的即时效果,有利于巩固、强化疗效因而疗效更好。

(4)音乐共乘疗法:对于患者的精神创伤,应该先听悲歌哀曲,以达到疏泄患者的悲痛之情,要引导患者尽情发泄甚至涕泪横流,继而再听舒缓平稳的乐曲,最后引入欢快乐曲,这样才能达到治疗的目的。

(5)音乐催眠:是治疗本病较好的方法,但疗效随患者暗示性的高低及施术者的技能水平与知名度有关。

(七)白癜风

白癜风是一种常见的后天性局限性或泛发性皮肤色素脱失病。由于皮肤的黑素细胞功能消失引起,但机制还不清楚。全身各部位可发生,常见于指背、腕、前臂、颜面、颈项及生殖器周围等。女性外阴部亦可发生,青年女性居多。白癜风的病因与病机尚未

第五章 现代临床应用

完全明了,有自身免疫学说、遗传学说、神经精神学说与黑素细胞自毁学说。临床观察提示,神经精神因素与白癜风的发生密切相关,273位病例的起病或皮损发展与精神创伤、焦虑过度、过度劳累、寝食不安有关。临床还表明,精神极度紧张可致白癜风损害发生和扩大,这可能是应激导致肾上腺素与糖皮质激素分泌增多所致,前者直接影响了脱色;后者引起5-羟色胺与褪黑素增多,最终致黑素细胞破坏引起白癜风。

因此,良好的心态是治疗本病的重要手段,精神放松可致儿茶酚胺与皮质激素减少,从而缓解本病的发生与发展。音乐安神法、音乐开郁法、音乐喜乐法可用来治疗白癜风,常选用《梅花三弄》《高山流水》《百鸟朝凤》《喜洋洋》等轻松喜悦、爽快鲜明、清幽柔绵之曲;还可采用自我训练合背景音乐法、生物反馈合背景音乐法等松弛疗法,或聆听 Emmette Miller 和 Steven Halpern 制作的《让紧张消失》的音乐带。

(八)带状疱疹

带状疱疹是由水痘-带状疱疹病毒引起的急性感染性皮肤病。对此病毒无免疫力的儿童被感染后,发生水痘。部分患者被感染后成为带病毒者而不发生症状。由于病毒具有亲神经性,感染后可长期潜伏于脊髓神经后根神经节的神经元内,当抵抗力低下或劳累、感染、感冒时,病毒可再次生长繁殖,并沿神经纤维移至皮肤,使受侵犯的神经和皮肤产生强烈的炎症。皮疹一般有单侧性和按神经节段分布的特点,有集簇性的疱疹组成,并伴有疼痛;年龄愈大,神经痛愈重。本病好发于成年人,春秋季节多见。发病率随年龄增长而呈显著上升。

带状疱疹病毒具有嗜神经和皮肤特征。病毒经呼吸道侵入人体,潜伏于脊神经后根或神经节的神经元内,当宿主因外伤、疲劳、心理应激等情况下免疫功能减退,此种潜伏病毒可再次活动,使神经节发生炎症或坏死,产生神经痛,同时病毒沿神经纤维传播到皮肤产生群集水疱,多见于肋间神经或三叉神经眼支(额支),亦可见于腰腹部、四肢及耳部。患者可选用优美轻松的乐曲愉悦心身、消除应激;同时可用音频电疗配合阿昔洛韦缓解带状疱疹疼痛。音频电疗是将唱片或磁带的音乐信号,经声电转换器转换成电信号并加以放大,然后由声频匹配器升压后输出电流,用电极将电流导入人体,一般疗程为10日。其有效率高达93%以上,起效快,疗效高、疗程短,优于单用阿昔洛韦药物组。

六、音乐养生在外科的应用

音乐能促进脑啡肽、内啡肽的分泌,具有良好的镇静与镇痛作用,因而可用于多种外科疾病与外科手术。国内大量研究表明,音乐养生在各类癌症与肛肠、整形手术患者的术中,在外伤等原因导致躯体功能障碍患者的康复中,以及在烧伤、腰腿痛患者的应用中,都取得了良好的镇静止痛、促进康复的疗效。

(一)烧 伤

由热力(如火焰、水蒸气、热金属等)所引起的组织损伤统称烧伤,由电化学物质所致损伤也属于烧伤范畴。烧伤患者面临的最突出的问题就是慢性而剧烈的疼痛,这种疼痛常导致患者依从性降低;另一方面,长期过量服用镇痛、镇静药又会导致工作与生活能力的下降,而音乐养生却能在没有不良反应的前提下发挥作用,随着镇痛效果的显现,焦虑也会缓解与减轻。

关于乐曲,主要选择海顿的小夜曲、海顿伦敦时期交响曲全集及大提琴协奏曲第一、二号。海顿小夜曲,又名《如歌的行板》,乐曲纯朴、乐观,充满明朗而欢快的情绪,聆听后可感觉到典雅而安逸的情调和无忧无虑的意境,从而有助于止痛;海顿伦敦时期交响曲全集,包括了海顿后期所有交响曲精华,患者通过了解海顿的生活,学习他的伟大,从而把生活看成一首交响乐,有欢呼,有悲叹,也有激情和希望,从而树立积极的人生观,豁达地对待其烧伤疼痛;海顿大提琴协奏曲第一、二号,大提琴与管弦乐的对话,仿佛是给烧伤患者疼痛的安慰之语,格外贴心也让人振奋。此外,还可聆听节奏平稳、舒缓,音色宁静、欢乐的乐曲,如《姑苏行》《雨打芭蕉》《彩云追月》等。

(二)肩 周 炎

肩周炎又称肩关节周围炎,俗称凝肩、五十肩。以肩部逐渐产生疼痛,夜间为甚,逐渐加重,肩关节活动功能受限而且日益加重,达到某种程度后逐渐缓解,直至最后完全复原为主要表现的肩关节囊及其周围韧带、肌腱和滑囊的慢性特异性炎症。肩周炎是以肩关节疼痛和活动不便为主要症状的常见病症,好发年龄在50岁左右,女性发病率略高于男性,多见于体力劳动者。如得不到有效的治疗,有可能严重影响肩关节的功能活动。肩关节可有广泛压痛,并向颈部及肘部放射,还可出现不同程度的三角肌萎缩。本病的基本病因是中老年肩部软组织退行性变,长期过度活动是主要的激发因素。音乐养生主要用于肩关节周围炎早期的治疗,主要是音乐聆听法,音乐旋律宜舒缓、明朗,如《春晖曲》《春江花月夜》《天鹅》等。此外,还可采用音乐电疗法,取肩髃、肩前、阳陵泉等穴,通以乐电疗。因为,音乐的千变万化的转换成电脉冲作用于人体时,能提供更丰富的刺激,故可提高疗效。

(三)颈椎病

颈椎病又称颈椎综合征是颈椎骨关节炎、增生性颈椎炎、颈神经根综合征、颈椎间盘脱出症的总称,是一种以退行性病理改变为基础的疾病。主要由于颈椎长期劳损、骨质增生,或椎间盘脱出、韧带增厚,致使颈椎脊髓、神经根或椎动脉受压,出现一系列功能障碍的临床综合征。表现为椎节失稳、松动;髓核突出或脱出;骨刺形成;韧带肥厚和继发的椎管狭窄等,刺激或压迫了邻近的神经根、脊髓、椎动脉及颈部交感神经等组织,引起一系列症状和体征。颈椎病可分为颈型颈椎病、神经根型颈椎病、脊髓型颈椎病、椎动脉型颈椎病、交感神经型颈椎病、食管压迫型颈椎病。目前,尚无颈椎病的特效药,一般用非甾体抗炎药、镇静药等对症治疗,非手术治疗采用牵引法、推拿按摩、理疗等,音乐养生也属于非手术疗法之一。本病主要是实施音乐聆听法,除赏析海顿乐曲外,还应聆听活泼、轻松、欢快、优美的乐曲,如贺绿汀的《牧童短笛》、吕文成的《平湖秋月》及彭修文的《瑶族舞曲》等。

(四)腰腿痛

腰腿痛是以腰部和腿部疼痛为主要症状的伤科病症,主要包括现代医学的腰椎间盘突出症、腰椎椎管狭窄症等。腰腿痛多因扭闪外伤、慢性劳损及感受风寒湿邪所致。轻者腰痛,经休息后可缓解,再遇轻度外伤或感受寒湿仍可复发或加重;重者腰痛,并向大腿后侧及小腿后外侧及脚外侧放射疼痛,转动、咳嗽、喷嚏时加剧,腰肌痉挛,出现侧弯。直腿抬高试验阳性,患侧小腿外侧或足背有麻木感,甚至可出现间歇性跛行。腰腿痛主要是由椎间盘突出,骨质增生,骨质疏松,腰肌劳损,风湿性关节炎,类风湿关节炎

第五章　现代临床应用

等炎症及肿瘤、先天发育异常等诱发。以 25～50 岁长期体力劳动或长期久坐人群为多发。腰腿痛以腰部和腿部疼痛为主要症状，轻者表现为腰痛，重者除腰痛之外，还向腿部放射疼痛，并且腰肌痉挛，出现侧弯。腰椎间盘突出症约 80％的患者可经非手术疗法缓解或治愈，包括绝对卧床、持续牵引、理疗、推拿按摩及音乐养生等。音乐养生的实践证实，旋律热烈、节奏强烈、速度快、力度强的音乐具有即时而明显的镇痛作用，故腰腿痛患者可聆听旋律雄壮、力度较强的乐曲，如贝多芬的《英雄交响曲》、冼星海的《黄河大合唱》、聂耳的《金蛇狂舞》等。此外，还可实施音乐电疗法，取肾俞、委中、夹脊等穴，通以音乐电流以取得疗效。

（五）围术期

据研究，音乐对人体能够产生镇静、镇痛、降压、安定、调整情绪等不同效能。人身的疼痛可分生理痛、心理痛、身心综合痛。常用镇痛方法有镇痛药、疼痛贴片、药物自我灌注、神经阻断等方法。镇痛的原因是人体内分泌内啡肽。用音乐方式诱发人体多分泌脑内啡肽是镇痛的原理。

有人曾经多次进行音乐对人体镇痛作用的试验研究。英国一位医生给一个患神经性胃痛的患者开了一张奇怪的处方，就是让患者听德国巴哈的乐曲唱片，每天要听 3 次，都是在饭后听，患者果然恢复了健康。罗马的一位医生在给患者做手术时除了用麻醉药之外，还加上音乐的催眠，起到良好的镇静作用。在手术室里面添置播放乐曲的设施，是一个很有帮助的办法，妇产科的医生让产妇听一些优美的音乐，以达到镇痛和催产的作用。海顿的作品有较强的刺激分泌脑内啡肽的功能，他一生创作了多首弦乐四重奏和多首交响乐，将"告别、惊愕、时钟、军队、玩具、母鸡、狗熊"这些标题引入了音乐创作，实现了生活和音乐创作的完美结合。

音乐养生

尼尔森(Nilsson)观察了音乐对腹股沟疝修补术患者术后疼痛的影响。发现在术中给予音乐治疗,术后 1 小时的疼痛程度最轻。该作者认为,术后给予音乐治疗,患者的疼痛症状明显改善。Tse 等对鼻部手术后的患者进行音乐治疗,结果发现患者疼痛程度减轻,镇痛药量减少。另外,音乐治疗还可以缓解产前和分娩过程中的紧张和疼痛及其他类型的疼痛,如偏头痛、癌症疼痛、慢性骨关节炎疼痛、医疗器械带来的疼痛等。

用音乐来代替药物麻醉,成功地进行拔牙手术。用音乐来治疗某些孤独症与抑郁症也取得了较好疗效。在养老院让老年人听优美的音乐,可以推迟大脑的衰老。研究表明,音乐能够显著地提高人体痛阈,证明音乐确有镇痛作用。在进行音乐治疗时,要注意根据患者的病情来选择乐曲,重视节奏、曲调、旋律等的配合。据研究,节奏鲜明与旋律优美类乐曲对心理状态与躯体反应不尽相同。节奏感强的乐曲对情绪忧郁、活动较少的患者适宜旋律优美的乐曲,对情绪焦虑、活动过多的患者适宜。

围术期包括手术前、手术中与手术后的全段时期,无论何种外科手术,对患者都是一种刺激,大多数患者在病痛的同时,产生了对麻醉及手术的恐惧,对疾病预后的担忧,造成了应激与高水平焦虑,不仅影响手术顺利进行,也不利于康复。音乐养生贯穿于整个围术期,可以有效消除外界因素对心理造成的压力与紧张状态,增强麻醉效果,提高应激能力并增加机体免疫功能,有促进早日康复作用。一般在术前、术中、术后都可选择轻音乐缓冲应激、消除紧张,围术期的乐曲主要是古典乐及其改编曲,如贝多芬的《致爱丽丝》、舒伯特《小夜曲》、肖邦的《波兰舞曲》、勃拉姆斯的《匈牙利舞曲》、克里格的《挪威舞曲》、德沃夏克的《斯拉夫舞曲》、施特劳斯的成百首《圆舞曲》等。爵士乐也是放松镇痛的良方,它节奏突兀,旋律即兴,比古典音乐有更多的激情和幻想空间,听者深深吸引的时候,注意力转移,手术疼痛就不那么明显。特别是格什温的《蓝色狂想曲》,爵士中融入古典,把乡野带入殿堂,给世界以蓝色狂想,给患者以明亮与希望。需要指出的是,手术室的音乐既为患者设计,也为医护人员着想;既有安神定气的音乐,也有激情澎湃的乐曲,旨在让患者能在悦耳静心的音乐中安然度过手术的风险,而医护人员也能在愉悦中发挥高质高效的工作效率,达到双赢。

七、音乐养生在康复医学的应用

康复医学是医学的一个重要分支,属于基础医学、临床医学、预防医学以外的第四医学,康复医学在整个医学体系上占有十分重要的位置,是卫生保健不可缺少的部分。临床医学以疾病为主导,而康复医学以功能障碍为主导。功能障碍又分器官水平的病损、个体水平的残疾和社会水平的残障3个层次。康复医学的对象主要是由于损伤及急、慢性疾病和老龄带来的功能障碍者和先天发育障碍者。在康复治疗方案中常用的治疗方法有物理疗法、作业疗法、言语治疗、心理治疗、文体治疗、中国传统治疗、康复工程、康复护理、社会服务,音乐疗法属于其中的文体治疗范畴。

(一)颅脑损伤

颅脑损伤是一种常见外伤,可单独存在,也可与其他损伤复合存在。根据颅脑解剖部位分为头皮损伤、颅骨损伤与脑损伤,三者可合并存在。头皮损伤包括头皮血肿、头皮裂伤、头皮撕脱伤;颅骨骨折包括颅盖骨线状骨折、颅底骨折、凹陷性骨折;脑损伤包括脑震荡、弥漫性轴索损伤、脑挫裂伤、脑干损伤。按损伤发生的时间和类型又可分为原发性颅脑损伤和继发性颅脑损伤;按颅腔内容物是否与外界交通分为闭合性颅脑损伤和开放性颅脑损伤。根据伤情程度又可分为轻、中、重、特重四型。和平时期颅脑损伤的常见原因为交通事故、高处坠落、失足跌倒、工伤事故和火器伤;偶见难产和产钳引起的婴儿颅脑损伤。战时导致颅脑损伤的主要原因包括房屋或工事倒塌、爆炸性武器形成高压冲击波的冲击。颅脑损伤的后遗症对人的生活方式造成破坏性影响,引起广泛的社会问题和健康问题,大多数遗留躯体和认知方面的障碍,其行为问题有易怒、消极状态、不能克制的状态和精神病行为及个性的改变。

音乐治疗作为一种特殊的治疗方法,在颅脑损伤的不同时期都发挥着重要作用。在意识障碍期,患者常处于昏迷或植物状态,可让患者听老歌与戏曲,尤其是平素患者喜爱的歌曲与戏曲,可能具有促醒作用;也可用音乐电治疗,取曲池、合谷等穴。在功能性恢复期,治疗的主要目的是恢复患者的感觉与运动功能,音乐电疗仍然是一个有效的治疗手段。

(二)脑血管意外

脑血管意外又称中风、卒中。起病急,病死率和病残率高,为老年人三大死因之一。抢救方法很关键,若不得法,则会加重病情。

1. 分类 可分为脑出血和脑血栓形成。

(1)脑出血:多发生在情绪激动、过量饮酒、过度劳累后,因血压突然升高导致脑血管破裂。脑出血多发生在白天活动时,发病前少数患者有头晕、头痛、鼻出血和眼结膜出血等先兆症状,血压较高。患者突然昏倒,迅即出现昏迷,面色潮红,口眼㖞斜和两眼向出血侧凝视,出血对侧肢体瘫痪,握拳,牙关紧闭,鼾声大作,或面色苍白,手撒口张,大小便失禁。有时可呕吐,严重的可伴有胃出血,呕吐物为咖啡色。

(2)脑血栓形成:通常发生在睡眠后安静状态下。发病前,可

第五章 现代临床应用

有短暂脑缺血,如头晕、头痛、突然不会讲话,但不久又恢复,肢体发麻和沉重感等。往往在早晨起床时突然觉得半身不听使唤,神志多数清醒,脉搏和呼吸明显改变,逐渐发展成偏瘫、单瘫、失语和偏盲。

脑血管意外的存活者中有 70%～80% 留有不同程度的功能障碍,主要为运动障碍、感觉障碍、言语障碍、认知障碍,患者易产生无价值感、失落感和孤独感,导致行为上的退化与依赖等。音乐治疗可以为患者提供一系列专业化技术与活动,包括语言的、记忆力的、定向力的、表现力的、认知的、交际的、身体的和社会情感等缺陷方面的康复需要。

2. 选择音乐 脑血管意外患者可根据疾病所处的不同时期,选用不同的音乐。

(1)软瘫期:播放强而有力的音乐,能形成一种心理动力,产生明确的动觉意向,使人的身体肌肉产生不自主运动,具有激起人的情感功能作用,消除患者的抑郁、思睡、疼痛。通过声音和皮肤刺激,加强感觉信息的传入,刺激大脑感知功能,避免因感觉缺失所致的对患肢的忽略现象,从而改善肌力、肌张力和日常生活能力。初级体操加强健侧肢体的主动或抗阻运动,通过中枢促进产生联合反应,共同运动来诱发、调动患侧肌肉的收缩反应,采用神经发育促进技术中的反射性抑制体位和控制关键点,抑制偏瘫侧上肢的屈肌痉挛模式和下肢的伸肌痉挛模式。

(2)痉挛期:播放轻松、愉快的音乐,促进人和自然、宇宙的和谐,使人放松,降低耗氧量,减慢心率和呼吸,降低肌肉紧张度,消除因紧张、焦虑加重痉挛等恶性循环,减轻、缩短痉挛期;中级体操强调患侧肢体助力或主动活动,打破活动可能出现的痉挛模式,促进分离运动。

(3)恢复期:由于中枢神经损伤的康复是一个长期的过程,患者容易产生厌烦和自弃情绪而终止训练。播放活泼、欢快音乐,提高患者的激活性、愉快感和注意力,消除依赖、焦虑、烦躁心理,坚持锻炼;高级体操突出两侧肢体的主动活动,加强肢体的精细分离运动,提高肢体的协调能力。

3. 音乐处方 临床上对患者实施音乐治疗时,应根据患者不同的心理状况选用音乐处方。

(1)忧郁:利用具有开畅胸怀,舒解郁闷功效的乐曲,选择节奏明快,旋律流畅的乐曲,如贝多芬《G大调小步舞曲》、莫扎特的《浪漫曲》、民族乐曲中的《喜洋洋》《阳关三叠》《假日的海滩》等。

(2)烦躁、失眠:利用某些具有安神宁心、镇静催眠的乐曲,以消除患者紧张焦躁情绪,选择旋律缓慢轻悠,曲调低沉柔和的乐曲,如《摇篮曲》《小夜曲》《梅花三弄》《春江花月夜》等。

(3)悲观:利用使人轻松欣喜的音乐,选择旋律悠扬,节奏明快多变,音色优美的乐曲,如贝多芬的《第五交响曲e小调命运第一乐章》、民族乐曲中的《鸟投林》《百鸟朝凤》等。

(4)增进食欲:利用音乐旋律刺激改善胃分泌及胃蠕动功能,帮助消化,选择旋律优美淡雅,自然舒展平稳,强度变化不大的乐曲,如贝多芬的《春天奏鸣曲第一乐章》、柴可夫斯基的《四只小天鹅》等。

音乐的选择对临床治疗起着关键性的作用,但也要注意不能一蹴而就,应考虑到情绪的变化过程。当人的情绪产生障碍时,首先需要宣泄,然后再逐渐疏导和调整心态。如一个人处于强烈悲痛情绪时,不能立即选用欢快的乐曲,而要用高亢悲壮类的乐曲,让其宣泄心里的郁闷,抒发情感;心中郁结的悲哀得以化解后,再聆听平静舒缓的乐曲,经过一段调整,情绪有了转换才能逐渐引入较欢快的乐曲。

对脑血管意外患者的音乐治疗,仍未达到个体化治疗的原则。一些研究对成组的患者同时进行同一组乐曲的播放,或者仅是按照疾病发展的时期给予不同的乐曲,并没对患者先行评定其心理

第五章 现代临床应用

状态,然后根据所评结果选用乐曲。

(三)失语症

失语症是指与语言功能有关的脑组织的病变,如脑血管意外、脑外伤、脑肿瘤、脑部炎症等,造成患者对人类进行交际符号系统的理解和表达能力的损害,尤其是语音、词汇、语法等成分、语言结构和语言的内容与意义的理解和表达障碍,以及作为语言基础的语言认知过程的减退和功能的损害。失语症不包括由于意识障碍和普通的智力减退造成的语言症状,也不包括听觉、视觉、书写、发音等感觉和运动器官损害引起的语言、阅读和书写障碍。因先天或幼年疾病导致学习困难、语言功能缺陷也不属失语症范畴。

失语症的治疗方法主要是言语治疗,包括系统语言治疗(训练、理解、表达、朗读等),实用交流能力的训练及非言语交流方式的训练。近来证实,音乐疗法对于轻、中度失语症有良好效果,治疗师应为患者精心选择聆听的乐曲,患者也要努力地演唱自己平素喜爱的歌曲。音乐疗法治疗失语症的机制有以下几个方面。

(1)音乐帮助大脑在未损伤部位重建受损语言功能:CT扫描证实,大脑在接受音乐时十分活跃。由于受损伤语言中枢在大脑左半球,而接受音乐时左右两半球都处于活跃状态,这样大脑未损伤部位可实现代偿,经治疗师精心设计的音乐体验,可使失语症患者重新恢复语言表达和接受能力。

(2)进行音乐加工的神经网络是语言区重新启动的组织学基础:人类进行音乐加工的神经网络分布广泛,感受性和表达性的音乐行为,包括视觉、听觉、运动、认知及情感加工等。神经基质有助于音乐区接近于语言区,音乐与语言互通,音乐区的活跃有助于营造语言区重新活跃与启动形态学基础与组织学基础。

（四）老年痴呆

老年痴呆主要有原发性与继发性两大类，前者主要指阿尔茨海默病；后者包括血管性痴呆、外伤性痴呆、脑缺氧性痴呆、代谢性痴呆等。老年期痴呆主要指阿尔茨海默病与血管性痴呆。阿尔茨海默病是大脑变性中最常见疾病，是老年人最常见的神经变性疾病，以进行性痴呆为主要症状，是一种原发性退行性灰质脑病，以认知缺陷为临床特征，可有失语、失算、失用、失认等症状，常伴随思维、心境、行为等精神障碍。目前倾向于认为，本病是遗传和环境因素引起的皮质性痴呆，脑外伤、文化程度低、吸烟、重金属接触史都可增加患病的危险性。血管性痴呆是因脑血管疾病所致的智能及认知功能障碍的临床综合征，是指以痴呆为主要表现的脑血管病，可在脑血管病发生后急性发病或在其后3个月内发病；也有因长期脑动脉硬化导致大脑白质发生弥散性病变。临床表现有智力下降、智能障碍、判断、知觉和认识能力障碍、记忆障碍、情感障碍、语言障碍、儿童样动作等，诱发或引起本病的不良行为有长期大量吸烟、长期饮酒及煤气中毒等。

老年痴呆的防治原则主要是抗衰老，包括积极防治导致衰老的各种因素，其中善于用脑与驾驭情绪，心理疏泄，保持心境。愉快、乐观向上十分重要。音乐治疗完全符合本病的防治原则，能保持神经系统的平稳，有助于心理保健，因为大脑是人体的"司令部"，抗衰老首先要抗脑衰，而音乐可以健脑益智。治疗老年痴呆的音乐治疗有音乐想象疗法、自我训练结合背景音乐、生物反馈结合背景音乐、音乐处方法、辨证施乐法与音乐电疗法。但乐曲选择以旋律优美、风格空灵悠远的乐曲为主，而且最好再配合穴位按摩，如百会、太阳、风池、印堂、内关、神门、合谷、劳宫、膻中、关元、足三里、三阴交、太冲、涌泉等穴。此外，还可应用音乐共乘法：老

第五章　现代临床应用

年痴呆常有情绪压抑、淡漠、行为散漫或不稳定,甚至出现暴怒等冲动行为,要通过选择与其情绪同步的乐曲,使老者将积郁已久的苦闷倾诉出来,减轻其心理压力,以达到心理疏泄的目的;音乐催眠法:在古典背景音乐的辅助下,治疗师通过语言、动作、情景等信息交流手段使老者直接接受灌输给他们的观念、认知甚至感受,逐渐消除其情感障碍、认知障碍与语言障碍等。

(五)小儿脑性瘫痪

　　小儿脑性瘫痪又称小儿大脑性瘫痪,俗称脑瘫。是指从出生后1个月内脑发育尚未成熟阶段,由于非进行性脑损伤所致的以姿势各运动功能障碍为主的综合征。是小儿时期常见的中枢神经障碍综合征,病变部位在脑,累及四肢,常伴有智力缺陷、癫痫、行为异常、精神障碍及视觉、听觉、语言障碍等症状。引发小儿脑性瘫痪的原因很多,可归纳为父母亲吸烟、酗酒、吸毒,母患精神病;孕期患糖尿病、阴道出血、妊娠期高血压病、前置胎盘、先兆流产及服用避孕药、治疗不孕的药物、保胎药等;高产次、早产、流产史、双胎或多胎等;胎儿发育迟缓、宫内感染、宫内窘迫、胎盘早剥、胎盘功能不良、脐带绕颈;产钳分娩、臀位产产程长、早产儿或过期产儿、低出生体重儿、生后窒息吸入性肺炎、缺氧缺血性脑病、核黄疸、颅内出血、感染、中毒及营养不良等。

　　智力指认识方面各种能力的总和,包括观察力、注意力、想象力、思维能力和记忆力5个基本因素。智商是通过智力测验得出的结果,正常人群的智商曲线呈正态分布,多数人的智商为100 ± 15,智商<70者便称智力低下或称弱智。

　　正常智力的基础是脑和合适的学习时机。脑和脊髓都是人的中枢神经系统,而人的神经系统具有很大的可塑性,在婴幼儿与少儿的发育过程中,一些发育不足的功能可以得到矫正和修复。音乐能通过听觉与记忆训练而恢复弱智儿童的生理功能、心理功能，激发兴趣，提高智力，诱发患儿动作，帮助建立语言与运动的联系，全面提高患儿的运动功能、语言功能及认知功能。需要强调的是，学习时机的重要性，必须及早地将音乐融入引导性教育，如果6岁以前还没有学习语言，错过最佳时机，以后就很难学会说话。

音乐训练中主要有听觉训练、节奏训练与旋律训练，因为听觉是音乐感受的心理基础、节奏是音乐的支架而旋律是音乐的灵魂。

(1) 听觉训练：指对不同音色的了解，包括人的歌声和各种乐器的声音。

(2) 节奏训练：包括平均速度训练(274拍、474拍)、变速训练(加快或减慢节奏)、力度训练(按节拍的强弱规律)、节奏训练，可以增强患儿中枢神经系统对运动的协调能力与控制能力，锻炼感知能力，对增强或恢复大脑记忆有较大帮助。

(3) 旋律训练：包括简单旋律启蒙、配乐歌唱、配乐朗诵，可以增强感知能力，强化儿童记忆，矫正语言障碍，提高语言表达能力。

音乐促进语言康复的原理可能是：音乐与语言互通，歌唱与说话均由颞叶管理，音乐刺激多重器官，音乐提供了不枯燥的重复机会，音乐在群体中发挥着重要影响等。

(六) 恶性肿瘤

在医学上，癌是指起源于上皮组织的恶性肿瘤，是恶性肿瘤中最常见的一类。相对应的，起源于间叶组织的恶性肿瘤统称为肉瘤。有少数恶性肿瘤不按上述原则命名，如肾母细胞瘤、恶性畸胎瘤等。一般人们所说的"癌症"习惯上泛指所有恶性肿瘤。恶性肿瘤的病因尚未完全了解。多年的流行病学研究及实验和临床观察发现，环境与行为对人类恶性肿瘤的发生有重要影响。2000多年前《黄帝内经》就提出了"五音疗疾"。《史记》中说："故音乐者所以

第五章 现代临床应用

动荡血脉,通流精神而和正心也。"恶性肿瘤患者易出现暴躁、压抑、悲哀、愤怒、绝望的恶劣情绪,大多预后较差。反之,保持乐观良好的情绪,使免疫功能增强,有利于抑制和清除癌细胞,则病情稳定或好转。美国癌症治疗中心之一的罗索哈特医院,自1925年就把音乐疗法用于治疗癌症。

(1)音乐养生对不良应激的干预作用:大量的临床研究证实,音乐疗法对肿瘤患者不良应激的生理、心理有正面影响。这些不良应激包括仪器检查、组织活检、手术,以及化疗、放疗引起的相关伴随症状及不良反应。在这些试验中大多采用的是聆听由患者自由选择的音乐磁带为干预方式,而对照组患者接受常规治疗或护理。以上试验结果表明,音乐疗法可以降低患者血压,减缓心率和呼吸频率,缓解焦虑状态和疼痛,减少镇静、镇痛药物的使用量。

有人对42例接受放疗的患者进行研究发现,音乐对患者放疗期间的焦虑水平未产生明显的影响;两组患者的焦虑状态/特质问卷评分均下降,但音乐治疗组特质焦虑评分持续下降,对照组先升后降。提示焦虑状态随着时间在改变,对高焦虑患者的早期干预可以降低焦虑程度,缩短高焦虑状态的持续时间。但这些结果需要进一步的量化研究。另有人对97名原发癌症患者随机分组,研究化疗产生的不良反应及焦虑程度,治疗组采用聆听医生的指导信息联合音乐的治疗方式。结果发现与对照组比较,治疗组患者焦虑状态/特质问卷评分显著下降,但未明显改善化疗的不良反应。还有人对63名癌症患者放疗期间的不良应激进行研究。治疗组采用音乐疗法,录音磁带先由患者选择,再经音乐治疗师特殊制定。研究表明,每周接受音乐疗法的次数与放疗引起的不良应激程度相关,音乐可减少放疗的不良反应。

部分研究将其他干预方式与音乐疗法进行了对比。有人将50名癌症患者随机分为3组:音乐组24人,聆听音乐CD;娱乐组14人,听自己选择的故事磁带;对照组20人,选择静静地休息。观察治疗方式对疼痛和焦虑的影响。结果发现音乐组患者疼痛、焦虑程度与娱乐组和对照组比较,差异均无统计学意义,但对照组的治疗费用明显高于其他组。因此认为,音乐、娱乐和常规治疗对疼痛和严重焦虑的作用是模糊不清的,患者可以自己选择排解方式,但需要更进一步的研究对比各种娱乐方式的干预作用。

(2)音乐养生对症状的干预作用:音乐能使人身体放松,心情得到平静和安慰,从而提高患者自身对疼痛控制的能力。音乐疗法可用于包括急性疼痛、慢性疼痛和癌症本身引起的疼痛。有人将40个慢性癌症疼痛患者随机分组,音乐组20人,聆听自选的放松音乐磁带30分钟;对照组20人,静静地休息30分钟。结果发现与对照组比较,音乐组患者麦吉尔疼痛问卷评分显著下降,视觉模拟评分显著下降,说明音乐疗法对慢性癌痛的缓解优于安静休息。有人则设计了一个交叉试验,纳入15名癌痛患者,轮换听轻松音乐或声音磁带(低频率哼鸣声),采用视觉模拟评分进行评价。这个试验提示音乐作为独立的干预方式能降低疼痛程度,但疼痛降低程度与患者情绪变化不一致。此外,还可以考虑海洋波的声音和其他大自然的声音,引导意象和视觉意象。音乐治疗也是一项有效的心理干预技术,可以与其他心理干预技术如肌肉放松、引导性想象、自我催眠、生物反馈等有机结合,起到提高治疗效果的作用。

有一临床研究纳入了33名接受高剂量化疗的骨髓移植患者,观察音乐对化疗引起的恶心、呕吐的作用。将受试者随机分为2组:音乐治疗组16例,止吐药联合音乐疗法进行治疗;对照组17例,只使用止吐药。结果发现与对照组相比,音乐组患者恶心程度显著下降,呕吐例数减少。有人对80例化疗患者应用音乐疗法止呕,发现音乐组呕吐程度改善情况明显高于对照组。但这两项研究都未考虑止吐药与音乐间的联系,音乐是否能减少止吐药的使

第五章 现代临床应用

用量,仍需进一步研究。

(3)音乐疗法对心境及生存质量的影响:有人对门诊癌症患者的情绪和生存质量进行了研究,用生活质量(QOL)量表为评价指标。结果发现,音乐组的情绪和生存质量在干预及随访阶段均优于对照组。有人以聆听现场音乐为干预方式,对终末期癌症患者的生存质量和生存期进行研究,结果发现音乐组生活质量量表评分更高,说明音乐疗法可以提高终末期肿瘤患者的生存质量。

根据患者情况制定的现场音乐干预的研究较少。有人对高剂量化疗联合自体干细胞移植患者的情绪障碍进行研究,使用的就是这种干预方式。结果发现,音乐治疗组与对照组相比,焦虑状态/特质问卷评分下降,差异有统计学意义,并发现音乐治疗后情绪立刻改善;与对照组相比,住院期间音乐治疗组患者能积极配合治疗。因此认为,音乐治疗可看作是一种心理干预方式,可用于改善患者的情绪障碍。

中医学认为,暴躁在五行中属"火",这类人做事爽快,爱夸夸其谈,争强好胜,办事稍有挫折易灰心丧气。平时未发作时,应引导积极的一面,听些徵调式音乐,如《步步高》《狂欢》《解放军进行曲》、外国歌剧《卡门》序曲等。这类乐曲旋律激昂、欢快,符合此类人的性格,有使人奋进向上的作用。在情绪急躁发火时,应听些羽调式音乐,如小提琴协奏曲《梁山伯与祝英台》及《二泉映月》《汉宫秋月》等,能缓和、制约、克制急躁情绪。

压抑在五行中属"土",这类人多思多虑、多愁善感,平时应多听宫调式乐曲,如《春江花月夜》《月儿高》《月光奏鸣曲》等。此曲目风格悠扬沉静,能抒发情感。当遇到挫折、情绪极度恶劣时,应听角调式音乐,如《春之声圆舞曲》《蓝色多瑙河》《江南丝竹乐》。此类乐曲生气蓬勃,亲切清欣,如暖流温心,清风入梦,使其从忧虑痛苦中解脱出来。

悲哀在五行中属"金",在人们悲痛欲绝、欲哭不能的情况下,应给予引导、诱发,听商调式乐曲,如贝多芬的第三、第五、第九交响曲、中国交响诗《嘎达梅林》、柴可夫斯基《悲怆》等,能发泄心头郁闷,摆脱悲痛,振奋精神。对于久哭不止,极度悲伤的患者,应听徵调式音乐,如《春节序曲》《溜冰圆舞曲》《闲聊波尔卡》等。其旋律轻松、愉快、活泼,能补心平肺,摆脱悲伤与痛苦。

愤怒在五行中属"木",在愤怒万分,压抑心头时,应听角调式乐曲,疏肝理气,如《春风得意》《江南好》及克莱德曼的现代钢琴曲等。在愤怒已极,大动肝火时,应以角调式乐曲,佐金平木,如德沃夏克《自新大陆》、英国艾尔加《威风堂堂》等。

绝望在五行中属"水",此类人多因遇到大的挫折及精神创伤,对生活失去信心,产生绝望,故必须以欢快、明朗的徵调式乐曲,如《轻骑兵进行曲》《喜洋洋》及中国的吹打乐等,重新唤起对美好未来的希望。

(4)恶性肿瘤患者在运用音乐养生的过程需要注意问题:医务人员要向患者说明音乐养生的科学性、必要性,使患者产生信任感、依赖感;向患者介绍乐曲的内涵与背景,引导患者进入意境;根据患者不同的文化层次、修养及对音乐的欣赏能力和爱好,选定曲目,这样会增加疗效。音乐治疗每日 2~3 次,每次以 30 分钟左右为宜,最好戴耳机,免受外界干扰。治疗中不能总重复一个乐曲,以免久听生厌;治疗的音量应掌握适度,一般以 70 分贝以下疗效最佳。

音乐艺术的感染力,早已为人们切身的体验所证实。每一个人由于地位处境、文化素质、审美情趣、性格倾向等原因,总有那么一些优美的乐曲和他的心灵融在一起。每个人的大脑都有一个特定的音响敏感区,每当外部的音乐语言与内部的心理频谱相对位、相呼应时,就会产生巨大的谐振和深刻的共鸣。现代生活日趋紧张,各种身心疾病的发病率在逐年上升。如能将音乐疗法与其他

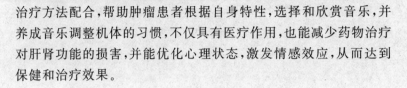
第五章　现代临床应用

治疗方法配合,帮助肿瘤患者根据自身特性,选择和欣赏音乐,并养成音乐调整机体的习惯,不仅具有医疗作用,也能减少药物治疗对肝肾功能的损害,并能优化心理状态,激发情感效应,从而达到保健和治疗效果。